新戦略に基づく
麻酔・周術期医学

麻酔科医のための
気道・呼吸管理

専門編集●廣田　和美 弘前大学

監　　修●森田　　潔 岡山大学
編集委員●川真田樹人 信州大学
　　　　　廣田　和美 弘前大学
　　　　　横山　正尚 高知大学

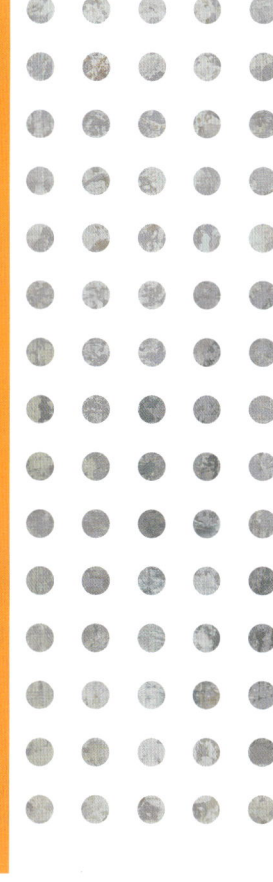

中山書店

【読者の方々へ】
本書に記載されている診断法・治療法については，出版時の最新の情報に基づいて正確を期するよう最善の努力が払われていますが，医学・医療の進歩からみて，その内容がすべて正確かつ完全であることを保証するものではありません．したがって読者ご自身の診療にそれらを応用される場合には，医薬品添付文書や機器の説明書など，常に最新の情報に当たり，十分な注意を払われることを要望いたします．

中山書店

シリーズ刊行にあたって

　現代は情報収集と変革の時代と言われています．IT技術の進歩により，世界の情報はほとんどリアルタイムに得ることができます．以前のように，時間と労力をかけて文献を調べる必要はなくなっています．一方，進歩するためには，そのめまぐるしく変わる状況にあわせ変化し，変革を遂げていくことが必要です．

　麻酔科学領域の診療に関してもここ数年で大きな変化がありました．麻酔薬はより安全で調節性がよいものとなり，モニターもより多くの情報が得られるとともに正確性を増しています．そして，その変化は今も続いています．このように多くの変化がある中で，麻酔は手術侵襲から生体を守るという大原則に加え，麻酔の質が問われる時代になりました．たとえば，麻酔法が予後を変える可能性があるという報告もあります．また，麻酔科医の仕事として，手術中の麻酔だけでなく，術前および術後管理，すなわち周術期管理の重要性が加えられています．今まさに手術という侵襲から生体をシームレスに守る学問の一つの分野として，周術期管理が重要視されています．

　今回，周術期管理に焦点を絞り，麻酔科医の知識と技術の向上を目的に，シリーズ《新戦略に基づく麻酔・周術期医学》が刊行されることになりました．周術期管理は，麻酔と同様，全身管理を目的にした学問です．呼吸，循環，体液・代謝，酸塩基平衡，栄養，疼痛管理など幅広い分野が対象になります．これらすべての分野をシリーズで，昨今のガイドラインが示す標準医療を含め最新の情報を系統的に発信する予定です．また，いわゆるマニュアル本ではなく，基礎的な生理学，薬理学などの知識を基にした内容にしたいと考えています．これらの内容は，麻酔科の認定医や専門医を目指す医師だけでなく，すべての外科系各科の医師にも理解できるものとなることを確信しています．

　多忙な毎日の中，このシリーズ《新戦略に基づく麻酔・周術期医学》が，効率的な最新の情報収集のツールとなり，読者の皆様が日々変革していかれることを希望します．

2013年4月

国立大学法人岡山大学長
森田　潔

序

　救急蘇生の基本がABCからCABに順番は変わっても，Airway（気道確保）とBreathing（人工呼吸）の2つが，救急蘇生において重要な要素であることは変わらない．全身麻酔管理においても，このABが始まりであり，AirwayとBreathingの管理が上手くいかなければ，全身麻酔管理は成り立たないどころか，患者の生命に関わる．麻酔管理においても，気道確保と人工呼吸は非常に重要な要素である．

　気道確保および気管挿管に対する麻酔科医の関心は高く，Difficult Airway Management（DAM）のガイドラインが各国で出されている．これに対して気管チューブの抜管に関するガイドラインは少なく，2012年にDifficult Airway Society Extubation Guidelines GroupがAnaesthesia誌に出した"Difficult Airway Society guidelines for the management of tracheal extubation."くらいである．ところが，2012年に開催された第59回日本麻酔科学会学術集会でのシンポジウム「抜管しても大丈夫？」では，会場が大きかったにもかかわらず，立ち見が出るほどの盛況であった．このことは，抜管に対しても多くの麻酔科医が強い関心を持っていることを示していると私は考えている．本書では，最新の気道確保および気管挿管法に加えて，抜管の戦略についても取り上げたことで，周術期の気道管理を網羅できたと自負している．よって，読者の皆さんの関心に応えることができたと思っている．

　また，ここ数年，新型インフルエンザや鳥インフルエンザによる急性呼吸不全患者管理における人工呼吸管理やECMOの重要性がクローズアップされてきている．そこで本書では，人工呼吸管理およびECMOの最新の情報も詳細に取り入れた．さらに，周術期呼吸管理に難渋する疾患や病態に関する問題や，麻酔・集中治療で使用される薬剤の呼吸管理に及ぼす影響についても取り上げている．

　本書が，読者の皆さんの日常診療において，安全な周術期呼吸管理の一助となることを願う．

　　2013年7月

弘前大学大学院医学研究科
麻酔科学講座教授
廣田和美

新戦略に基づく麻酔・周術期医学
麻酔科医のための **気道・呼吸管理**

CONTENTS

1章 気道・呼吸管理に必要な機能解剖と生理

1-1 気道・呼吸管理に必要な機能解剖と生理 ……………… 磯野史朗 2
❶ 酸素運搬のメカニズム 2／❷ 酸素運搬における呼吸器系の役割 6／❸ 呼吸調節のメカニズムと麻酔の影響 8／❹ 麻酔による呼吸効果器の変化 12／❺ 気道防御反射と麻酔の影響 13

Column 酸素化能を診断する指標 4

2章 最新の気道確保法

2-1 気道確保法の種類と選択 ……………… 浅井 隆 16
❶ 気道確保法の種類 16／❷ フェイスマスク 16／❸ 声門上器具 17／❹ 気管チューブ 18／❺ 気道確保法の選択 18

2-2 マスク換気法 ……………… 浅井 隆 20
❶ マスク換気の位置づけ 20／❷ フェイスマスクの種類と基本構造 20／❸ 上気道閉塞解除法 22／❹ 陽圧換気時の必要換気量の確保 25／❺ 合併症と対策 25／❻ マスク換気困難の頻度 26

2-3 気管挿管法 ……………… 浅井 隆 28
❶ 気管挿管の歴史 28／❷ 気管挿管経路の種類 29／❸ 気管挿管経路の選択 29

2-4 喉頭鏡の種類と気管挿管の性能 ……………… 浅井 隆 31
❶ 喉頭鏡の種類，構造と原理 31／❷ マッキントッシュ喉頭鏡 35／❸ ミラー喉頭鏡 38／❹ マッコイ喉頭鏡 39／❺ 間接的光学喉頭鏡，ビデオ喉頭鏡 40／❻ どの気管挿管器具を選択すべきか？ 48／❼ 喉頭鏡による気管挿管の補助具 49

2-5 喉頭鏡以外の挿管器具 ……………… 浅井 隆 57
❶ 挿管器具の種類 57／❷ 気管支ファイバースコープ 57／❸ 硬性ファイバースコープ 66／❹ 声門上器具を用いた挿管 67／❺ 盲目的気管挿管 67／❻ 逆行性気管挿管 69

Advice チューブ先端が披裂軟骨に当たっているとは限らない 64

2-6 気管チューブの種類と使い分け ……………… 浅井 隆 72
❶ 気管チューブの種類と選択法 72／❷ 一腔性気管チューブ（シングルルーメンチューブ） 72／❸ 気管チューブサイズ，カフ量の選択 76／❹ 気管チューブの適正な位置 80／❺ 二腔性気管チューブ（ダブルルーメンチューブ） 83／❻ 気管支

ブロッカーチューブ　84

2-7　声門上器具による気道確保と気管挿管 …………………… 浅井　隆　90
❶ 声門上器具の区分　90／❷ 各声門上器具の適応症例と性能　95／❸ 気道確保困難な状況での声門上器具の役割　98／❹ 声門上器具を用いた気管挿管　98

2-8　頚部観血的気管挿管 ………………………………………… 浅井　隆　106
❶ 頚部観血的気管挿管の定義と区分　106／❷ 気管切開　106／❸ 輪状甲状間膜穿刺および切開　108

3章　全身麻酔時気道管理の新戦略

3-1　術前気道評価と気道管理計画 ………… 磯野史朗，雨宮めぐみ，石川輝彦　114
❶ 術前評価の重要性　114／❷ 術前気道評価の実際　115／❸ 麻酔導入気道管理計画　126／❹ 患者への情報提供　129

Column　気管挿管困難患者の予測　122

3-2　安全な気管挿管方法 …………………… 稲田　梓，石川輝彦，磯野史朗　131
❶ 気道評価から得られた情報をもとに気道管理計画をたてる　131／❷ 気道管理アルゴリズム　137／❸ 術後評価　140

Column　気管挿管にこだわらない　138
Column　備えあれば憂いなしの気道管理困難カート　139
症例　気道管理アルゴリズムに沿った管理で危機を脱出できた症例　140

3-3　覚醒下抜管と覚醒前抜管 ……………… 齊藤　渓，石川輝彦，磯野史朗　142
❶ 覚醒から抜管への流れ　142／❷ 筋弛緩の拮抗（リバース）　142／❸ 麻酔覚醒の基準　143／❹ 覚醒下抜管の基準　143／❺ 覚醒下抜管後の管理　146／❻ 覚醒前抜管　147

症例　手術室での抜管が危険な症例　146
Advice　覚醒後抜管と深麻酔下抜管を比較すると…　147

3-4　抜管と残存筋弛緩 ……………………… 奥山陽太，石川輝彦，磯野史朗　150
❶ 筋弛緩薬使用の原則　150／❷ 残存筋弛緩の評価方法と定義　150／❸ 部分筋弛緩による上気道機能障害　152／❹ 部分筋弛緩による低酸素換気応答抑制　153／❺ 残存筋弛緩の臨床的インパクト　153／❻ 残存筋弛緩薬の危険性　154／❼ 完全筋弛緩回復の目安と適切な筋弛緩モニター　154／❽ 筋弛緩のモニタリング部位　155／❾ 残存筋弛緩のリバース　156

症例　ロクロニウム投与後に再クラーレ化した症例　157

4章　人工呼吸管理の新戦略

4-1　人工呼吸器の換気モード ……………… 三井誠司，小林克也，竹田晋浩　162
❶ continuous mandatory ventilation（CMV）　162／❷ synchronized intermittent mandatory ventilation（SIMV）　168／❸ pressure support

ventilation（PSV） 171／❹ positive end-expiratory pressure（PEEP） 173／❺ airway pressure release ventilation（APRV） 179

4-2 noninvasive positive pressure ventilation （NPPV） ·· 中里桂子，小林克也，竹田晋浩 186

❶ NPPVの適応とエビデンスレベル 186／❷ NPPV開始時の留意点 187／❸ NPPVの実際 189／❹ NPPVの利点 190／❺ 各病態における有用性 191／❻ NPPVを使うにあたって，注意する点 192

症例 ウィーニングでのNPPVの使用 193

4-3 extracorporeal membrane oxygenation （ECMO） ·· 青景聡之，竹田晋浩 196

❶ 今までの報告 196／❷ 適応 198／❸ カニュレーション 200／❹ 管理 201／❺ 成績 205

症例 糖尿病で通院中に軽労作にて息苦しさを認めて救急外来受診した患者 205

5章 各種病態での周術期呼吸管理の新戦略

5-1 喘息およびCOPD患者の呼吸管理 ························· 岩﨑創史，山蔭道明 210

❶ 喘息とCOPDのガイドラインと定義，病理 210／❷ 術前の評価と管理 212／❸ 術中の評価と管理 219／❹ 術後管理 222

Column ドキュメントとガイドライン 210
Advice COPD患者に対する術前の気管支拡張薬 215

5-2 急性上気道炎患者の呼吸管理 ······························ 岩﨑創史，山蔭道明 227

❶ 急性上気道感染症と急性上気道炎 227／❷ 急性上気道炎（風邪症候群）の診断 228／❸ 手術の延期基準 229／❹ 急性上気道炎患者の麻酔中の合併症 229／❺ 麻酔法と麻酔薬の選択 229

Column 高齢者の大腿骨頚部骨折と肺炎，副鼻腔炎と喘息 229

5-3 気道腫瘍患者の呼吸管理 ···································· 岩﨑創史，山蔭道明 231

❶ 気道腫瘍の分類 231／❷ 術前の評価 232／❸ 麻酔管理 232／❹ 気道腫瘍を有する患者の気管チューブ抜去と術後気道閉塞 233

6章 周術期管理関連薬剤と呼吸管理の新戦略

6-1 気道平滑筋への影響 ·· 廣田和美 236

❶ 各種麻酔薬，鎮静薬の効果 236／❷ 筋弛緩薬の効果 239／❸ 鎮痛薬の効果 239／❹ 循環作動薬の効果 240

Column 臨床の現場での気道平滑筋緊張度評価法 239

6-2 横隔膜収縮への影響 ·· 橋場英二 247

❶ 呼吸関連筋の構造と機能 247／❷ 呼吸筋疲労 248／❸ 横隔膜疲労の治療 250／❹ 周術期関連薬の横隔膜機能・疲労への影響 250

Topics 人工呼吸誘発性横隔膜萎縮（VIDD） 249
Column 横隔膜疲労と人工呼吸からの離脱困難 250

6-3 肺血流への影響 ……………………………… 橋場英二 256
❶ 肺循環の特徴　256／❷ 周術期関連薬の肺循環（とくにHPV）に対する影響　259

Column 血管内皮細胞と一酸化窒素（NO） 257
Column 血管平滑筋内のセカンドメッセンジャー 258

付録　1. 本書で紹介している気道確保のための器具 ………… 浅井　隆 268
　　　2. 現在使われている主な人工呼吸器 ……………… 鈴木健一，竹田晋浩 276
　　　3. 現在ECMOに使われている装置 ……………… 鈴木健一，竹田晋浩 286

索引 ……………………………………………………………………………… 291

◆ 執筆者一覧（執筆順）

磯野史朗	千葉大学大学院医学研究院呼吸循環治療学研究講座麻酔科学領域
浅井　隆	獨協医科大学越谷病院麻酔科
雨宮めぐみ	千葉大学医学部附属病院麻酔・疼痛・緩和医療科
石川輝彦	千葉大学医学部附属病院麻酔・疼痛・緩和医療科
稲田　梓	千葉大学医学部附属病院麻酔・疼痛・緩和医療科
齊藤　渓	千葉大学医学部附属病院麻酔・疼痛・緩和医療科
奥山陽太	千葉大学医学部附属病院麻酔・疼痛・緩和医療科
三井誠司	公益財団法人日本心臓血圧研究振興会附属榊原記念病院麻酔科
小林克也	日本医科大学付属病院集中治療室
竹田晋浩	日本医科大学付属病院集中治療室
中里桂子	日本医科大学麻酔科学教室
青景聡之	日本医科大学付属病院集中治療室
岩﨑創史	札幌医科大学医学部麻酔科学講座
山蔭道明	札幌医科大学医学部麻酔科学講座
廣田和美	弘前大学大学院医学研究科麻酔科学講座
橋場英二	弘前大学医学部附属病院集中治療部
鈴木健一	日本医科大学付属病院ME部

1

気道・呼吸管理に必要な機能解剖と生理

1-1 気道・呼吸管理に必要な機能解剖と生理

- 麻酔や手術侵襲は患者の呼吸に大きな影響を与える．手術中あるいは手術後，患者自身の呼吸に任せてよいのか，どのような呼吸補助が望ましいのか，これらの判断が正しく行えるかどうかは麻酔科医の気道管理・呼吸管理能力に大きく依存する．
- 本章の目的は，麻酔科医が日常的に行っている気道・呼吸管理の意義を正しく理解し，さらに麻酔科医が臨床の場面で遭遇する呼吸に関する問題を解決するための基礎知識を提供することである．

❶ 酸素運搬のメカニズム[1-4]

a. 生体内での酸素の運搬：大気から血液まで

- 吸入する酸素を組織の細胞のミトコンドリアまで届け，酸素を利用した好気的代謝により効率的なエネルギー産生を行うことは，細胞がよりよく生存し臓器の機能を維持するためには不可欠である．
- 図1には，生体内での酸素の動きとそれに伴う酸素分圧など重要なパラメーターの変化を示す．図の数値は体重70 kg，ヘモグロビン15 mg/dL，循環血液量5 Lの成人が安静時に空気呼吸をしていると仮定している[1]．大気に存在する酸素（160 mmHg）は，吸気筋の活動によって肺胞内に移動する．肺胞気酸素分圧（P_AO_2）は，加湿と二酸化炭素の存在によって105 mmHgまで低下する．
- 肺胞から肺毛細血管へは拡散によって酸素が移動するが，酸素はまず血漿中に溶存する．肺胞壁は0.5 μm以下と非常に薄いため拡散は迅速で，肺胞に接する毛細血管内を血液が約0.75秒で通過する間の0.25秒で酸素は血漿中に移動し溶存する．溶存した酸素によって赤血球周囲の酸素分圧が上昇するため，酸素解離曲線に従ってヘモグロビンは酸素と結合する．
- 生体内ではすべての肺胞に酸素が存在するわけでもなく，また肺胞に接している毛細血管のすべてに均等に血流が存在するわけでもない．換気と血流の比（換気血流比：$\dot{V}_A/\dot{Q}$）は，健常者でも立位で0.85程度といわれ，肺尖部で大きく肺底部で小さい（1.7〜0.7）．
- 換気血流比は，加齢，体位，末梢気道閉塞に大きく影響される．この換気と血流の不均衡分布が多くなれば当然，肺胞内から動脈血への酸素の運搬が障害される．この換気血流不均衡分布を少なくするため，酸素の存在しない肺胞への血流を低下させる低酸素性肺血管収縮（hypoxic pulmonary vasoconstriction：HPV）反応が惹起されるが，全身麻酔薬はこれを抑制する．

▶P_AO_2：
alveolar oxygen tension (partial pressure)（肺胞気酸素分圧）

▶$\dot{V}_A/\dot{Q}$：
ventilation-perfusion ratio（換気血流比）

全身麻酔薬はHPV反応を抑制する

▶P_ACO_2：
alveolar carbon dioxide tension (partial pressure)（肺胞気二酸化炭素分圧）

▶$S\bar{v}O_2$：
mixed venous oxygen saturation（混合静脈血酸素飽和度）

▶SaO_2：
arterial oxygen saturation（動脈血酸素飽和度）

▶PaO_2：
arterial oxygen tension（動脈血酸素分圧）

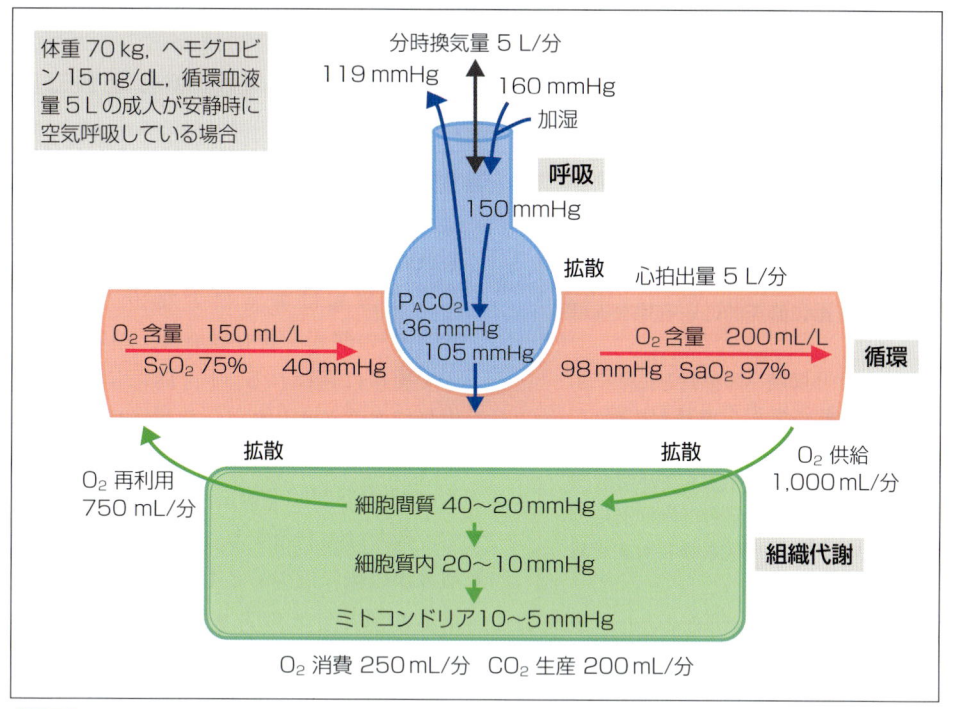

図1 生体内の酸素運搬

肺胞内酸素分圧は，$P_AO_2 =$ (760 − 水蒸気圧) × 0.21 − P_ACO_2/呼吸商で近似した．ヘモグロビンに結合する酸素は，血液100 mL あたり 1.31 × Hb(g/dL) × SaO_2(%) × 0.01 (mL) として計算し，血漿100 mL 中に溶存する酸素は，0.0031 × PaO_2(mL) として求めた．酸素含量は，ヘモグロビン結合酸素＋溶存酸素である．

b. 肺胞気酸素分圧と動脈血酸素分圧の較差：A-aDO₂

- P_AO_2 と動脈血酸素分圧（PaO_2）の較差を A-aDO_2 と呼び，呼吸器系の酸素化能を総合的に評価する指標として用いられる．換気と血流の不均衡が生理学的範囲内であれば，A-aDO_2 は通常 8 mmHg 以下である．
- 全身麻酔中は無気肺などによる換気と血流の不均衡が A-aDO_2 拡大の最も大きな原因となる[★1]．拡散障害や静脈性シャントの存在も原因となりうるが，まれである．
- 混合静脈血が肺毛細血管を通過せずに直接動脈系に流れる静脈性シャント（真のシャント）は，生理学的にも存在するが5％以下であり，30％を超えると PaO_2 を大きく低下させる原因となる[★2]．
- 臨床的には混合静脈血を採取することは困難であるので，A-aDO_2 の拡大の原因が静脈性シャントであるか換気血流不均衡なのかを推測するため，100％酸素を吸入させ，PaO_2 が改善するかどうかを調べる方法が有用である．静脈性シャント30％を超える場合は，PaO_2 の改善はせいぜい100 mmHg 以下である．

▶A-aDO_2：
alveolar-arterial oxygen pressure difference（肺胞気−動脈血酸素分圧較差）

全身麻酔中，換気血流不均衡により A-aDO_2 拡大が起きる

[★1]
間質性肺炎であっても PaO_2 低下（つまり A-aDO_2 の拡大）の最も大きな原因は換気血流不均衡のようである．

[★2]
このシャント率（$\dot{Q}_S/\dot{Q}_T$）は，$\dot{Q}_S/\dot{Q}_T =$ (Cc′O_2 − CaO_2)/(Cc′O_2 − C$\bar{v}O_2$) として求められる．通常 Cc′O_2 は測定不可能なので，1.31 × Hb + 0.0031 × P_AO_2 と仮定する．

> **Column 酸素化能を診断する指標**
>
> たとえば，40％酸素吸入時の血液ガスが，PaO_2 120 mmHg，$PaCO_2$ 30 mmHg の場合，P_AO_2＝$(760-47)×0.4-30/0.8=248$ mmHg であるので，$A-aDO_2=128$ mmHg である．酸素化能の診断と経時的変化を判断するために臨床的にも有用な指標である．
>
> 二酸化炭素の毛細血管から肺胞への移動も拡散によるが，酸素に比較して拡散しやすく通常P_ACO_2と$PaCO_2$の較差は通常5 mmHg以下である．全身麻酔中，換気障害がなく$PaCO_2=P_{ET}CO_2$（呼気終末炭酸ガス分圧）と考えられる場合，$P_{ET}CO_2$と$PaCO_2$との較差の増大は，通常，無気肺の形成を意味することが多い．

c. 酸素の運搬：血液からミトコンドリアへ

■ 循環による酸素の運搬

- 血液に移動した酸素は，そのほとんどは赤血球のヘモグロビンと結合し，血漿中に溶存する酸素は非常に少ない．1 Lに約200 mLの酸素を含む血液は，循環系によって組織に運ばれる．1分間に5 Lの心拍出量で血液が流れれば，組織には1 Lの酸素を供給できるが，安静時には生体全体としては1分間に250 mLの酸素を消費して，残りは再利用することになる．
- 血液が組織に近づくと毛細血管内の血漿中酸素が酸素分圧のより低い組織に拡散する．このため血漿中酸素分圧が低下すると，酸素解離曲線に従って赤血球のヘモグロビンと酸素との結合が緩み，血漿に酸素を放出することになる．
- 循環系は，ポンプ機能によって全身に血液を送るとともに細動脈などの拡張・収縮によって血液による酸素運搬の分布を調節する．活動が亢進して酸素消費量が増加すると，呼吸も循環も促進され酸素供給を増加させる．

■ 組織内での酸素の運搬と代謝

- 細胞間質から細胞質内，さらにミトコンドリアへは酸素分圧の差に基づく拡散で酸素が移動する（図1）．組織の毛細血管表面積が大きく，毛細血管までの距離が短いほうが拡散しやすい★3．
- ミトコンドリアに到達した酸素は，クエン酸回路と電子伝達系において1 molのブドウ糖から36 molのATP産生に貢献し，この過程で水と炭酸ガスが生成される（好気的代謝）．
- 呼吸器系での酸素化障害や循環障害のため，ミトコンドリアへの酸素供給が途絶えると，1 molのブドウ糖から2 molのATPしか産生できない嫌気的代謝が行われる．このとき乳酸が産生され血中にも放出される．
- 全身的に酸素の供給不足が生じて嫌気的代謝に陥っているかどうかは，乳酸値あるいは血液ガス分析で代謝性アシドーシスの有無を評価する★4．
- 同様に酸素供給が需要を下回ると，混合静脈血酸素飽和度（$S\bar{v}O_2$）が低下するので，最近では組織低酸素の指標として$S\bar{v}O_2$の持続的モニターを行うことも多い．臓器選択的な静脈血酸素飽和度測定では，臓器の組織酸素化の状態を把握することができる．

d. ヘモグロビン酸素解離曲線

- ヘモグロビンは酸素と肺での結合そして組織での解離という相反する生理現

★3
肺胞から毛細血管への拡散に比較して，組織内での拡散には時間がかかる．単位体積あたり最も酸素の供給を必要とする心筋であっても，毛細血管から心筋ミトコンドリアまで酸素を運搬するには約100倍の時間（約20秒以上）を要するという[3]．

▶ATP：
adenosine triphosphate
（アデノシン三リン酸）

★4
ただし，全身の一部臓器のみの組織低酸素は乳酸値や血液ガス分析では同定できないことが多い．

$S\bar{v}O_2$は組織低酸素の指標となる

象を可能にし，生体内の酸素運搬を効率的かつ円滑にしている．これは，図2に示すヘモグロビン酸素解離曲線を用いると理解が容易であり，臨床的にも有用である．
- 酸素分圧が低い静脈血内ではヘモグロビンと酸素の親和性は低いが，肺の毛細血管では肺胞から酸素が血漿中に溶存し酸素分圧が増加するため，親和性が増加してヘモグロビンの酸素飽和度が増加する．
- 酸素分圧が高い動脈血中でも高い親和性は維持されるが，組織の毛細血管に到達すると血漿中から溶存酸素が組織に移動するため酸素分圧は低下し，赤血球の酸素親和性も低下して酸素が解離することになる．
- このヘモグロビン解離曲線は，赤血球周囲の環境変化によって右あるいは左に偏位する．右方に偏位することでP_{50}★5は大きくなり，より大きな酸素分圧で酸素との解離が起きやすくなり，組織への酸素運搬により有利となる．
- 一方，左方に偏位するとP_{50}は小さくなり，PaO_2が低下していても肺での酸素結合は促進されるが，組織で酸素を解離しにくくなる．偏位を起こす要因は，酸素運搬の恒常性を維持するために合目的に作用していると考えられる．

図2　ヘモグロビン酸素解離曲線
アシドーシス，高二酸化炭素血症，2,3-DPG増加，高体温など組織でより多くの酸素を必要とする場合，曲線は右方に移動する．
2,3-DPG：2,3-ジホスホグリセリン酸．

e. 生体内の酸素備蓄量と分布

- 生体内に備蓄されている酸素は，安静呼吸時の呼気終末時（機能的残気量：FRC）の肺内の酸素，血液中に溶存している酸素，ヘモグロビンに結合している酸素，組織に溶存している酸素である．表1には，吸入酸素濃度や貧血による生体内酸素備蓄量や分布の変化を示す．
- 空気吸入下では，貧血がなければヘモグロビンに結合する酸素が全体の半分以上を占めるが，貧血になると備蓄量は大きく減少してしまう．貧血では血液中の酸素含量が大きく低下するので，心拍出量の増加がなければ組織への酸素供給量は大きく減少する．
- 吸入酸素濃度によらず肺内酸素量は常に重要な備蓄場所であり，吸入酸素濃度を増加させることでさらに重要性が増し，気道閉塞などで酸素供給が途絶えた場合の低酸素血症予防には最も効果があることがわかる．
- 理想的な酸素運搬が行われたと仮定しても，空気吸入時には4分程度で好気的代謝が不可能になるが，100％酸素吸入時には，貧血の有無にかかわらず12分程度まで低酸素血症に陥ることはないと期待される．
- 全身麻酔導入前に100％酸素で脱窒素を行うことで，気道トラブル発生時の低酸素血症になるまでの時間を延長させ安全性が増すことになる．ただし，

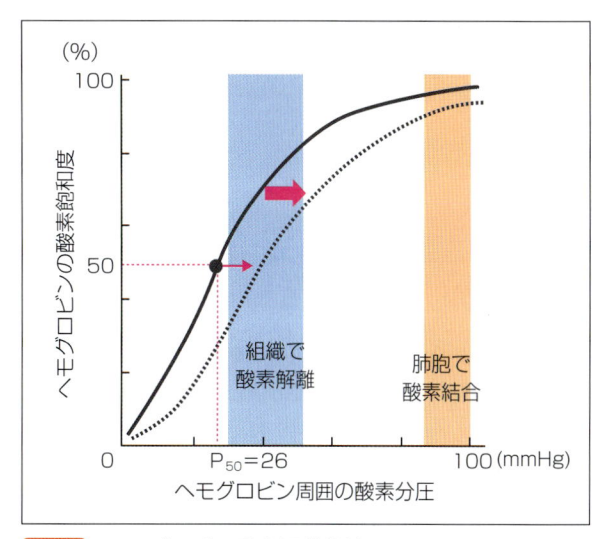

> 臨床医はヘモグロビン酸素解離曲線を理解すべき

> ★5 P_{50}
> ヘモグロビンの酸素飽和度が50％となるときのヘモグロビン周囲の酸素分圧

> ▶FRC：
> functional residual capacity（機能的残気量）

> 肺内のFRC増加は低酸素血症の予防に効果がある

表1 吸入酸素濃度や貧血による生体内酸素備蓄量や分布の変化

酸素備蓄に影響する因子	吸入酸素濃度（%）	21%	21%	21%	100%	100%
	血液 Hb (g/dL), Ht (%)	15, 45	10, 30	5, 15	10, 30	5, 15
酸素貯蔵場所	肺内（機能的残気量）(mL)	600	600	600	3,000	3,000
	血液溶存酸素 (mL)	10	11	13	54	66
	ヘモグロビン結合酸素 (mL)	953	635	318	655	328
酸素供給停止時	到達する PaO_2 (mmHg)	26 (P_{50})	26 (P_{50})	26 (P_{50})	98	98
	SaO_2 (%)	50	50	50	97	97
	使用可能な酸素量 (mL)	1,069	916	764	3,063	3,063
	到達 PaO_2 までの時間（分）	4.3	3.7	3.1	12.3	12.3

体重 70 kg，機能的残気量 3,000 mL，循環血液量 5,000 mL，空気吸入時：PaO_2 98%，SaO_2 97%，純酸素吸入時：PaO_2 500 mmHg，SaO_2 100%とする．酸素消費量 250 mL/分，肺内酸素と血液中酸素を使用可能とする（組織溶存酸素は 250 mL 程度である）．

- これらの推測は，生体の活動が亢進したとき，あるいは麻酔や低体温により代謝が抑制された状態とは異なることも留意すべきである．
- 以上のように呼吸，循環，血液，組織，代謝のすべてが生体内酸素運搬に重要で，お互いに密接に関与している．

❷ 酸素運搬における呼吸器系の役割

a. 呼吸器系内での機能分担[5]

- 呼吸器系は，酸素運搬に関与する第一の臓器であり，外気に存在する酸素を循環系に受け渡し，血液中の二酸化炭素を外気に放出することが主な役割である．図3には，この呼吸器系の構造と機能の概略を示す．
- 気道・肺・呼吸筋などの呼吸運動のための効果器は，それぞれの部位に特徴的な生理学的機能を遂行することで，循環系に酸素を渡し二酸化炭素を受け取る．この機能が目的どおりに遂行できているかは，呼吸器系内あるいは循環系内に存在する受容器から送られてくる情報を元に呼吸中枢などの呼吸調節系が判断し，効果器の働きを制御する．つまり，呼吸効果器は，呼吸状態の情報に基づく制御を繰り返すネガティブフィードバックループ[★6]による呼吸調節を受け，生体内酸素運搬を維持・保護しているのである．
- 上気道は呼吸路としての役割もあるが，食物の経路と近接あるいは一部共有しているので，嚥下反射や喉頭反射など気道内への異物侵入に対する気道防御も上気道の重要な役割であり，これは主に気道内の固有受容体の刺激による上気道筋の収縮で遂行されている．
- 全身麻酔中は，通常，気管挿管されるため，下気道や肺機能に比べ上気道の機能は軽視されがちである．しかし，全身麻酔導入時や気管チューブ抜去後の上気道機能を熟知することは，安全かつ質の高い麻酔管理をするうえでは

★6 呼吸調節のネガティブフィードバックループ
出力結果が入力に対してネガティブに作用する調節システムをネガティブフィードバックと呼ぶ．呼吸調節においては，呼吸状態が良くないと判断されると呼吸が促進され，その結果，呼吸状態が改善すると呼吸促進が抑制される．

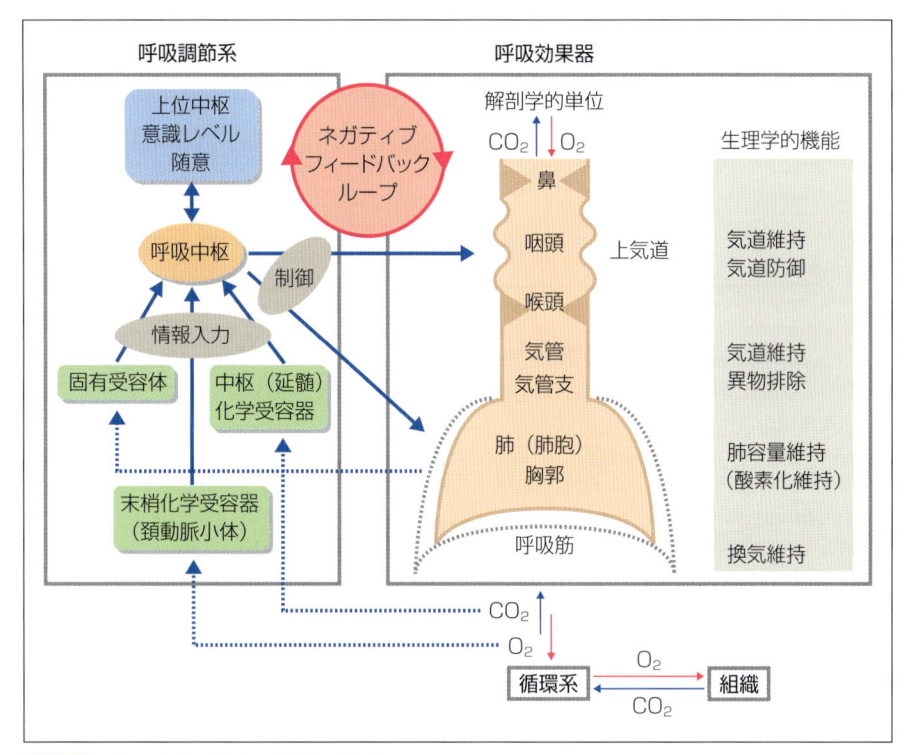

図3 呼吸器系の構造と機能の概略

- 下気道である気管・気管支は上気道と肺胞を結ぶ気道であり，上気道と同様，気道抵抗を低く保つことが重要である．下気道は下流に向かうにつれて気道抵抗は減少し，下気道抵抗は，主に気管支平滑筋の収縮で調整されている．下気道粘膜上皮に存在する線毛は気道内異物を排除するために重要である．
- 胸郭は，肺の虚脱を防ぎ肺容量の維持に有利であり，肺胞で血液の酸素化を行うために有利な構造と機能を有する．この胸郭に付着した呼吸筋は，その収縮により肺容量を変化させ，換気量を維持し，酸素の吸入と二酸化炭素の排出に重要な役割をする．

b. 全身麻酔中の酸素運搬障害に対する生体の反応[6]

- 生体の活動が急激に増加したり生体への酸素供給が障害された場合であっても，生体には酸素運搬を維持するためにさまざまな代償反応が存在する．図4には，全身麻酔下の動物（イヌ）が気道閉塞（気管チューブの閉塞）による酸素供給停止に対して示した呼吸循環代償反応を示す[6]．
- 全身麻酔導入直後や深麻酔下抜管後の上気道閉塞が生じた場合にも，同様の呼吸循環反応が生ずると考えられる．呼吸や循環は，急速に進行する低酸素血症と高二酸化炭素血症に伴って当初大きく促進されるが，やがて呼吸も循環も抑制され呼吸停止をきたしてしまう．

> 酸素運搬を維持するため，呼吸循環代償反応が存在する

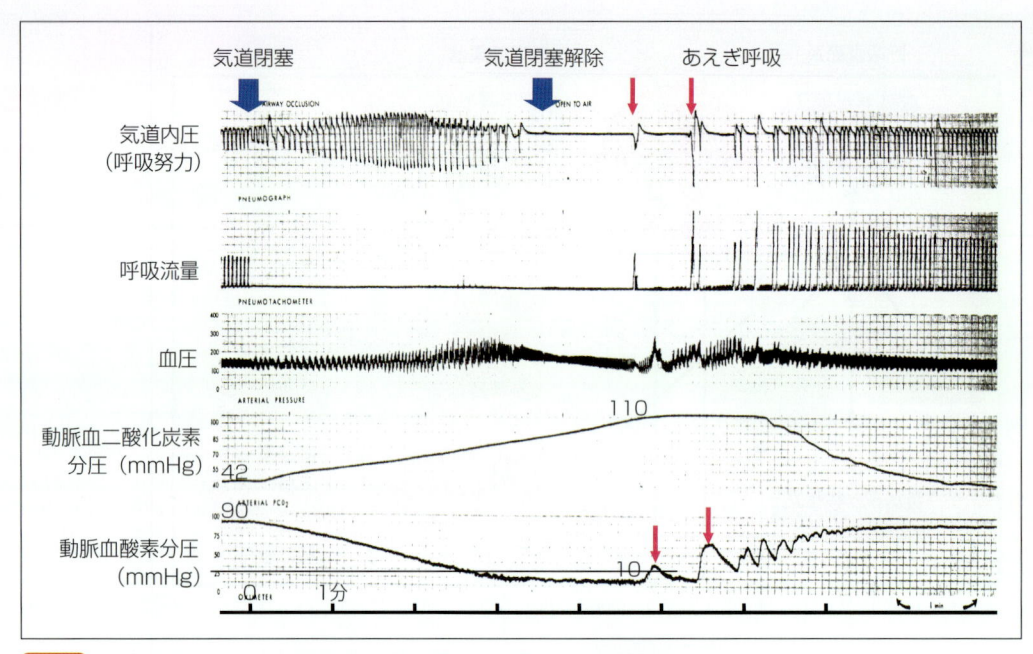

図 4 全身麻酔下に完全気道閉塞を引き起こしたときの呼吸循環反応

(Guntheroth WG, Kawabori I. J Clin Invest 1975; 56: 1371–76[6])より)

- PaO$_2$ が 10 mmHg 以下と高度の低酸素血症となっても循環が維持されていると，不規則なあえぎ呼吸が再開する．このとき気道閉塞が解除された状態であれば，1〜2回のあえぎ呼吸によって，PaO$_2$ は著明に増加し，血圧増加と呼吸状態の正常化につながっている．
- この研究から麻酔科医が学ぶべきことはたくさんあるように思えるが，とくに ①呼吸循環の促進・抑制の相互作用，②循環を維持することの重要性，③たった1回の酸素供給の意義，であろう．筋弛緩薬が投与された全身麻酔下の患者であっても，麻酔科医が何らかの手段で肺胞へ少しでも酸素を供給することができれば，危機的状況を脱する可能性が大きいということである．

③ 呼吸調節のメカニズムと麻酔の影響

a．呼吸調節のメカニズム

■ ネガティブフィードバック機構による呼吸恒常性維持

- 図3に示すように，生体は，呼吸の恒常性を維持するため，生体内のさまざまなセンサーで呼吸状態をモニターしながら，望ましいと考えられる状態から外れた場合には元に戻すように呼吸出力[★7]が調整される．つまり，呼吸はネガティブフィードバック機構によって調節されている．
- 末梢や中枢の化学受容器，胸部や肺伸展受容器は呼吸状態のモニターとして情報を呼吸中枢に上行伝達する．たとえば，低酸素血症になると頚動脈小

★7 呼吸出力
延髄の呼吸中枢の神経活動の大きさ．

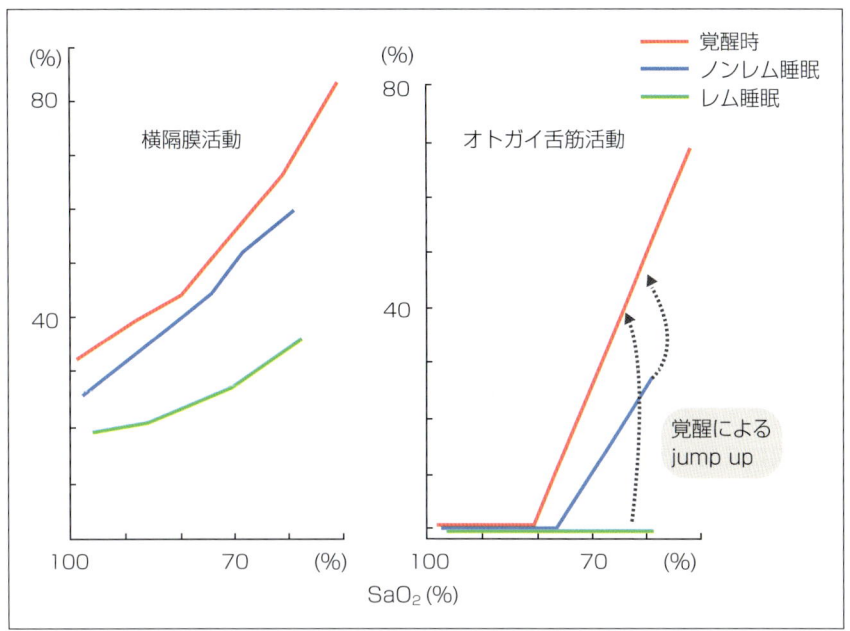

図5 低酸素に対する横隔膜とオトガイ舌筋の反応（ヤギ）

(Parisi RA, et al. Am Rev Respir Dis 1988; 138: 610-6[7]より)

グラフ凡例：覚醒時／ノンレム睡眠／レム睡眠
左：横隔膜活動、右：オトガイ舌筋活動（覚醒によるjump up）
横軸：SaO_2 (%)

体[★8]から呼吸中枢へ出力増加が要請される．血中二酸化炭素濃度やpHの変化は延髄呼吸中枢で検知して，呼吸出力を変化させる．与えた呼吸出力どおりに肺が膨らまない，あるいは気道内に想定以上に強い陰圧（呼吸努力）が発生していることが反射的に検知されれば，さらなる呼吸出力増加が要請されることになる．

- これらの呼吸センサーの感受性は，意識レベルの影響を受ける．通常，睡眠あるいは麻酔によって感受性が低下し，これらの調節機能が抑制されることになる．図5に，ポンプ筋（横隔膜）と上気道拡大筋（オトガイ舌筋）の低酸素に対する反応を示すが，覚醒時に比較して睡眠時，とくにレム（REM）睡眠時には反応が低下する[7]．睡眠中に呼吸異常が発生しても覚醒することができれば，これらの反応性を改善することができる．

- ポンプ筋は低酸素血症の進展に伴って直線的に活動を増加させるが（図4の呼吸努力増加でも観察される），上気道拡大筋は，ある閾値を超えないと活動を増加させない．つまり，上気道閉塞が生じた場合，呼吸努力は増加するが上気道閉塞は解除されにくい．呼吸中枢の神経活動は上気道中枢にも投射され上気道筋活動にも大きく影響するが，最終的な上気道筋活動が呼吸ポンプ筋活動とは一致しない点は留意すべき重要な特徴である．

■呼吸出力に影響する因子

- 覚醒時には，呼吸出力は意識により調節することも可能である．つまり覚醒時には意図的に呼吸を大きくすることも小さくすることもできる．その他に痛みや不安なども呼吸出力に影響する．これらの呼吸制御機構が呼吸状態の変化を検知し呼吸出力を変化させるには，反射の場合は瞬時であるが，意識調節は少なくとも150 msec以上の遅れを生ずる．化学調節は循環状態が正

[★8] **頸動脈小体**
内頸，外頸動脈分岐部にある米粒大の末梢化学受容器．

麻酔・睡眠によって呼吸センサーの感受性は低下する

▶REM：
rapid eye movement（急速眼球運動）

最終的な上気道筋活動は呼吸ポンプ筋活動とは一致しない

常であっても秒単位の遅れを生じ，心拍出量が低下する場合はさらに遅れが大きくなる．これらは，ネガティブフィードバック機能の反応性に影響することになる．

- 図4の動物は，気道閉塞による気道内陰圧の増加，低酸素血症，高二酸化炭素血症に対して，呼吸出力（気道内陰圧）をさらに増加させることで代償しようとしている．P_{50}に至る時間は，表1で推測しているよりもさらに短く，体内貯蔵酸素がすべて有効に使用できるわけではないことを示唆している．

低酸素血症進展中の呼吸循環抑制出現時には，"まもなく心停止"を予期すべき

- また，気道閉塞中に$PaCO_2$は1分間に10 mmHg以上増加する．これは，全身麻酔中に人工呼吸を停止しても，1分間に3〜4 mmHg程度の$PaCO_2$の上昇にとどまる経験とは大きく異なる．呼吸出力増加による自発呼吸運動や循環の促進が酸素需要を亢進させ，低酸素血症や高二酸化炭素血症の急速な進展を助長させている可能性も考えられる．

- 初期の呼吸循環促進性の反応で改善しないと呼吸循環抑制あるいは呼吸停止に至る．これは呼吸中枢に蓄積するアデノシンやGABAの呼吸抑制作用といわれているが，呼吸停止の誘因は延髄呼吸中枢の高度の低酸素と考えられる．

- これらの呼吸抑制的反応は，代謝抑制による低酸素進行の抑制に繋がる合目的的反応かもしれない．しかし，麻酔中に低酸素血症が生じたとき，血圧上昇や頻脈から一転して血圧低下や徐脈が出現したときには，心停止までの時間的余裕はないと考えるべきである．

b. 意識レベル低下状態での気道閉塞：覚醒反応の重要性

- 図4の麻酔中の動物は，気道閉塞が研究者によって解除されなければやがて心停止となり救命できない．おそらく気道閉塞を解除できない最大の理由は全身麻酔薬によって覚醒反応が抑制されるためである．

- 意識レベルが低下した状態では，とくに上気道閉塞が生じやすいことは麻酔科医であれば経験しているだろう．意識レベルは呼吸中枢の制御機構に大きく影響し，意識がある状態で呼吸調節と呼吸器の機能は最良となる．したがって，生理学的に意識レベルの低下している睡眠中は，気道閉塞などにより生命の危機に瀕する呼吸状態となると覚醒反応を誘発し，意識レベルの回復と同時に気道閉塞の解除と低酸素血症の改善が期待できる★9．

★9
成人の閉塞型睡眠時無呼吸患者が気道閉塞から回復できるのはこのためである．気道閉塞解除後に入眠すれば再び気道は閉塞し，周期的に低酸素血症を繰り返すことになる[8]．

- 全身麻酔中には覚醒反応が抑制されるのはいうまでもないが，とくに気道が維持できない危機的状況の場合，全身麻酔からの覚醒が達成できれば危機回避の可能性が高くなる．全身麻酔導入時に気道確保困難が予想される場合，短時間作用性の静脈麻酔薬や脱分極性筋弛緩薬を選択する理由の一つである★10．

★10
低酸素血症に陥る前に覚醒させるのは不可能であるという議論もあるが，気道閉塞時には，覚醒できない吸入麻酔薬よりは回復可能な状況である．

- 覚醒時に気道確保を行うことが推奨されるのも，覚醒反応を維持し気道と呼吸を維持することがその理由である．自発呼吸（運動）を維持しても，意識レベルが低下し呼名に反応しない鎮静レベルにしてしまうと，覚醒反応による気道維持能力が損なわれ危険である．

覚醒時気管挿管は覚醒反応を維持する

表2 呼吸器系への麻酔の影響

呼吸中枢出力に影響する入力	上気道陰圧反射	低酸素応答	高二酸化炭素応答	上位中枢
気道の局所麻酔	◎	●	●	●
吸入麻酔薬（深麻酔）	◎	◎	○	◎
残存吸入麻酔薬	?	◎	●	○
プロポフォール	◎	◎	◎	◎
麻薬	?	○	◎	○
残存筋弛緩薬	?	○	●	●

◎：強く抑制する，●：影響なし，○：抑制する，?：不明．

- さらに，手術終了後に気管チューブや声門上器具抜去後の上気道閉塞のリスクがある場合には，覚醒時抜管が原則となるのも覚醒反応維持による気道確保が大きな理由である．

c. 麻酔の呼吸調節系への影響

- 麻酔は，麻酔の種類によらず呼吸調節系に大きく影響する（表2）．麻酔薬による呼吸抑制作用は，呼吸ポンプ筋よりも上気道拡大筋に強く作用するため，とくに麻酔薬の影響下では気道確保が重要である．上気道筋活動の抑制は麻酔薬の用量に依存するが，ケタミンは比較的この抑制が小さいのに対して，吸入麻酔薬・ジアゼパム・チオペンタールなどは抑制が大きい[9]．

> 麻酔薬の影響下ではとくに気道確保が重要

- 通常，気管挿管で上気道をバイパスされている麻酔中よりも，麻酔導入・鎮静・麻酔覚醒時あるいは声門上器具による麻酔管理では，麻酔科医に呼吸調節と気道確保の知識が求められる．全身麻酔中に筋弛緩薬を投与し人工呼吸を行っている状態では，麻酔科医自身が呼吸・循環・代謝状態を把握・判断し，適切に呼吸調節を行う必要がある．
- 残存吸入麻酔薬は特異的に頚動脈小体の機能を抑制し，低酸素換気応答を低下させる．この抑制は覚醒刺激や痛み刺激でも改善しない[10]．頚動脈小体からの入力は，上気道閉塞時の覚醒反応を引き起こすために重要であるといわれており，とくに睡眠時無呼吸患者などの術後にはより高度の低酸素血症を引き起こす可能性もある．鎮静レベルのプロポフォールでも低酸素換気応答が低下する．

> 頚動脈小体の機能を低下させる残存麻酔薬や残存筋弛緩薬は可能な限り少なく

- 残存筋弛緩薬は，上気道筋収縮力を選択的に抑制するばかりでなく，頚動脈小体の機能を低下させる．
- 術後の呼吸調節機能回復のためには，残存麻酔薬や残存筋弛緩薬を可能な限り少なくすることと，とくに術後呼吸合併症のハイリスク患者では術後早期の呼吸モニターを行うことが重要である．

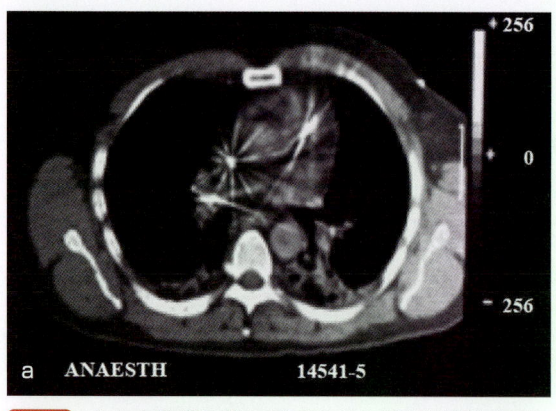

図6　全身麻酔導入後に形成された肺背側部無気肺（a）と換気血流不均衡分布（b）
背側からの距離（縦軸）が小さい背側部分では血流が優位であり，距離が大きな腹側部分では換気が優勢である．
(Hedenstierna G. Minerva Anestesiol 2002; 68: 332-6[11]より)

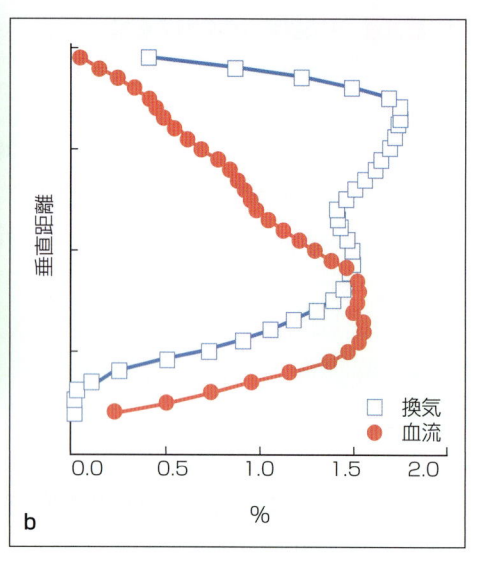

❹ 麻酔による呼吸効果器の変化

a. 麻酔の呼吸効果器への影響

- 麻酔や周術期侵襲は，上気道の浮腫による気道抵抗増加，気管支の拡張または収縮，気管粘液線毛輸送機能低下，肺容量（FRC）低下，呼吸筋収縮能低下など呼吸効果器にも大きな影響を与える．このうち手術中あるいは術後の低酸素血症の原因となるFRC低下は，周術期の気道・呼吸管理のうえで最も重要である．

- 図6に示すように全身麻酔導入後数分以内で肺の背側部に無気肺が形成され，換気血流の不均衡が生じる[11]．これが全身麻酔中あるいは術後の低酸素血症の大きな原因である．

- 非肥満患者でも約500 mL（覚醒時FRCの17%），高度肥満患者では約1,200 mL（覚醒時FRCの50%）のFRCが低下する．肥満患者や上腹部手術患者では，このFRC低下が術後24時間以上遷延するので術後酸素投与が必要となる．

- 低酸素血症の原因はFRC低下であるので，術中に肺リクルートメントやPEEP負荷により無気肺の改善を目指すべきである．術中には，気腹やトレンデレンブルグ（Trendelenburg）体位によりFRCが低下するので，高めのPEEP負荷が無気肺予防に有効である．

- 術後は座位での管理が，気道維持ばかりでなくFRC維持に有用である．最近の研究では，FRC低下が上気道閉塞性を増すといわれているので，術後の座位は循環動態に影響がない限り第一選択とすべきである．

- 術後のnasal CPAPは，上気道維持，FRC維持，酸素化能改善に効果があり，とくに肥満を伴った閉塞型睡眠時無呼吸患者では積極的に使用すべきで

▶PEEP：
positive end-expiratory pressure（呼気終末陽圧）

術後の座位は，気道確保と酸素化能維持に有用

▶CPAP：
continuous positive airway pressure（持続気道陽圧）

ある．

❺ 気道防御反射と麻酔の影響[12)]

a. 喉頭反射

- 異物の気道内侵入を防ぐために，上気道や下気道中枢部では気道防御機構が積極的に働く．上気道や気管の気道粘膜内あるいは粘膜下に存在する固有受容体は，異物によって引き起こされるさまざまな種類や強度の外的刺激に反応し，中枢に信号を入力する（反射の求心路）．
- 喉頭反射の求心路は上喉頭神経である．覚醒時気管挿管時など，上喉頭神経ブロックを行うことで気管チューブ挿入時の反射を抑制することができる．
- 中枢では主な効果器である咽頭・喉頭の筋群を用いてさまざまなタイプの気道防御反射を引き起こす．反射のタイプや強度は上位中枢による神経性調節や低酸素や高二酸化炭素血症などの化学的調節を受ける．
- 気道防御反射は，能動的に異物を排除するように働く動的反射（くしゃみ・嘔吐・嚥下・咳・呼気反射など）と，異物を積極的に排除するわけではないが異物の侵入を防ぐように働く静的反射（無呼吸・喉頭閉鎖・気管支収縮反射など）に大きく分類できる．
- 覚醒時・浅麻酔時・ノンレム（NREM）睡眠・成人などでは動的反射が出現しやすく，深麻酔時・REM睡眠・乳幼児などは静的反射が主に発現する．
- 効果器として主役は上気道筋であるが，気道分泌物増加や循環反応も伴い，これが臨床的には問題となることも多い．
- これらの気道防御反射が全身麻酔中に生じると，低酸素血症や血圧上昇，脳圧上昇など有害であることも多い．気管挿管中であれば低酸素血症に進展することはまれであるが，声門上器具で気道管理を行う場合には，常にこの反射による声門閉鎖と無呼吸出現の可能性を念頭においた麻酔管理を行うべきである．深麻酔，リドカインや麻薬投与，高二酸化炭素血症はこれらの反射を抑制する．

b. 喉頭レベルでの気道閉塞

- 内喉頭筋の働きによって，声帯の開大・閉鎖が調節される．輪状甲状筋は上喉頭神経支配であるが，他の内喉頭筋はすべて下喉頭神経（反回神経）支配であり，このうち後輪状披裂筋（PCA）だけが声帯の開大に関与する．覚醒時には吸気時に声門が開大し，呼気時には狭くなり肺が虚脱するのを防いでいる．
- 睡眠時や全身麻酔時にはこの呼吸性の声門気道調節は抑制されるが，この抑制により呼吸が障害されることはない．声門気道が閉塞するのは，前述の喉頭反射に伴う場合が最も多く，吸気時にストライダー[★11]と呼ばれる特徴的な気道狭窄音を伴う．この場合は，麻酔を深くしたり，鎮静薬や筋弛緩薬投

> 全身麻酔中の気道防御反射は有害

▶NREM：
non-rapid eye movement
（非急速眼球運動，ノンレム）

▶PCA：
posterior crico-arytenoid
（後輪状披裂筋）

★11 ストライダー
通常のいびき音よりも高く，ロバの嘶（いなな）き様ともいわれる．

与などで改善する．
- 甲状腺手術や頚部リンパ節郭清術など頚部術後に両側声帯（不全）麻痺が原因でストライダーが発生した場合は，短時間での回復は不可能なことが多い．再挿管あるいは気管切開を考慮すべき病態である．

（磯野史朗）

文献

1) Treacher DF, Leach RM. Oxygen transport-1. Basic principles. BMJ 1998; 317: 1302-6.
2) Leach RM, Treacher DF. Oxygen transport-2. Tissue hypoxia. BMJ 1998; 317: 1370-3.
3) 井出　徹．組織呼吸．花岡一雄，編．麻酔生理学―麻酔に携わるすべての医師のために．東京：真興交易医書出版部；1999. p. 70-87.
4) 西野　卓．酸塩基平衡と呼吸調節．花岡一雄，編．麻酔生理学―麻酔に携わるすべての医師のために．東京：真興交易医書出版部；1999. p. 52-69.
5) 磯野史朗．気道の生理と肺機能．花岡一雄，編．麻酔生理学―麻酔に携わるすべての医師のために．東京：真興交易医書出版部；1999. p. 1-26.
6) Guntheroth WG, Kawabori I. Hypoxic apnea and gasping. J Clin Invest 1975; 56: 1371-7.
7) Parisi RA, et al. Genioglossal and diaphragmatic EMG responses to hypoxia during sleep. Am Rev Respir Dis 1988; 138: 610-6.
8) Isono S. Obstructive sleep apnea of obese adults: Pathophysiology and perioperative airway management. Anesthesiology 2009; 110: 908-21.
9) Nishino T, et al. Comparison of changes in the hypoglossal and the phrenic nerve activity in response to increasing depth of anesthesia in cats. Anesthesiology 1984; 60: 19-24.
10) Pandit JJ. The variable effect of low-dose volatile anaesthetics on the acute ventilatory response to hypoxia in humans: A quantitative review. Anaesthesia 2002; 57: 632-43.
11) Hedenstierna G. Airway closure, atelectasis and gas exchange during anaesthesia. Minerva Anestesiol 2002; 68: 332-6.
12) 磯野史朗，西野　卓．上気道の生理―気道防御反射と気道維持機構．呼吸と循環 1998; 46: 469-75.

2

最新の気道確保法

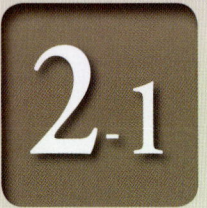

2-1 気道確保法の種類と選択

① 気道確保法の種類

気道確保器具は，フェイスマスク，声門上器具，気管チューブの3種類である

- 気道確保のために使用する器具は主に，①フェイスマスク，②声門上器具，③気管チューブの3種類がある．
- これらの3種類の器具のどれを用いて気道確保法をするかは，各器具の利点と欠点（表1），そして各器具を用いた気道確保法の利点と欠点を把握したうえで決める必要がある．

② フェイスマスク

▶本章「2-2マスク換気法」(p.20) 参照

a. フェイスマスクの種類

- フェイスマスクは，文字どおり，マスクを顔の上に乗せて用いる器具である．フェイスマスクには，自発呼吸がある人に対して酸素を投与するためのものと，自発呼吸がない人の場合に陽圧換気をするために用いるものとがある．
- 自発呼吸がない人に陽圧換気を行うために用いるフェイスマスクには，主にバッグ・バルブ・マスク用のマスクと，麻酔回路に接続するマスクがある．

表1 各器具の利点と欠点

	利点	欠点
フェイスマスク	・気管挿管に比べ，気道反射を誘発しにくい	・使用には技術を要する ・上気道閉塞を防ぐことが困難 ・声門および下気道の閉塞を解除できない ・換気ガスの漏れを防ぐことが困難 ・誤嚥を阻止できない
声門上器具	・喉頭鏡を用いずに挿入が可能 ・上気道閉塞を防ぐことが可能 ・換気ガスの漏れをある程度防ぐことが可能 ・気管挿管に比べ，気道反射を誘発しにくい	・誤嚥を阻止できない ・声門および下気道の閉塞を解除できない ・陽圧換気時に気道内圧が高いと器具周囲から換気ガスが漏れる
気管挿管	・上気道から気管上部までの閉塞を防ぐことが可能 ・呼吸ガスの漏れを防ぐことが可能 ・誤嚥を最も有効に阻止できる ・陽圧換気時に気道内圧が高い場合にも器具周囲から換気ガスが漏れにくい	・気管挿管が困難なことがある ・気道反射などのストレス反射を誘発しやすい ・気道刺激は最も強く，損傷を最も起こしやすい ・食道誤挿入が気づかれないと致死的になる

（浅井　隆．気道確保困難患者への対策．Anet 2013；17：26-8[1]）より，声門上器具の利点，欠点に新たな知見を加えて掲載）

b. フェイスマスクの利点と欠点

利点
- フェイスマスクは簡便な器具である．
- 体内に挿入しないため，侵襲性は最も低い．

欠点
- 上気道閉塞を防ぐことが不十分なことが多い．
- 誤嚥を防ぐことができない．
- 陽圧換気時，フェイスマスク周囲から換気ガスが漏れ，有効な換気量を得られない危険性がある．
- 陽圧換気のあいだ，常に手でフェイスマスクを保持しておく必要がある．

❸ 声門上器具

a. 声門上器具の定義

▶本章「2-7 声門上器具による気道確保と気管挿管」（p.90）参照

- 以前には，主な気道確保法はフェイスマスクによる換気と，気管挿管によるものであった．1980年代末に声門上器具の使用という，新しいジャンルの気道確保法が追加された．
- 声門上器具の定義は，明確には決められていないが，一般的には「口腔，咽頭あるいは食道上部に挿入して換気を可能にする器具」とされている．
- 声門上器具の代表例はラリンジアルマスクである．
- 声門上器具は，気管チューブとフェイスマスクの中間的な存在と考えるとよい．

b. 声門上器具の利点と欠点

利点
- 声門上器具は喉頭鏡などの挿入補助具を使用することなく挿入が可能である．
- 上気道閉塞の3大原因（舌根沈下，軟口蓋による鼻腔閉塞，喉頭蓋による喉頭閉塞）をすべてバイパスすることによって，換気を可能にする．
- フェイスマスクの場合と違い，使用中に器具を手で保持し続ける必要がない．
- 正常気道内圧の場合，陽圧換気時に呼吸ガスの漏れを防ぐことが可能である．
- 声門上器具は気管チューブのように声門や気管に接触しないため，気道反射を誘発しにくい．

欠点
- 誤嚥を十分に防ぐことができない．

- 喉頭痙攣などによる声門閉塞，あるいは外部からの圧迫などで気管閉塞を起こすと，声門上器具を介した換気は困難あるいは不可能となる．
- 陽圧換気の際に気道内圧が高いと，器具周囲から換気ガスが漏れ，十分な換気量を保てなくなる危険性がある．

❹ 気管チューブ

a. 気管挿管法

▶本章「2-6 気管チューブの種類と使い分け」(p.72)参照

- 気管挿管はチューブを気管に挿入して気道確保をする方法である．
- 気管挿管は，①声門を通過させてチューブを気管内に挿入する方法と，②頸部から観血的処置により喉頭あるいは気管壁に孔を作製し，その孔を通過させてチューブを気管内に挿入する方法の2種類に区分される．

▶本章「2-3 気管挿管法」(p.28)参照

b. 気管挿管の利点と欠点

■ 利点

- 気管挿管は他の気道確保法に比べ，最も確実な気道確保法とされている．
- 気管挿管は，上気道閉塞のみならず，喉頭痙攣などの声門部の閉塞，そして気管上部での閉塞も防止することが可能である．
- 気管内でカフを膨らませることによって，最も確実に誤嚥を防ぐことが可能である．
- 陽圧換気時，器具周囲からの換気ガス漏れを最も有効に防止しうる．

■ 欠点

- チューブという異物を気管に挿入するため，他の気道確保法に比べ，最も刺激が強く，血圧・脳圧・眼圧を上げる危険性がある．また，声門や気管を損傷する危険性もある．
- 声門を通過させて気管にチューブを挿入する場合，チューブ先端の刺激で挿入中に喉頭痙攣を誘発する危険性がある．そのため，全身麻酔下に挿管をする場合，筋弛緩薬の投与が原則必要となる．
- 気管にチューブを挿入するためには，喉頭鏡などの挿入補助具が原則必要である．
- チューブが誤って食道内に挿入され，気がつかなければ，致死的となる．

❺ 気道確保法の選択

気道確保法は，その利点・欠点，手術内容，患者の状態から選択する

- 各症例での気道確保法は，各気道確保法の利点・欠点，手術内容，そして患者の状態に基づいて選択する必要がある．
- 気道確保法は，①上気道閉塞の危険性，②誤嚥の危険性，そして③陽圧換気時の気道内圧上昇の有無と程度，に基づいて選択するのが基本である．
- 上気道閉塞の危険性が高い場合で，長時間の陽圧換気が必要な場合，フェイ

スマスクの適応は最も低い，と判断する．
- 声門あるいはそれ以遠の気道閉塞の危険性が高い場合（たとえば喉頭浮腫や縦隔腫瘍），気管挿管を選択する．
- 誤嚥の危険性がある場合，カフ付きの気管チューブを用いて，誤嚥を防止する必要がある．
- 陽圧換気中に気道内圧が高くなる危険性のある場合，フェイスマスクあるいは声門上器具周囲から換気ガスが漏れて，有効に換気量を得られない可能性がある．また換気ガスが胃内に注入され，誤嚥の危険性が高くなる．このような危険性がある場合，気管挿管が適応となる．気胸のある人や心肺手術を受ける人などがこの範疇に入る．

（浅井　隆）

文献

1) 浅井　隆．気道確保困難患者への対策．Anet 2013; 17: 26-8.

2-2 マスク換気法

① マスク換気の位置づけ

- フェイスマスクを用いた換気は最も単純な気道確保法で，すべての医療従事者が習得すべき方法である．
- 単純な器具，方法であるが，簡単な方法というわけではない．逆に最も技術を要する方法と考える必要がある．
- フェイスマスクを用いて適切な換気を可能とするためには，上気道閉塞を防ぐことが重要である．
- 上気道閉塞を防ぐ方法は，主に①下顎挙上と，②エアウェイの使用である．

② フェイスマスクの種類と基本構造

- フェイスマスクは主に，病棟用，心肺蘇生用，そして全身麻酔用がある（表1）．

表1 フェイスマスクの種類

- 病棟用マスク
  ハドソンマスク
- 心肺蘇生用マスク
  バッグ・バルブ・マスク
- 全身麻酔用マスク

a．病棟用マスク

- 病棟用マスクはハドソン（Hudson）マスク（図1）に代表される器具で，酸素を供給するために用いる．
- 病棟用フェイスマスクは普通，薄くて柔らかい透明の素材で作られている．1本の細いバンドを頭に掛けることにより，マスクを顔に被せることが可能となる．
- マスクには長いチューブが接続されており，これを介して酸素を供給することができる．
- 顔とマスクの密着性は期待できず，またマスク両壁面に小さな孔がいくつか開けられている（図1）．そのため，病棟用マスクを用いて陽圧換気をすることは不可能である．
- ハドソンマスクには酸素貯蔵バッグが付いたものも存在している．
- 酸素は乾燥しているため，長時間使用する場合には，加湿機能を有する器具を接続するのがよいとされている．

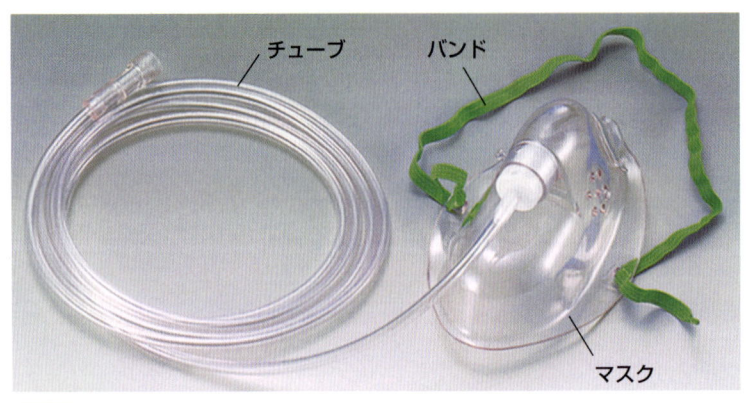

図1 ハドソン（Hudson）マスク
（画像提供：スミスメディカル・ジャパン）

b. 心肺蘇生用マスク

- 心肺蘇生時のフェイスマスクは，陽圧換気を可能にするバッグ・バルブ・マスクの一部として使用される（図2）．マスクとバッグで構成されており，バッグは自動的に膨らむようになっている（self-inflating bag）．バッグには酸素を供給することができるチューブと，酸素貯蔵バッグが接続されている．
- バッグ・バルブ・マスクによる換気は，マスクを顔に当て，換気バッグを手で圧縮させて，換気ガスを送り込む構造になっている．換気バッグから送り出されたガスが逆流しないように，マスクとバッグのあいだに一方向弁（バルブ）が付いており，そのためバッグ・バルブ・マスクという名称が付けられている．
- バッグ・バルブ・マスクは1953年にアンブ（Ambu）社が開発した器具のため，アンブバッグともよばれる．また，バッグ・バルブ・マスク（bag-valve-mask）の頭文字を取って，BVMとよばれることもある．
- 現在使用されているバッグ・バルブ・マスクのマスク部は，全身麻酔用のフェイスマスクとほぼ同じ規格である．

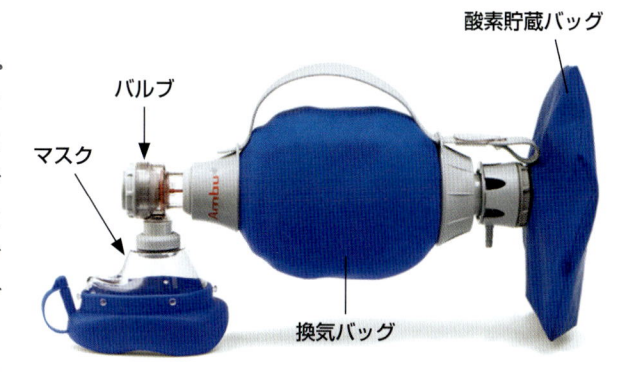

図2 バッグ・バルブ・マスク
（画像提供：アイ・エム・アイ株式会社）

c. 全身麻酔用マスク

- 全身麻酔用のフェイスマスク（図3）は，心肺蘇生用マスクと同様，マスクを顔に密着させることにより，陽圧換気が可能となる．
- フェイスマスクの基本構造は，本体，密閉構造部と接続部に分けられる（図3）．以前に作られたマスクは黒いゴム製であったため，陽圧換気中にマスク内を確認することができなかった．その後，本体部分が透明プラスチックでできたものが開発され，これにより，換気ができているかどうかを本体内部が呼気時に曇ることにより確認することが可能となった．また，マスク換気時に口が少し開いているか，あるいは吐物がないことの確認も可能である．現在ではマスク全体が透明であるものが主流となってきている．
- 再生可能なマスクでは，本体がプラスチックで密着部のカフがゴム製のマスクが老朽化した場合，カフ部のみの交換を依頼することが可能である．
- フェイスマスクの密閉構造部はカフであることが多く，カフ量は注射器を接続することにより調節が可能である．
- フェイスマスクの素材はゴム製であることが多かったが，近年，ゴム製品でアナフィラキシーショックを起

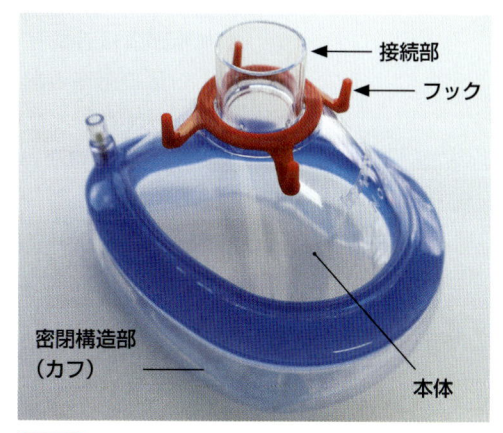

図3 フェイスマスク
（画像提供：日本メディカルネクスト株式会社）

こす危険性がある人でも使用できるラテックスフリーのマスクも発売されている．
- 全身麻酔用のフェイスマスクには接続部基部に2つあるいは4つのフックが付けられているものがある．マスクをより確実に顔に密着させるためにヘッドバンドを用いることがあるが，これらのフックはヘッドバンドをマスクに接続するために用いられる（図3）．
- 歯のない人のように頬が落ち込んでいると，通常のマスクを顔に密着させることが困難な場合がある．これに対応して，密閉構造部をより顔の解剖学的形状に合わせたフェイスマスクもある．
- 日本においては，全身麻酔中のマスクはフェイスマスクであるが，ゴールドマン（Goldman）マスクで代表される鼻マスクも存在している[1]．これは英国圏で，抜歯術などの歯科麻酔のときに用いられる．通常の歯科処置のように患者は座位のままで，マスクを鼻にだけ被せる．この鼻マスクを保持しながら，酸素と吸入麻酔薬を陽圧換気により投与するため，マスクで口が覆われずに歯科処置を行うことが可能である．ただし，この"dental chair（座位による歯科）"麻酔は，ラリンジアルマスクの登場で急激に廃れていった．

❸ 上気道閉塞解除法

a．下顎挙上の歴史と原理

- 全身麻酔薬の投与，あるいは心肺停止状態となると，気道は閉塞することが多い．これは主に上気道の閉塞で，舌根，軟口蓋および喉頭蓋により閉塞する[2,3]．
- 下顎挙上は，舌根沈下による上気道閉塞を軽減し，気道を開通させるのが主な目的である[4]．
- 下顎挙上で上気道閉塞が解除できる理論は，下顎挙上すると，下顎に付着している舌も引き上げられ，舌根沈下による気道閉塞が解除される，というものである．
- 喉頭蓋は舌根とつながっているため，下顎挙上によって喉頭蓋による喉頭開口部の閉塞もある程度解除されることが判明している[5]．さらに下顎挙上により，虚脱した声門自体をも広げる効果がある[6]．
- 下顎挙上によって陽圧換気時の換気量を増加させうることが判明している[7]．
- 舌根沈下を解除するには，舌先を舌鉗子で掴んで，口腔外に引き出すのが最も有効と考えられていた[2]．しかし，この方法での成功率は低く，またフェイスマスクを用いた陽圧換気時には使用できないという問題点があった．
- 歴史的には，1868年にCloverが初めて，下顎挙上が上気道閉塞の解除に役立つとの報告をした[8]．

> 下顎挙上は舌根沈下による気道閉塞を解除し，上気道閉塞を軽減する

b. 下顎挙上の方法

- 下顎挙上で最も有効な方法は，トリプル・エアウェイ・マニューバ（triple airway maneuver）であるとされている[9]．本法は，TAMと略されてよばれることもある．"3つの気道確保手技"と訳すことができ，その3つの手技とは，①頭部後屈（伸展），②下顎挙上，③開口，である．
- 下顎挙上は通常，左手の第5指を患者の左下顎枝に掛けて挙上する．これにより，左手の第1指および第2指などで，マスクを保持することが可能となる．
- 左手のみで下顎挙上が困難と判断された場合，両手第5指を両下顎枝に掛け，下顎挙上を施行するのが有効とされている．
- 下顎挙上により，頭部後屈などが起こり，頸椎が受動的に動く可能性がある．そのため，頸椎損傷のある可能性がある場合，原則として下顎挙上は施行すべきではない．

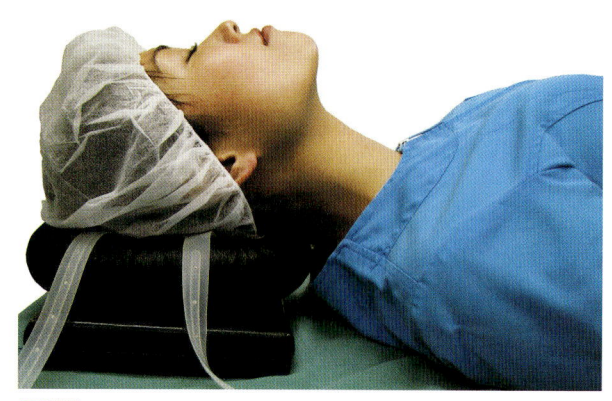

図4 スニッフィング位

c. 理想的な頭頸位

- フェイスマスクを用いた陽圧換気を最も有効にできる頭頸位は，スニッフィング位である[10]．
- スニッフィング位は，6～7 cm高の枕の上に頭を置いて，頭部を進展した状態をいう（図4）．これにより，頸椎の上部は頭部の伸展により伸展するが，頸椎の下部は重力に従って屈曲する．
- スニッフィング位が最も適切な頭頸位と提唱したのは，マギル鉗子などで有名なMagillである[10]．
- スニッフィング位は，空気を吸い込んでいるとき（英語でsniffingという）に似ている，というMagillの比喩表現に基づいてこうよばれるようになった[10]．ちなみに，"朝の空気を吸うがごとし"と表現されることがあるが，Magill自身はこの表現を用いてはいない．
- スニッフィング位により口から声門までが一直線に近づくため，自発呼吸のときも最も有効に換気量を保つことが可能となる．

d. エアウェイの使用

■ エアウェイの種類

- エアウェイには経口エアウェイと経鼻エアウェイの2種類がある（図5）．

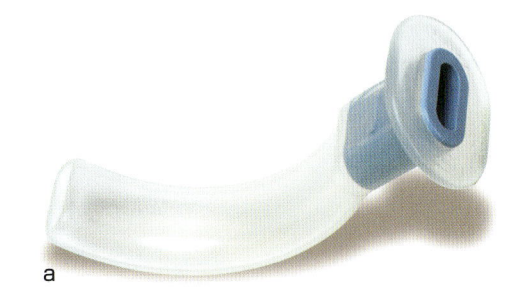

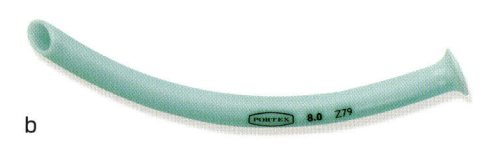

図5 経口エアウェイ（a）と経鼻エアウェイ（b）

エアウェイには経口エアウェイ（a）と経鼻エアウェイ（b）の2種類がある．

（画像提供：スミスメディカル・ジャパン）

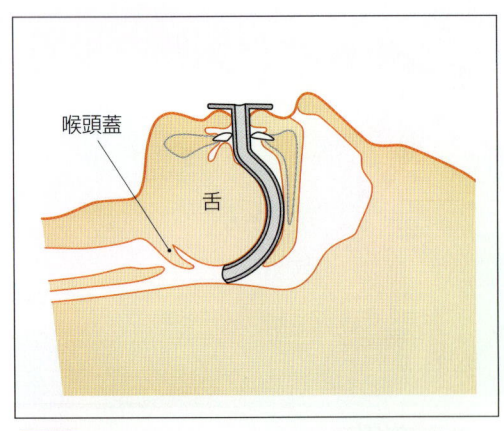

図6 経口エアウェイによる上気道閉塞解除
経口エアウェイはその挿入により舌根沈下を物理的にバイパスして気道を開通させる．

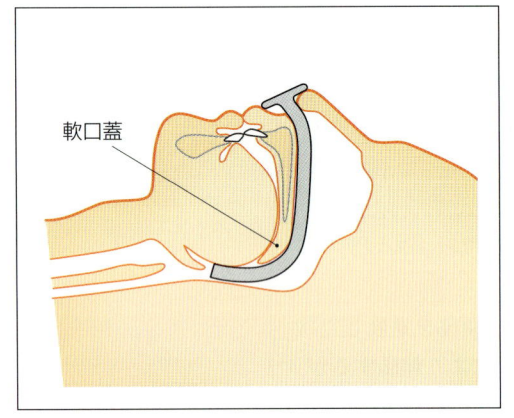

図7 経鼻エアウェイによる上気道閉塞解除
経鼻エアウェイは軟口蓋による上気道閉塞を解除し気道を開通させる．

- 経口エアウェイは，発明者であるグーデル（Guedel）医師[11]の名前を冠してグーデル（あるいはゲデル）エアウェイともよばれる．
- 経口エアウェイは，その挿入により，舌根沈下を物理的にバイパスして気道を開通させるのが原理である（図6）．
- 経鼻エアウェイは，軟口蓋による上気道閉塞を解除して気道を開通させるのが原理である（図7）．

■ エアウェイの挿入法

- 経口エアウェイの挿入時，エアウェイの先端で舌を咽頭後壁に向かって押し込まないように注意する．そのためには，口を十分に開け，エアウェイ挿入時に舌が奥に押し込まれていないことを目で確認して挿入する．
- 経口エアウェイの大弯側を尾側に向けて挿入開始し，エアウェイ先端部が咽頭後壁に到達したころに，180°回転させて挿入を終了すると，舌を奥に押し込むのを防止できる．
- 経鼻エアウェイの挿入により鼻粘膜の損傷が起こりやすい．そのため過度の力を入れて挿入しないようにする必要がある．鼻中隔が変形している場合があるため，意識がある人の場合にはどちらの鼻から空気が通りやすいかを確認し，通りやすいほうからエアウェイを挿入する．CT画像などがあれば参考にするとよい．

e. 解除法選択の考え方

> 解除法は，①下顎挙上 → ②経口エアウェイ → ③経鼻エアウェイ，の順に選択

- 下顎挙上，経口エアウェイ，経鼻エアウェイのどれを選択するかについては，侵襲の小さいもの，すなわち下顎挙上，経口エアウェイ，そして経鼻エアウェイの順で選択するのが一般的である．
- 下顎挙上では軟口蓋による閉塞が解除できず，経口エアウェイは軟口蓋による閉塞と喉頭蓋による閉塞，そして経鼻エアウェイは喉頭蓋による閉塞を解除できない可能性がある[12]．そのため，これら下顎挙上，経口エアウェイ，経鼻エアウェイの3種類の対処法の2つ，あるいは3つ全部を選ぶことが必要となる場合がある．
- 術後の上気道閉塞には，固定性のより良い経鼻エアウェイを選択するのが適切である．

❹ 陽圧換気時の必要換気量の確保

a. 必要換気量

- フェイスマスクを用いて陽圧換気をする場合，必要十分な換気量を供給する必要がある．
- 過度の換気量の供給を試みると，気道内圧が上昇するため，マスク周囲からガスが漏れる，あるいは胃内に換気ガスが誤って注入される危険性がある．
- 気道内圧は 20 cmH$_2$O を超えないようにする．気道内圧が 30 cmH$_2$O を超えると，30％の割合で胃内に換気ガスが誤注入される危険性がある，と報告されている[13]．
- 心肺蘇生時の 1 回換気量は，過去には 800〜1,200 mL が推奨されていたが[14]，後に 500 mL 程度がよいと変更された[15]．この変更は，1 回換気量が 500 mL のほうが，それより多い換気量に比べて気道内圧を低く保つことが可能で，また胃内への換気ガス誤注入が少ないことが判明したことによる[16]．全身麻酔導入後のフェイスマスク換気の場合も同様の理由で，500 mL 程度の 1 回換気量で十分と考えられる．

> 気道内圧は 20 cmH$_2$O を超えないようにする

b. 換気方法

- 心肺蘇生用のバッグ・バルブ・マスクを用いた換気は全身麻酔回路とマスクを用いた換気に比べ，十分な換気量を供給するにはより修練を要する．使用経験年数が浅い場合，バッグ・バルブ・マスクにより十分な換気量を供給できる率は低く，1 回換気量が平均約 250 mL しか供給できないことが判明している[17]．
- 1 人がマスクを片手で保持してもう片方の手で換気をするよりは，1 人が両手でマスクを保持し，もう 1 人が換気をするほうがより有効に換気できることが判明している[18]．
- 全身麻酔の導入後は通常，換気バッグを用いて用手的に肺にガスを送り込むことが多いが，人工呼吸器を用いて陽圧換気をするほうが，より効果的に換気が可能であるという研究結果が報告されている[19]．
- たとえば，用手換気と人工呼吸器による従圧式陽圧換気を比べた研究では，後者のほうが，最高気道内圧は低く，より多くの換気量を得ることが可能であった，という結果が出されている[19]．

❺ 合併症と対策

- 誤嚥の可能性がある場合，マスク換気法では誤嚥を起こす危険性が高くなる．そのため，誤嚥の可能性が高い場合，原則としてフェイスマスクを用いた換気で気道を保持することは禁忌である．ただし，心肺蘇生時などの緊急時にはフェイスマスクを用いた陽圧換気が適応となるが，過度の換気量で胃を膨満させないように注意する必要がある．

> 過度の換気量で胃を膨満させない．胃内容物逆流の危険が高くなる

- 陽圧換気時に胃内に換気ガスを過度に注入してしまうと，胃内圧が上昇し，胃内容物の逆流の危険性が高くなる．また，腹部が膨満すると，横隔膜越しに肺が圧迫されて，十分な換気ができなくなる危険性がある．
- 胃内に換気ガスが誤って注入された場合，とくに小児では換気困難となる危険性が高いため，マスク換気中に上腹部膨満が認められた場合には，すみやかに胃内のガスを取り除く必要がある．
- 胃内のガスを取り除くには，胃管あるいは口腔内吸引チューブをすみやかに胃内に挿入することにより脱気が可能となる．必要であれば，吸引装置で陰圧をかけて脱気する．
- マスクあるいはマスクストラップにより，角膜を損傷する危険性がある[20]．そのため，マスク換気をする際には目が閉じられていることを確認し，可能であれば早期に閉じた眼瞼の上から防護パッチを貼るべきである．

> マスク換気時は目を閉じる．マスクやストラップで角膜を損傷しやすい

- フェイスマスク使用後の顔面の神経麻痺が報告されている[21]．
- バッグ・バルブ・マスクのマスク付近の気道内圧モニター接続部に酸素供給チューブを誤って接続していたために，気道内圧が異常に上昇して両側緊張性気胸を起こした，という報告がある[22]．

❻ マスク換気困難の頻度

- フェイスマスクを用いた陽圧換気が困難となることがある．マスク換気は可能か不可能かの2つに区分することはできず，さまざまに違う程度の困難さがある．また，換気の困難さと酸素化の困難さとは一致するとは限らない[23]．そのため，マスク換気困難を明確に定義することは容易ではない[24]．臨床的に重要なのは，酸素化を保てない状態になりうる換気困難な状態といえる．
- 全身麻酔の導入後にフェイスマスクを用いた陽圧換気は，0.1～5％の頻度で換気困難となる．そのうち，低酸素血症をきたすほどの換気困難となる頻度は0.1～0.2％と報告されている[25-29]．
- マスク換気が困難な症例では，気管挿管，および声門上器具の挿入，換気も困難な頻度が高いことが報告されている[25,26,30,31]．

> マスク換気困難症例は，気管挿管，声門上器具の挿入・換気も困難

（浅井　隆）

文献

1) 浅井　隆．LMA™はこうして誕生した．安本和正，監修．これでわかった！図解ラリンジアルマスク．東京：克誠堂出版；2009. p. 2-8.
2) Howard B. A new and only way of raising the epiglottis. Br Med J 1888; 2: 1103-7.
3) Nandi PR, et al. Effect of general anaesthesia on the pharynx. Br J Anaesth 1991; 66: 157-62.
4) Morikawa S, et al. Influence of the headjaw position upon upper airway patency. Anesthesiology 1961; 22: 265-70.
5) Murashima K, Fukutome T. Effect of jaw-thrust manoeuvre on the laryngeal inlet. Anaesthesia 1998; 53: 203-4.
6) Kuna ST, et al. Effect of progressive mandibular advancement on pharyngeal airway

size in anesthetized adults. Anesthesiology 2008; 109: 605–12.
7) Bruppacher H, et al. The effects of common airway maneuvers on airway pressure and flow in children undergoing adenoidectomies. Anesth Analg 2003; 97: 29–34.
8) Defalque RJ, Wright AJ. Who invented the "jaw thrust"? Anesthesiology 2003; 99: 1463–4.
9) Safar P, et al. Upper airway obstruction in the unconscious patient. J Appl Physiol 1959; 14: 760–4.
10) Magill IW. Technique in endotracheal anaesthesia. Br Med J 1930; 2: 817–9.
11) Guedel AE. A nontraumatic pharyngeal airway. JAMA 1933; 100: 1862.
12) Marsh AM, et al. Airway obstruction associated with the use of the Guedel airway. Br J Anaesth 1991; 67: 517–23.
13) Devitt JH, et al. Mask lung ventilation by ambulance personnel: A performance assessment. Can J Anaesth 1994; 41: 111–5.
14) Guidelines for cardiopulmonary resuscitation and emergency cardiac care. Emergency Cardiac Care Committee and Subcommittees, American Heart Association. Part II. Adult basic life support. JAMA 1992; 268: 2184–98.
15) Guidelines for the basic management of the airway and ventilation during resuscitation. A statement by the Airway and Ventilation Management Working Group of the European Resuscitation Council. Resuscitation 1996; 31: 187–200.
16) Wenzel V, et al. Effects of smaller tidal volumes during basic life support ventilation in patients with respiratory arrest: Good ventilation, less risk? Resuscitation 1999; 43: 25–9.
17) Kidner K, Laurence AS. Basic airway management by junior doctors: Assessment and training on human apnoeic subjects in the anaesthetic room. Anaesthesia 2006; 61: 739–42.
18) Jesudian MC, et al. Bag-valve-mask ventilation; Two rescuers are better than one: Preliminary report. Crit Care Med 1985; 13: 122–3.
19) von Goedecke A, et al. Mechanical versus manual ventilation via a face mask during the induction of anesthesia: A prospective, randomized, crossover study. Anesth Analg 2004; 98: 260–3.
20) Murray WJ. A case of eye injury from a reusable anesthetic mask. Anesthesiology 1988; 68: 302.
21) Ananthanarayan C, et al. Facial nerve paralysis following mask anaesthesia. Can J Anaesth 1988; 35: 102–3.
22) Cooper RM, Grgas S. Fatal barotrauma resulting from misuse of a resuscitation bag. Anesthesiology 2000; 93: 892–3.
23) El-Orbany M, Woehlck HJ. Difficult mask ventilation. Anesth Analg 2009; 109: 1870–80.
24) Rose DK, Cohen MM. The incidence of airway problems depends on the definition used. Can J Anaesth 1996; 43: 30–4.
25) Asai T, et al. Respiratory complications associated with tracheal intubation and extubation. Br J Anaesth 1998; 80: 767–75.
26) Langeron O, et al. Prediction of difficult mask ventilation. Anesthesiology 2000; 92: 1229–36.
27) Rose DK, Cohen MM. The airway: Problems and predictions in 18,500 patients. Can J Anaesth 1994; 41: 372–83.
28) Yildiz TS, et al. The incidence and risk factors of difficult mask ventilation. J Anesth 2005; 19: 7–11.
29) Kheterpal S, et al. Incidence and predictors of difficult and impossible mask ventilation. Anesthesiology 2006; 105: 885–91.
30) Asai T. The view of the glottis at laryngoscopy after unexpectedly difficult placement of the laryngeal mask. Anaesthesia 1996; 51: 1063–5.
31) Ramachandran SK, et al. Predictors and clinical outcomes from failed Laryngeal Mask Airway Unique™: A study of 15,795 patients. Anesthesiology 2012; 116: 1217–26.

2-3 気管挿管法

❶ 気管挿管の歴史

- 気管挿管の世界最古の記録は，西暦1000年ごろ，アラブ圏のAvicennaが著した"The Cannon of Medicine（医学典範）"における「気道閉塞を起こした人の喉にチューブを挿入した」という記述だとされている[1,2]．
- 西洋では，16世紀に解剖学で有名なVesaliusが"De Humani Corporis Fabrica（人体構造論）"において，ブタに気管切開を施しチューブを挿入して換気をした，という記述が最古のものである[1]．
- 西洋でヒトに対して気管挿管が行われるようになったのは18世紀に入ってからで，1754年にPughが経口挿管を，1788年にKiteが経鼻挿管を，心肺蘇生中に行ったとの記述が残されている[1,3]．
- 全身麻酔中の気管挿管は，1880年にMacewenにより初めて施行された[4,5]．しかし，金属製のチューブを覚醒した患者に指のみで盲目的に挿入する必要があったため，普及するに至らなかった．
- 1895年にKirsteinが，直達喉頭鏡を用いて初めて声門を直視下に確認することに成功した[6]．ただし彼は，耳鼻科領域の喉頭の検査のために声門を直視したのみで，気管挿管は行っていない．しかし，当時は捏造報告であるととらえられ，信じる者は少なかった，といわれている．
- 喉頭鏡を用いて声門を直視下に確認し，気管挿管を施行したのは，1910年代のJacksonである[7]．このJackson直達喉頭鏡（図1）の性能はKirstein喉頭鏡に比べ，ずば抜けてよかったこともあり，喉頭鏡を用いた気管挿管の成功率を高めることに成功している．Jackson喉頭鏡は，現在，麻酔科領域で使われることは基本的にないが，耳鼻科医は今でも気道異物の除去の際にJackson直達喉頭鏡を用いているのは興味深い．

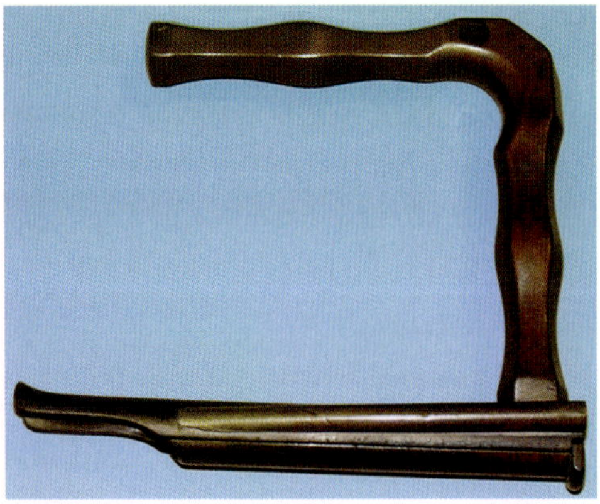

図1　Jackson直達喉頭鏡

- Jacksonと同時期にJanewayも喉頭鏡を用いた気管挿管の報告をしている[8]が，Jackson喉頭鏡のように普及はしなかった[9]．
- またJacksonの同時期にMagillは，全身麻酔症例における喉頭鏡を用いた気管挿管は安全かつ確実であることを強調した[10,11]．現在の喉頭鏡を用いた気管挿管法の基礎は，このMagillが確立したといっても過言ではない．
- たとえば，彼が喉頭展開の際の適切な頭頸位はスニッフィング位であることを提唱した[11]．また，金属製の気管チューブの代わりに当時最も柔らかい素材であったゴム製（当時マギルチューブとよばれた〈図2〉）

に変更し，気道損傷の発生率の低下に成功している[12]．そしてすでにカフ付き気管チューブをも使用していた[13]．さらに，彼の考案したマギル鉗子[14]は，今でも経鼻挿管や胃管の挿入時に使用されている．

- Jackson, Janeway, Magill らにより，喉頭鏡を用いた気管挿管の有用性が強調されたが，1930年代後半まで，異を唱える者も少なからずいたことに注目すべきである[15]．彼らの主張は，金属製の喉頭鏡を口腔・咽頭に挿入して気管挿管をするのは侵襲性が高いため，19世紀の Macewen のように，指だけを用いて気管挿管をすべきである，としている[15]．これらのことから当時，気道確保法として喉頭鏡を用いた気管挿管が主流ではなかったことが推測されている．
- 1940年代になって，Miller[16] および Macintosh[17] が喉頭鏡を発明し，気管挿管がさらに効率的にできるようになった．また，同時期（1942年）に筋弛緩薬クラーレが全身麻酔中に初めて投与され[18]，喉頭展開，気管挿管時の気道反射を抑制することが可能となった．さらに，第二次世界大戦が勃発し，連合軍が気管挿管を普及させたこともあり，喉頭鏡を用いた気管挿管が気道確保法の主流となった．

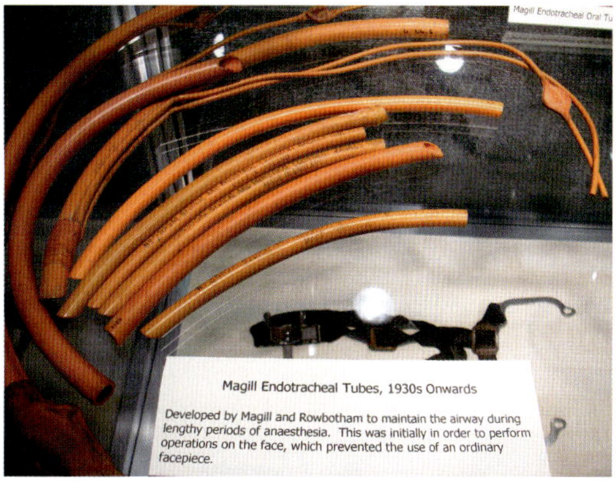

図2 マギルチューブ
マギル医師によるオリジナルのゴム製気管チューブ．（イギリスの the Association of Anaesthetists of Great Britain and Ireland〈AAGBI〉麻酔博物館で，許可を得て筆者が撮影）

❷ 気管挿管経路の種類

- 気管挿管は気管にチューブを挿入して換気を可能とする方法である．
- 気管挿管の経路として，①口から挿入する方法（経口気管挿管），②鼻から挿入する方法（経鼻気管挿管），③頚部で経皮観血的にチューブを挿入する方法（頚部経皮気管挿管），が主である．また，オトガイ下部，あるいは下顎下部に穿刺をして声門を通過させて気管挿管をする方法[19-21]なども報告されている（表1）．

表1 気管挿管法

- 経口気管挿管
- 経鼻気管挿管
- 頚部経皮気管挿管
  気管切開口からの挿入
  経輪状甲状間膜挿入
- オトガイ下部経皮気管挿管
- 下顎下部経皮気管挿管

▶本章「2-6 気管チューブの種類と使い分け」(p.72) 参照

▶本章「2-8 頚部観血的気管挿管」(p.106) 参照

❸ 気管挿管経路の選択

- 経口挿管は他の経路に比して最も侵襲が小さい．そのため，原則的には経口挿管法を選択する．
- 経鼻挿管は経口挿管に比べて固定性がよく，意識のある人では精神的苦痛が少ない．そのため，長時間にわたって挿管をする必要がある場合，経鼻挿管の選択を考慮する．さらに長期間の挿管が必要な場合には，気管切開などの観血的な気管挿管が適応となる．
- 全身麻酔中に，経口的に挿入されている気管チューブの存在により手術操作が困難と判断される場合には，経鼻挿管，あるいは観血的挿管を選択する．

声門からの挿管困難な場合は，経皮観血的に気管チューブを挿入する

- 声門を介しての挿管が困難な場合，あるいはその経路の挿管により病変が悪化する危険性がある場合，声門を通過させず，気管切開などの頸部あるいは下顎下部から経皮観血的に気管チューブを挿入する方法を選択する．
- 顎間固定などの場合，経鼻挿管，下顎下部あるいは頸部の経皮気管挿管が適応となる．

頭蓋骨折がある場合に経鼻挿管は原則禁忌

- 頭蓋底骨折の疑いがある場合，経鼻でチューブを挿入すると，チューブが骨折部から脳内に迷入して，致死的になる危険性がある[22,23]．そのため，経鼻挿管は原則的に禁忌となる．

（浅井　隆）

文献

1) 浅井　隆．挿管困難症例における気管チューブの選択．日臨麻会誌 2011; 31: 440-9.
2) Mihic D, et al. The first endotracheal intubation. Anesthesiology 1980; 52: 523.
3) Davidson MH. Endotracheal and other modern methods in the eighteen century. Br J Anaesth 1951; 23: 238-45.
4) Macewen W. Clinical observations on the introduction of tracheal tubes by the mouth instead of performing tracheotomy or laryngotomy. Br Med J 1880; 2: 163-5.
5) James CD. Sir William Macewen and anaesthesia. Anaesthesia 1974; 29: 743-53.
6) Kirstein A. Direct laryngoscopy. Lancet 1895; 1: 1132.
7) Jackson C. The technique of insertion of intratracheal insufflation tubes. Surg Gynecol Obstet 1913; 17: 507-9.
8) Janeway HH. Intratracheal anesthesia from the standpoint of the nose, throat and oral surgeon with a description of a new instrument for catheterizing the trachea. Laryngoscope 1913; 23: 1082-90.
9) Burkle CM, et al. A historical perspective on use of the laryngoscope as a tool in anesthesiology. Anesthesiology 2004; 100: 1003-6.
10) Magill IW. The provision for expiration in endotracheal insufflation anaesthesia. Lancet 1923; 2: 68-9.
11) Magill IW. Technique in endotracheal anaesthesia. Br Med J 1930; 2: 817-9.
12) Magill IW. An expiratory attachment for endotracheal catheter. Lancet 1924; 1: 1320.
13) Magill IW. Endotracheal anaesthesia. Am J Surg 1936; 34: 450-5.
14) Magill IW. Forceps for intratracheal anaesthesia. Br Med J 1920; 2: 670.
15) Sykes WS. Oral endotracheal intubation without laryngoscopy: A plea for simplicity. Anesth Analg 1937; 16: 133-6.
16) Miller RA. A new laryngoscope. Anesthesiology 1941; 2: 317-20.
17) Macintosh RR. A new laryngoscope. Lancet 1943; 1: 205.
18) Griffith HR, Johnson GE. The use of curare in general anesthesia. Anesthesiology 1942; 3: 418-20.
19) Anwer HM, et al. Submandibular approach for tracheal intubation in patients with panfacial fractures. Br J Anaesth 2007; 98: 835-40.
20) Hernández Altemir F. The submental route for endotracheal intubation. A new technique. J Maxillofac Surg 1986; 14: 64-5.
21) Stoll P, et al. Submandibular endotracheal intubation in panfacial fractures. J Clin Anesth 1994; 6: 83-6.
22) Marlow TJ, et al. Intracranial placement of a nasotracheal tube after facial fracture: A rare complication. J Emerg Med 1997; 15: 187-91.
23) Paul M, et al. Intracranial placement of a nasotracheal tube after transnasal transsphenoidal surgery. Br J Anaesth 2003; 91: 601-4.

2-4 喉頭鏡の種類と気管挿管の性能

1 喉頭鏡の種類，構造と原理

a. 喉頭鏡の種類

■ 喉頭鏡の区分
- 喉頭鏡は主に3つに区分することが可能である．①直達鏡，②直視型喉頭鏡，そして③間接的光学喉頭鏡である（表1）．
- 直達鏡は現在，耳鼻咽喉科領域で主に用いられている．
- 直視型喉頭鏡は，口腔外の視点から声門を直視して，気管挿管をするための器具である．マッキントッシュ型，ミラー型などの"古典的"喉頭鏡の多くがこのカテゴリーに区分される．
- 間接的光学喉頭鏡は，声門を間接的に確認して気管挿管をするための器具である．

■ マッキントッシュ喉頭鏡
- マッキントッシュ喉頭鏡（図1）は，イギリスのMacintoshが1943年に発明，公表したものである[1]．
- マッキントッシュ喉頭鏡は，成人での気管挿管に最もよく使われている．
- 現在に至るまで70年近くのあいだ，使用頻度第1位の座を保ってきているため，その有用性に疑いはないといえる．

■ ミラー喉頭鏡
- ミラー喉頭鏡（図2）は，Millerが1941年に発明，公表したものである[2]．

表1 喉頭鏡の区分と種類

- 直達鏡
  ジャクソン型など
- 直視型喉頭鏡
  マッキントッシュ型
  ミラー型 など
  （表2参照）
- 間接的光学喉頭鏡
  ベルスコープ型
  ビデオ喉頭鏡
  （表3参照）

▶ 本項「②マッキントッシュ喉頭鏡」（p.35）参照

▶ 本項「③ミラー喉頭鏡」（p.38）参照

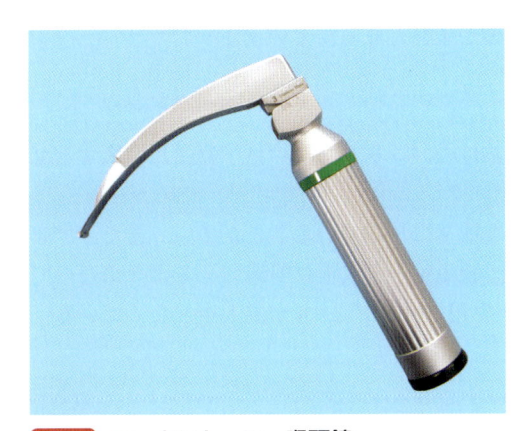

図1 マッキントッシュ喉頭鏡
成人での気管挿管に最もよく使用されている．

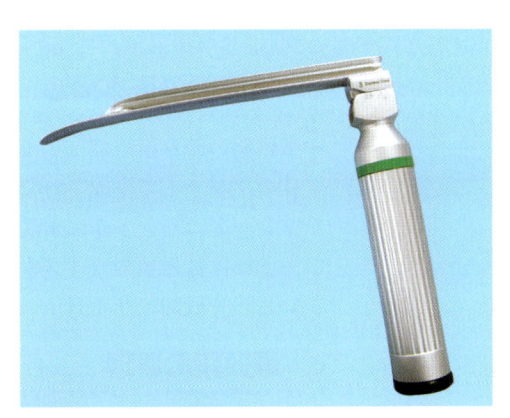

図2 ミラー喉頭鏡
小児，乳幼児の気管挿管によく用いられる．

表2 直視型喉頭鏡の種類

弯曲型	直型
マッキントッシュA型ブレード（標準型, American type）	ミラーブレード
マッキントッシュE型ブレード（English type）	Alberts ブレード
Bizzarri-Giuffrida ブレード	Bainton ブレード
Blechman ブレード	Bennett ブレード
Double-angle ブレード	Eversole ブレード
Fink ブレード	Flaggs ブレード
Seward ブレード	Guedel ブレード
Tull Macintosh ブレード	Heine ブレード
Upsher Low Profile ブレード	Henderson ブレード
Upsher ULX ブレード	Mashews ブレード
	Michael ブレード
ポリオ型	Oxiport Miller ブレード
	Schapira ブレード
マッコイ型	Snow ブレード
	Soper ブレード
	Tull Miller ブレード
	Wisconsin ブレード
	Wis-Foregger ブレード
	Wis-Hipple ブレード

- 小児, 乳幼児での気管挿管は, マッキントッシュ喉頭鏡とともに, ミラー喉頭鏡がよく用いられている.

その他の直視型喉頭鏡

- マッキントッシュ型ならびにミラー型の喉頭鏡のほか, 麻酔科医であれば自分用の喉頭鏡を1つは開発したいと思う, といわれるくらい多数の喉頭鏡が開発されている (表2)[3].
- マッキントッシュ喉頭鏡自体も1種類ではなく, 複数の種類に区分される[4].
- また, マッキントッシュならびにミラー喉頭鏡は単回使用のものも発売されている[5-7].

間接的光学喉頭鏡と"ビデオ"喉頭鏡

- マッキントッシュ喉頭鏡のように直視下, すなわち肉眼で声門を確認するのではなく, 間接的に声門を確認しながら気管挿管をするための喉頭鏡は間接的光学喉頭鏡 (indirect optical laryngoscope) とよばれる.
- 「ビデオ喉頭鏡」(video laryngoscope) という用語は俗称で, 確かな定義ではない. 一般的には間接的光学喉頭鏡のうち, 声門をビデオ画像で確認するものがビデオ喉頭鏡とよばれている[8].
- ビデオ喉頭鏡の定義は, 狭義として液晶画面が組み込まれた器具およびビデオモニターに接続できる器具をさし, 広義にはカメラを接続することにより, 画像を得ることが可能な器具もこの範疇に入れることが可能である. これらの器具すべては, 口腔・咽頭内にブレードを挿入することにより, 間接的に声門を確認する器具であるのが条件となる, といえる[8,9].

▶本項「⑤間接的光学喉頭鏡, ビデオ喉頭鏡」(p.40)参照

b. 喉頭鏡の基本構造

- 喉頭鏡の基本構造は, 手で持つ部位のハンドルと, 口腔・咽頭に挿入する部位のブレードで構成されている.
- ブレードはハンドルに着脱自由な構造になっていることが多い. また, ブレードには数種類のサイズがあり, 新生児から成人に対応できるようになっている. 一般的にサイズ1, 2が小児用, サイズ3, 4が成人用となっている.

c. 喉頭鏡の原理

- 喉頭鏡は, それを口腔・咽頭内に挿入することにより, 声門が見えるようにするのが目的である. これにより, チューブを気管に挿入することを可能と

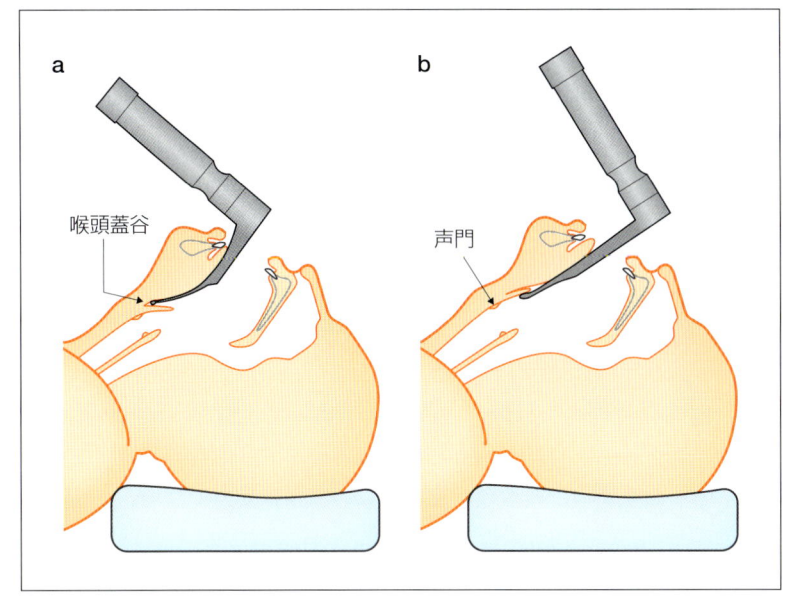

図3 マッキントッシュ喉頭鏡（a）とミラー喉頭鏡（b）先端挿入位置

a：ブレードの先端を喉頭蓋谷に挿入し，間接的に喉頭蓋を挙上して，声門を見えるようにする．
b：ブレードの先端を喉頭蓋の内側へ挿入し，喉頭蓋を直接挙上して，声門を見えるようにする．

する．このように，喉頭鏡で声門が見えるようにする行為を喉頭展開（laryngoscopy）と表現している．

喉頭展開の方法：喉頭鏡の挿入位置

- 喉頭展開の方法は，主に2種類存在している．
  ①ブレードの先端を喉頭蓋谷に挿入し，喉頭蓋を間接的に挙上して，声門が見えるようにする方法である．
  ②ブレードの先端を喉頭蓋の内側，すなわち声門側に挿入して，喉頭蓋を直接挙上して，声門が見えるようにする方法である．
- マッキントッシュ喉頭鏡は①の方法（図3a），ミラー喉頭鏡は②の方法（図3b）を用いている．その他の喉頭鏡は主に①の方法を用いるが，一部のビデオ喉頭鏡では②の方法を用いる．

喉頭展開時の頭頸位の変化

- マッキントッシュ喉頭鏡あるいはミラー喉頭鏡のように，声門を肉眼で確認し，直視下で気管チューブを挿入する場合，口の外の視点から声門までを一直線にする必要がある．口腔外の視点から声門までを一直線にする方法は時代とともに変化してきている．
- 1895年にKirsteinが初めて直視下に声門を確認することに成功したとき，患者は椅子に座り，頭を天井に向けた状態であった[10]．
- 19世紀末にHoward[11]は，仰臥位にした患者の場合，頭をベッドから突き出させて後屈させた「扁桃位」（tonsillectomy position）が，上気道を開通させるのに適切，と記載している．そして当時，この扁桃位で気管挿管が主に行われていた[12]．
- 1920年代にJackson[12]は，気管挿管には扁桃位にする必要はなく，頭をベッ

> スニッフィング位については，本章「2-2 マスク換気法」(p.23) 参照

ドに直接乗せたまま頭部を後屈させる方法で気管挿管が可能であると報告した．
- さらに Magill[13] は，より自然な体位，すなわち頭を枕に乗せた状態で後屈させたスニッフィング位が気管挿管に最適な頭頸位である，と提唱した．
- 1944 年に Bannister[14] は，スニッフィング位により，口腔・咽頭・喉頭軸が一直線になる，という有名な説を唱え，スニッフィング位は現在まで最適な頭頸位として受け入れられてきた．
- 2001 年に，Adnet らは MRI 画像を用いた研究において，どのような頭頸位にしても口腔・咽頭・喉頭軸が一直線にできないと報告し，Bannister の 3 軸の一直線化説に疑問を投げかけた[15]．
- Adnet らはさらにその後，3 軸の一直線化説に基づくスニッフィング位に対しても疑問を投げかけ，単純な頭部伸展のほうがより適切な頭頸位であると訴えた[16]．しかしながら，複数の研究者がこの主張は妥当でない，と指摘した[17, 18]．
- Adnet らの研究からは，通常の場合には，喉頭展開の容易度にスニッフィング位と頭部伸展位とで差がないが，肥満患者の場合や頭部伸展が制限されている場合には，スニッフィング位のほうが頭部伸展位に比べて喉頭展開が容易である，と解釈できる．結論としては，現在においてもスニッフィング位が最適な頭頸位ということができる．

> 本項「⑤ f．第 3 世代のビデオ喉頭鏡」(p.46) 参照

- その後，挿管用ラリンジアルマスクやビデオ喉頭鏡の登場により，直視下に声門を確認する必要がなくなった．そのため，より自然な頭頸位，すなわち頭を枕に乗せ，開口させただけの状態で気管挿管をする傾向に向かっているといえる．

■ 声門直視の原理

- Adnet らにより，1944 年から用いられてきた Bannister の 3 軸の一直線化説が否定されたが，Isono はスニッフィング位がなぜ最適かについて新たな説を示した[17]．それは視点から声門まで一直線にしても，組織がその線上に存在していると声門を見ることができず，喉頭鏡により，それらの視野を遮る組織を移動させる必要がある，というものである．
- Isono は視野を遮る組織には，口腔内の前方の組織と後方の組織の 2 種類があるとしている．前方の組織は舌，喉頭蓋，下顎などで，後方の組織は上の歯列，上顎，頭などであるとしている（**図 4a**）[17]．
- 頭を持ち上げてスニッフィング位にすると，これら視野を遮る前方と後方両方の組織が上方に移動する（**図 4b**）．そして頭部を伸展すると後方の組織が下方に移動する（**図 4c**）．これらの状況下で喉頭鏡を挿入して展開を試みると，視野を遮る前方組織が物理的に移動させられるため（**図 4d**），声門の視野を容易に得られることになる，とした[17]．Isono らは研究により，3 軸の一直線化説が正しことを確認した[19]．

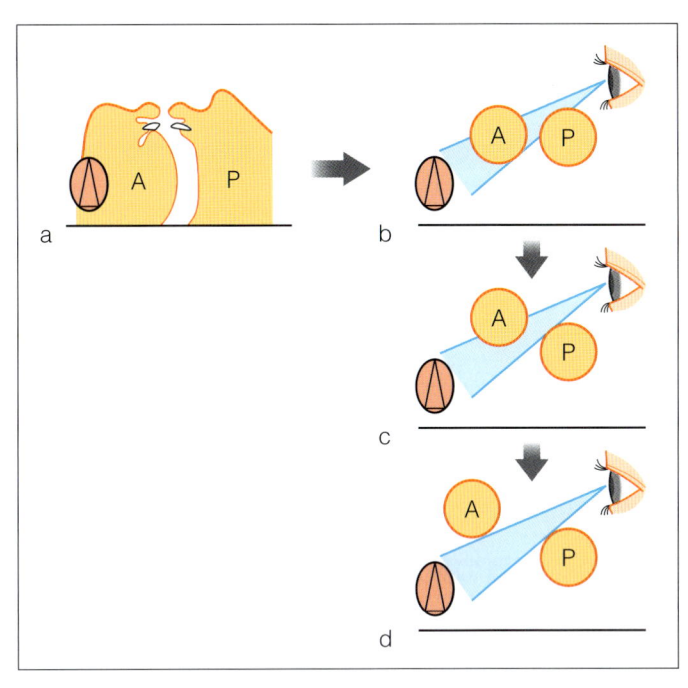

図4 喉頭展開の Isono 説

a：視野を遮る組織には，口腔内の前方組織と後方組織がある．
A：口腔内の前方の組織（舌，喉頭蓋，下顎など），P：口腔内の後方の組織（歯列，上顎，頭など）．
b：スニッフィング位にすると，前方・後方組織が上方に移動する．
c：頭部を伸展すると後方組織が下方に移動する．
d：喉頭鏡を挿入して展開すると，声門を直視することができる．

(Isono S. Anesthesiology 2001; 95: 825–7[17) より)

❷ マッキントッシュ喉頭鏡

a. ブレードの種類と歴史

- マッキントッシュ喉頭鏡は，現在数種類の形状が存在している．これは当時イギリスの Macintosh が，アメリカの製造会社であるフォレガー（Foregger）社にアメリカでの喉頭鏡の開発，販売を移譲し，同社がアメリカでの特許を取得したことによるところが大きい[20)]．
同社は発明者の名前（Macintosh）の表記を間違えて"MacIntosh"としたが，それが今も残り，アメリカではこの呼び方になっていることがある．

b. 性能

- 数種類の形状のあるマッキントッシュ喉頭鏡は，「標準型」（あるいはA型）と「E型」の2種類のブレードに区分される（図5）[4, 21)]．A型はアメリカ型（American type），E型はイギリス型（English type）の略である[20, 21)]．
- 発明者である Macintosh は，発明時にさまざまな形状の喉頭鏡ブレードで気管挿管を試したうえで，「その弯曲自体は気管挿管の容易さにほとんど影響しない」と結論づけている[22)]．
- 近年になって，Macintosh のブレード形状に関する上

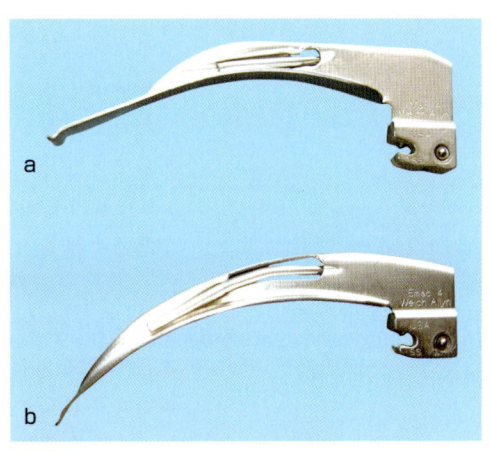

図5 マッキントッシュ標準型（A型）ブレード（a）とE型ブレード（b）

喉頭展開が困難な場合，声門の確認にはE型ブレードのほうが有利であると報告された．

記の結論は，喉頭展開が容易な場合には正しいが，喉頭展開が困難な場合，ブレード形状の違いにより，気管挿管の容易度に差があることが示された[4]．
- この研究では標準型とE型の2種類のブレード間での声門の見え方を300人において比較し，その結果，300人中273人でどちらの喉頭鏡でも声門の確認が可能であった．そのため，Macintoshの経験に基づく結論と一致していることになる．しかし，残りの27人では1つの喉頭鏡あるいは，両方の喉頭鏡で声門の確認が困難であった．そのうち24人で，E型が標準型に比べてより明瞭に声門を確認できた，という結論が出た[4]．そのため，喉頭展開が困難な可能性が高い場合，E型ブレードを使用するのが有利である．
- 単回使用のブレードが各社から発売されているが，一部のブレードを除き[5]，従来までのリユーサブルのブレードに比し，性能が劣る[23]．また，単回使用のブレードが使用中に折れた[24]，という報告もある．

c. 喉頭展開困難，挿管困難の頻度

- マッキントッシュ喉頭鏡で喉頭展開を試みても，常に声門が明瞭に確認できるとは限らない．
- 喉頭展開が困難な場合には，気管挿管が困難となる可能性が高くなる．しかしながら，喉頭展開が困難な場合にも気管挿管が容易であったり，逆に喉頭展開が容易であっても，挿管が困難な場合もある．そのため，喉頭展開困難な発生頻度と挿管困難の頻度が一致するわけではない．
- 喉頭展開の困難および挿管困難の頻度は報告によって違う．喉頭展開時の声門の見え方は，CormackとLehaneが4種類に分類したものが有名であり，彼らの名前が冠されCormack & Lehane分類とよばれている（図6）[25]．
- Cormack & Lehane分類のグレード1は声門のほぼ全体が確認可能，グレード2は声門の一部が確認可能の場合である．グレード3は披裂軟骨部も含めた声門を確認できない場合，グレード4は声門も喉頭蓋も確認できない場合となる（図6）[25]．
- 産科麻酔の指導医のCormackは，妊婦では気管挿管が困難な頻度が高いといわれているが，マッキントッシュ喉頭鏡ではほぼ全例で気管挿管が可能であることを示すために，この区分を用いた．Cormackによると，グレード3の頻度は2,000人に1人，そしてグレード4は100万人に1人とごくまれであると推定した[25]．しかしその後のComarckグループによる正式な研究によると，声門が確認できなかった（グレード3あるいは4の）頻度は1,387例中42例（3％）であった，としている[26]．
- 現在までマッキントッシュ喉頭鏡による声門の見え方についての無数の研究報告がされているが，それらの報告におけるCormack & Lehane分類のグレード3あるいは4の頻度は，Cormackらの報告に比べて高いのが一般的で，メタアナリシス研究により5.6％と示されている[27]．
- Cormackらの研究結果が，他の研究結果に比べて声門が見えない頻度（グレード3あるいは4）が低い理由として2つの主な原因が考えられる．第一

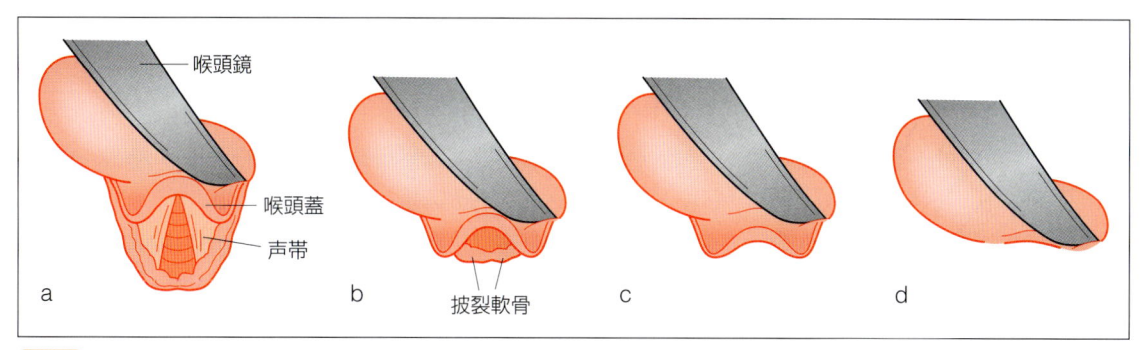

図6 Cormack & Lehane 分類
a：グレード1．声門のほぼ全体を確認可能．
b：グレード2．声門の一部を確認可能．
c：グレード3．披裂軟骨部も含めた声門を確認できず，喉頭蓋のみが確認可能．
d：グレード4．声門も喉頭蓋も確認できない．

(Cormack RS, Lehane J. Anaesthesia 1984; 39: 1105-11[25])より)

の理由は，Cormackの研究では"最も良い見え方"で判定していることである．すなわち，喉頭展開をして声門の視野が得にくい場合，頸部圧迫などのさまざまな対策をしたうえでの最良の視野をスコア化している[25]．一方，他の研究ではこれらの補助対策をせずに，喉頭展開のみでの声門の見え方を示していることが多い．

- 第二の理由は，Cormack & Lehane分類，とくにグレード2を正しく判定されていない場合が多いからと推測されている[28]．Cormackの定義では，声帯は見えないが，披裂軟骨部が見えればグレード2に含まれる[25]．120人の麻酔科医を対象にした調査によると，グレード2を正しく認識していたのは半数以下で，披裂軟骨部のみが確認できた場合にはグレード3と誤った判定をしている者が多いことが判明した[28]．これらの理由により，他の研究でCormack & Lehane分類のグレード3の頻度が高くなっていると思われる．
- 一般的には挿管困難の頻度は喉頭展開困難の頻度よりも低く，約1〜2％とされている．

d．喉頭展開困難時の対処

■ 両手法
- 喉頭展開が困難な場合，ハンドルを両手で保持し，天井に向かって引き上げることにより声門の確認が容易になることが知られている．その場合，気管挿管は他の人に依頼する必要がある．

■ 頸部前方圧迫法
- 喉頭展開が困難な場合，頸部前方から圧迫を加えることにより，声門をより明瞭に確認できることがある，とされている．
- 頸部圧迫の代表例としてBURP（バープ）法とよばれる圧迫法がある（図7）[29]．
- BURPはbackward, upward, and rightward pressureの略で，「後方，上

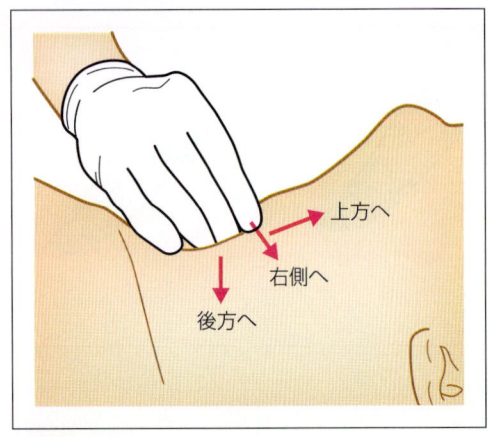

図7 BURP（バープ）法
甲状軟骨部に圧迫を加え，声門を見えやすくする．

方，そして右側への圧迫」という意味である．
- BURP法は，甲状軟骨部に圧迫を加える方法で，声門を確認しにくい三大原因（腹側への偏位，右方向からの気管チューブ挿入，喉頭の位置が深い）を軽減できるとされている．
- 喉頭展開で声門が見えにくいのは，ほぼ常に声門が腹側に寄っているためである．そのため頸部を前方より圧迫すると，声門が背側に押されて，見えやすくなるはずである．
- 通常，喉頭鏡は口腔の左側から挿入し，気管チューブを口の右方向から挿入する．そのため声門が多少右向きになっているほうが挿管の成功率が高くなる．そのため，頸部を右に圧迫するとよいことになる．
- 喉頭が"深すぎる"と声門が見えにくくなる．そのため，頸部の圧迫を上方に加えると声門が"近づき"，見えやすくなるはずである．
- 甲状軟骨の代わりに輪状軟骨部に圧迫を加える場合もあるが，この部の圧迫により声門がより明瞭に確認できるかどうかは一定の見解を得るに至っていない[30]．少なくとも，輪状軟骨部の圧迫を不適切に行うと，気管挿管やマスク換気が困難となることが知られている[30]ので注意を要する．

■ 側方からの喉頭鏡の挿入
- 通常の喉頭鏡の挿入法により声門の確認が困難な場合，喉頭鏡を左の臼歯部から挿入するのが有効とされている[31]．研究によると，通常の喉頭展開では声門が確認できなかった例（Cormack & Lehane 分類グレード3あるいは4）は6.5%であったが，左臼歯部からの挿入の場合には2.0%に低下したと報告されている[31]．

❸ ミラー喉頭鏡

a．構造と原理

- ミラー喉頭鏡は，いわゆる「直型」のブレードの代表例として，現在までその有用性が認められてきている．
- ミラー喉頭鏡のブレードは厳密には直型ではなく，先端部に少し弯曲が付いている（図8）[2]．この先端部の弯曲が，従来までの完全な直型に比べ，より容易に声門を確認することができる画期的なアイデアとなっているという理論が立てられ[32]，現在に至っている．

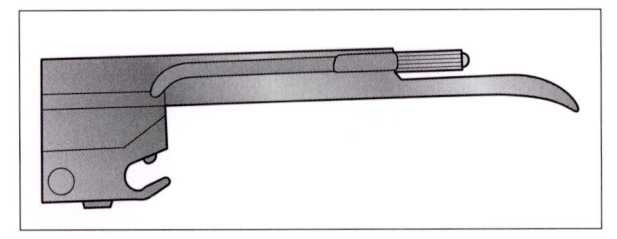

図8 ミラー喉頭鏡ブレード部デザイン
先端に少し弯曲が付いている．

b. 性能

- ミラー喉頭鏡とマッキントッシュ喉頭鏡の性能を比較した研究は少ないが，一般的には成人ではマッキントッシュ喉頭鏡が，そして小児においてはマッキントッシュあるいはミラー喉頭鏡が主に用いられている．
- ミラー喉頭鏡とマッキントッシュ喉頭鏡（およびその他3種類の喉頭鏡）を比較した研究によると，声門の見えやすさはミラー喉頭鏡がマッキントッシュ喉頭鏡に比べ有意に良かった．しかしながら，気管挿管はマッキントッシュ喉頭鏡のほうが有意に容易であったと報告されている[33]．
- マッキントッシュ喉頭鏡を通常の方法で挿入した場合と，ミラー喉頭鏡を舌の側方から挿入した場合の声門の見え方を比較した研究がある[34]．161人の成人を2グループにランダム区分し，声門の見え方を比較した結果，声門のほぼ全体を確認可能（Cormack & Lehane グレード1）であったのは，マッキントッシュ群では85%であったが，ミラー群では97%の例で確認でき，この差は有意であったと報告されている[34]．

❹ マッコイ喉頭鏡

a. 構造と原理

- マッコイ（McCoy）喉頭鏡（図9）[35]は，ブレードの先端を折り曲げることができる構造である．ブレード先端は，レバーをハンドル方向に移動させることにより折り曲げることが可能な仕組みとなっている．
- 原理として，まずマッキントッシュ喉頭鏡と同様にブレード先端を喉頭蓋谷に挿入し，声門を確認する．声門が確認できた場合，通常どおりに気管挿管を施行する．一方，声門の確認が十分でない場合にはレバーを操作して，ブレード先端を曲げる．これにより喉頭蓋谷で引き上げ力が働き，喉頭蓋が立ち上がり，声門が確認しやすくなるというのが原理である．

b. 性能

- マッコイ喉頭鏡の先端部を曲げないときと曲げたときの喉頭展開の容易度を比較した研究によると，先端を曲げない状態の場合には7.5%の症例で声門が確認できなかった．一方，先端を曲げた場合，声門が確認できなかったのは2%，とマッコイ喉頭鏡の先端機能の使用により，声門がより明瞭に確認できた，と報告されている[36]．
- マッコイ喉頭鏡の先端機能を用いない状態，すなわちマッキントッシュ型ブレードと類似した状態では，理論的にはマッキントッシュ喉頭鏡の使用時の声門の見え方と同様のはずである．しかし，1つの研究では，

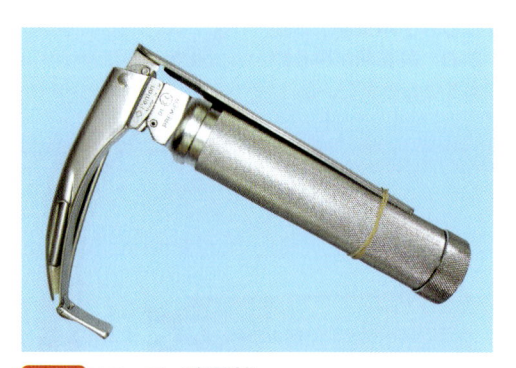

図9 マッコイ喉頭鏡
レバーを操作してブレード先端を曲げることができる．

- マッコイ喉頭鏡の先端機能を用いない状態では，マッキントッシュ喉頭鏡の使用時の声門の見え方に比べ劣ることが示された[37]．
- マッキントッシュ喉頭鏡で声門の確認が困難であった43例においてマッコイ喉頭鏡で喉頭展開を試みた報告では，43例中38例（88％）で声門がより明瞭となった，と報告されている[38]．
- マッコイ喉頭鏡の発明者McCoy自身によるマッキントッシュ喉頭鏡との比較研究によると，マッキントッシュ喉頭鏡による喉頭展開時には血圧，心拍数は有意に上昇したが，マッコイ喉頭鏡の場合には上昇しなかったと報告している．また，血中カテコラミン濃度もマッキントッシュ喉頭鏡を用いたときには上昇したが，マッコイ喉頭鏡では上昇しなかったとしている[39]．
- マッコイ喉頭鏡は，マッキントッシュ喉頭鏡に比べて頭頸部の固定下では頸椎運動を増加させることなく，より容易な喉頭展開を得られるため[40]，不安定頸椎では良い適応と考えられる．

❺ 間接的光学喉頭鏡，ビデオ喉頭鏡

a．古典的間接的光学喉頭鏡

- 1956年にSikerがブレードの中央部に声門の鏡面像が得られるように工夫した．このサイカー（Siker）喉頭鏡（図10）が最初の間接的光学喉頭鏡ということができる．
- ベルスコープ（Belscope）喉頭鏡は，ベルハウス（Bellhouse）が1980年代後半に開発した間接的光学喉頭鏡である．ブレードの中央部で45°の角度が付いており，ブレードのハンドル側にプリズムが取り付けられている[41]．このプリズムを介して声門を確認する仕組みになっている．比較研究により，ベルスコープ喉頭鏡はマッキントッシュ喉頭鏡に比べ，気管挿管に要する時間が長く，成功率も低いことが判明している[42,43]．
- ブラード（Bullard）喉頭鏡（図11）[44]は，1990年代に発売された器具であ

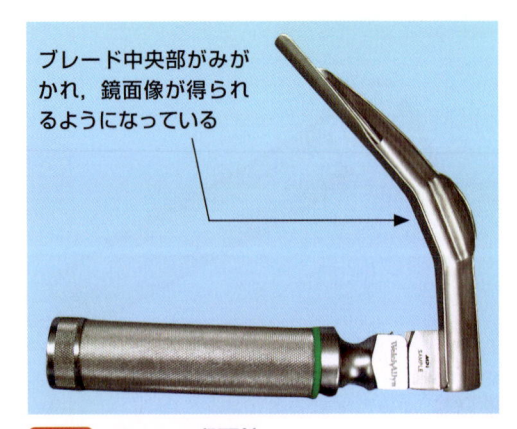

図10　サイカー喉頭鏡
最初の間接型光学喉頭鏡である．

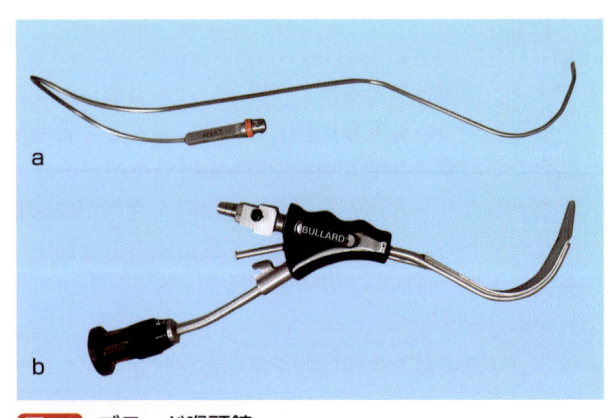

図11　ブラード喉頭鏡
a：気管チューブ誘導スタイレット．
b：喉頭鏡本体．

る．ブレードは扁平で，解剖学的形状に合わされており，直視下に声門を確認することはできない．開発当初は声門を確認するためだけの器具であったが，後にチューブを気管に誘導するスタイレットも内蔵するようになった．ブラード喉頭鏡は初のビデオ喉頭鏡といえ，発想としては現在のビデオ喉頭鏡の中でも最も進んだもの（第3世代）といえる．

▶ 本項「⑤ f. 第3世代のビデオ喉頭鏡」（p.46）参照

- ブラード喉頭鏡の発想は進んだものであったが，その性能は，近年に開発されたビデオ喉頭鏡に比べ劣っていると判断せざるをえない．円滑な気管挿管をするためには，相当の技術を要する．
- 不安定頸椎を想定して，頭頸部を固定した状態で，ブラード喉頭鏡を用いて喉頭展開したときの頸椎の移動は，マッキントッシュ喉頭鏡あるいはミラー喉頭鏡に比べ有意に小さいことが報告されている[45,46]．しかしながら，挿管にかかる時間はマッキントッシュ喉頭鏡に比べて長い可能性がある[45]．

b. ビデオ喉頭鏡の理論上の利点と欠点

利点

- ビデオ喉頭鏡は，従来型の直視下で気管挿管を行う喉頭鏡に比べてさまざまな理論上の利点がある[8]．
- ビデオ喉頭鏡の視野を得る「視点」は，通常ブレードの先端から2〜3cm手前にある．そのため，マッキントッシュ喉頭鏡に比べ，より高率に声門が確認でき，気管挿管の成功率も一般的に高い．とくに頸椎の可動域制限がある場合など，口腔外の視点から声門までを一直線にできない状況では，マッキントッシュ喉頭鏡に比べビデオ喉頭鏡では声門を確認しやすくなる[47]．
- ビデオ喉頭鏡では，声門，喉頭，咽頭などがビデオ画像で表示される（図12）ため，気管挿管の施行者以外の者も，チューブが声門を通過して気管に正しく挿入されていくことを確認でき，より確実な気管挿管が可能となる．また，複数の研修医や学生などに，気管挿管の一連の様子を示すことができ，教育的にも有利である[48]．
- ビデオ喉頭鏡は全体として，従来からの喉頭鏡に比べ，声門をより十分に確認することが可能である[8,49,50]．また，一部のビデオ喉頭鏡については従来からの喉頭鏡に比べ気管挿管の成功率も高いことが明らかにされている[51,52]．
- 喉頭展開で声門が見えにくい場合，頸部前方からの圧迫を加えて視野を改善させようとすることがある．従来型の喉頭鏡を使用している場合，頸部に圧を加える者は挿管を試みている者の指示がないと圧の方向や力を適切に調節することは困難である．一方，ビデオ喉頭鏡を使用する場合，挿管している者のみならず，頸部に圧を加える者もビデオ上で声門の見え方を確認できるため，声門が最適に見えるように適切な圧の方法

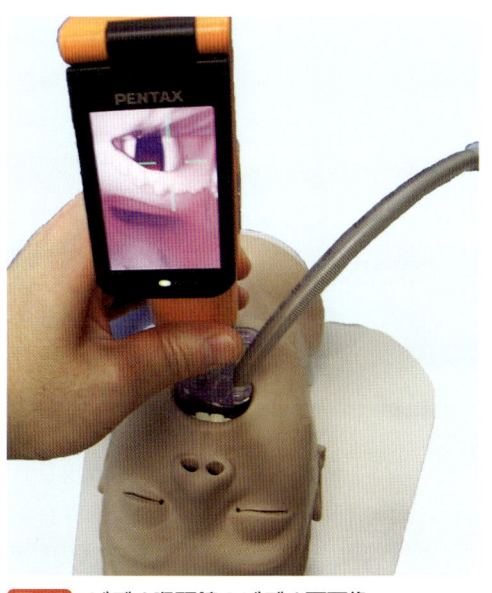

図12 ビデオ喉頭鏡のビデオ画面像
ビデオ画面に声門がはっきり示されている．

表3　ビデオ喉頭鏡の世代分類

第1世代： 従来型ブレード	・ファインビュー ・ラリンゴビュー ・C-MAC ・TruViewEVO ・Video Monitoring system ・X-lite（製造中止）など
第2世代： ブレードに角度をつけたもの	・グライドスコープ ・TruViewEVO2, McGrath 喉頭鏡など
第3世代： 気管チューブガイドが付いたもの	・ブレード喉頭鏡 ・エアウェイスコープ ・エアトラック ・C-Trach ラリンジアルマスク　など

> ビデオ喉頭鏡の使用により，気管挿管の記録を残すことができる

や力加減を調整することが可能となる[53]．

- ビデオ喉頭鏡を用いた気管挿管は，マッキントッシュ喉頭鏡を用いた場合に比べ，早期に習得可能，と報告されている[54, 55]．
- ビデオ喉頭鏡はマッキントッシュ喉頭鏡に比べ，頭頸部の伸展・屈曲が少なくてすむことが多いため，侵襲の小さな処置が可能である[56, 57]．
- 近年，手術の進行をビデオで記録する傾向にあるが，ビデオ喉頭鏡の使用により気管挿管の様子を記録することが可能となる．これにより，気管挿管が適切であったかの確認や，挿管困難であった場合の研究資料として役立てることも可能である[58]．
- モニター画面を見えやすい角度に調整できるビデオ喉頭鏡の場合，足側や側方からも気管挿管が可能となる．そのため，車の中に閉じ込められている人などでも容易に気管挿管できる[59]．

◼ 欠点

- カメラレンズの曇り，口腔内に吐物，分泌物，出血などがあれば，声門の確認および気管挿管が困難となってしまう．
- 気管チューブの走行誘導ガイドがない場合，声門が明瞭に確認できてもチューブを気管に進めにくいことがある．
- ビデオ喉頭鏡の使用により，より明瞭に声門を確認できるが，気管挿管に要する時間が長い可能性がある[8]．気管挿管に要する時間が長いと無呼吸時間が長いことになり，マスク換気による酸素化が困難な場合，低酸素血症になりやすい危険性がある[8]．
- ビデオ喉頭鏡は，従来までの喉頭鏡に比べ，価格が高い．とくに通常の気管挿管での単回使用のブレードの使用は，経済上の観点から疑問視される危険性がある．

c. ビデオ喉頭鏡の区分

- ビデオ喉頭鏡は機能の違いにより，世代分類（表3）が可能である[8]．
- 第1世代のビデオ喉頭鏡：基本構造としてマッキントッシュ型ブレードにビデオ機能を付けたものである．
- 第2世代のビデオ喉頭鏡：声門をビデオ画像上で間接的に確認するという特徴を利用して，口腔・咽頭・喉頭軸を一直線にする必要のないブレード構造に変形されているものである．
- 第3世代のビデオ喉頭鏡：ブレードは口蓋・咽頭後壁の形状を基に作られており，チューブを気管内に誘導できる構造を有しているものである．

d. 第1世代のビデオ喉頭鏡

- 第1世代ビデオ喉頭鏡の利点は、従来の喉頭鏡とほぼ同じ使用方法のため、特殊な技能は不要という点である。また、声門の確認や気管挿管を従来の直視下で施行することも可能であり、ビデオ画像を用いて間接的に確認しながら施行することも可能である。
- 第1世代ビデオ喉頭鏡は、従来の喉頭鏡に比べ、声門をより十分に確認できる率が高い。
- しかしながら、第1世代ビデオ喉頭鏡を使用しても、声門を明瞭に確認できないこと（Cormack & Lehane 分類のグレード3か4、図6c, d）が少なからずある、という結果が出ている[60]。

■ C-MAC 喉頭鏡

- C-MAC 喉頭鏡は、マッキントッシュ型ブレードにビデオ機能を付けた第1世代に属する。
- 気管挿管が困難と予測されていた300例において、C-MAC あるいはマッキントッシュ喉頭鏡による気管挿管の成功率を比較した研究が報告されている[60]。それによると、マッキントッシュ喉頭鏡を用いて1回で気管挿管に成功した率（147例中124例〈84％〉）に比べ、C-MAC を用いて1回で成功した率（149例138例〈93％〉）は有意に高かった。また声門が明瞭に見えた率も C-MAC のほうがマッキントッシュ喉頭鏡に比べ有意に高かった。しかしながら、挿管に要した時間は C-MAC のほう（平均46秒）がマッキントッシュ喉頭鏡（平均33秒）に比べ有意に長時間を要している[60]。

■ ラリンゴビュー

- ラリンゴビュー（図13）は日本で開発された器具（町田製作所）で、第1世代ビデオ喉頭鏡に属する。声門はファインダを通して確認が可能となっている。ファインダに内視鏡手術用などのアダプターを接続することにより、ビデオモニター上で画像を得ることができる[61]。
- 利点としては、ファインダの角度を270°回転することができるため、頭側以外からも気管挿管が可能である。ラリンゴビューは、他のビデオ喉頭鏡に比べ安価で、従来のマッキントッシュ喉頭鏡ハンドルに接続することが可能である。

e. 第2世代のビデオ喉頭鏡

- 第2世代ビデオ喉頭鏡の利点は、従来型の喉頭鏡および第1世代ビデオ喉頭鏡に比べて、口腔・咽頭の解剖を変形させて声門を確認する必要が少ないことである[57,62]。そのため、生体に与える侵襲が小さい。

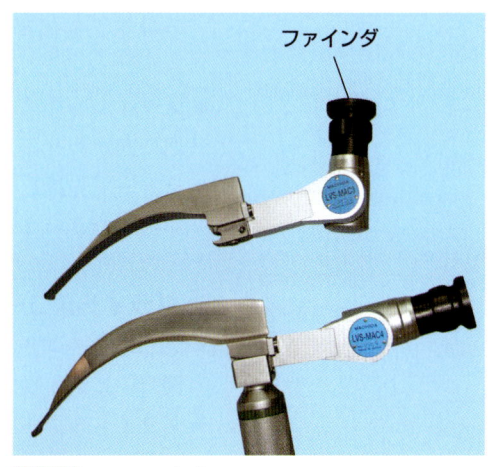

図13 ラリンゴビュー
ファインダは270°回転可能である。従来のマッキントッシュ喉頭鏡ハンドルに接続することができる。

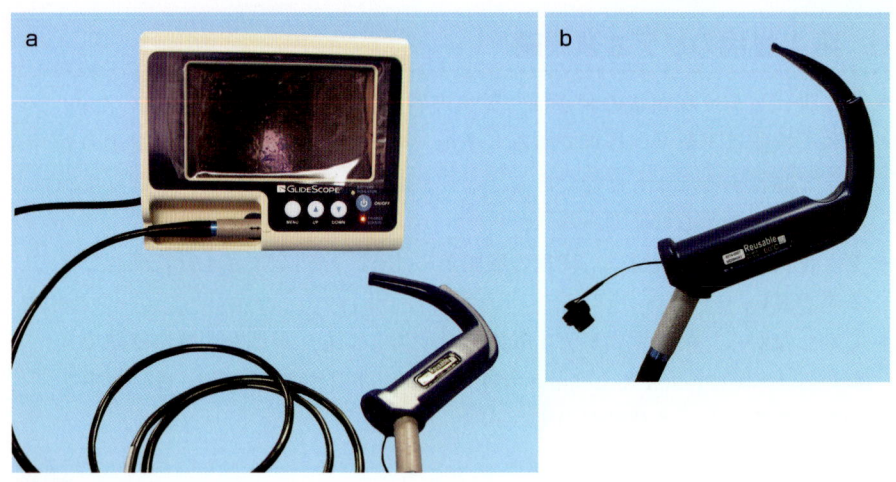

図14 グライドスコープ
a：グライドスコープ全体．
b：グライドスコープ本体は，外部接続コードから外し，接続部に蓋をして浸漬消毒をする．

- 声門の見え方は，全体的にマッキントッシュ喉頭鏡あるいは第1世代ビデオ喉頭鏡に比べて良いが，声門を確認できないことが少なからずある，と報告されている[63,64]．
- 第2世代ビデオ喉頭鏡の問題は，声門が明瞭に確認できても，気管挿管が円滑にできないことがあるという点である[65]．従来の喉頭鏡を用いた場合，常に目で確認しながらチューブ先端を声門へと進めていくことが可能であるが，第2世代ビデオ喉頭鏡では，肉眼で声門を確認することはまず不可能で，従来どおりの気管チューブの進め方をしても，声門に向かうことはまれである．また，チューブ先端がビデオ画面上に表示されるまでは盲目法となるため，チューブの先端をコントロールすることが困難である[65]．そのため，気管挿管に成功するまでに要する時間は，マッキントッシュ喉頭鏡あるいは第1世代ビデオ喉頭鏡を用いた場合に比べてより長いことがありうる[50,65]．
- スタイレットなどを使用して，チューブの形状をC型やJ型に調節して声門に向かわせる工夫をする必要がある．
- チューブ先端をビデオ画面上で確認できるまでの間に，チューブが軟口蓋を穿孔したという報告がある[52,66]．

■ グライドスコープ

- グライドスコープ（GlideScope）（図14）は第2世代ビデオ喉頭鏡の代表例で，ビデオ喉頭鏡に関する論文のうち最も多く報告されている．
- グライドスコープの特徴として，ハンドルとブレードが一体化しており，ブレードは従来のマッキントッシュ型ブレードに比べて強い弯曲（水平面に対して約60°）をなしている．そのため挿入すると，第1世代ビデオ喉頭鏡のように直視下に声門を確認することは不可能である．

- 本体に外部コードを接続し，独立したディスプレイモニターに画像を表示することが可能である．
- ブレードは4種類あり，成人から小児までの対応が可能である[67]．
- 本体は接続コードから外すことにより，浸漬消毒が可能である．注意点として，接続コード部の蓋を開けたまま液体に浸けると，故障する危険性がある．
- 外部接続コードが本体ハンドルの軸に沿って付けられているため，肥満患者などでは，本体の挿入時にコードが胸に当たり，挿入が困難となる．
- 画像は独立した外部映像でしか得られず，また製造元が提供しているディスプレイモニターは大きいため，野外などでの使用が難しいという欠点がある．
- グライドスコープのブレード部を単回使用とした Cobalt 型[67]や，単回使用のブレード部と小型化されたディスプレイモニターで構成されている Ranger 型[68]も存在している．

McGrath MAC 喉頭鏡

- McGrath MAC 喉頭鏡（図15）はグライドスコープのような接続コードが不要で，本体とビデオ画面とが一体化した構造になっている．また，内蔵バッテリーで作動している．
- McGrath 喉頭鏡は非常に小型なのが特徴で，重量が約200gと最も軽量なビデオ喉頭鏡である．
- 単回使用のブレードは無色透明で，本体にかぶせて使用する．
- バッテリーを外すことにより，本体の浸漬消毒あるいはプラズマ滅菌が可能である．
- 現在，サイズ3と4が発売されている．
- 気管挿管が困難と予測された130例において McGrath 喉頭鏡とマッキントッシュ喉頭鏡の性能を比較した研究[69]では，声門の見え方は McGrath 喉頭鏡のほうが有意に良かった．しかしながら，挿管成功率に有意差はなく，また挿管に要した時間は McGrath 喉頭鏡がマッキントッシュ喉頭鏡に比べて有意に長かった，と報告されている[69]．
- 気管挿管が困難と予測された80例において McGrath 喉頭鏡とヘンダーソン（Henderson）直型喉頭鏡の性能を比較した研究[70]でも，上記の研究と同様に，声門の見え方は McGrath 喉頭鏡のほうが有意に良かったが挿管成功率に有意差はなかった，と報告されている[70]．
- 挿管モデルにおいて，通常の気管挿管法を習得した麻酔科医23人に，McGrath 喉頭鏡とエアウェイスコープで気管挿管を試みさせて容易度を比較した研究が報告されている[71]．3分以内で気管挿管ができたのは，エアウェイスコープでは100％であったが，McGrath 喉頭鏡では48％であったという．実際の臨床に当てはめることができるかどうかは不明であるが，McGrath 喉頭鏡の使用には少なくとも修練が必要な可能性が高いといえる．

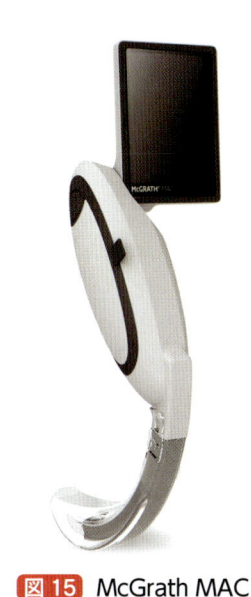

図15 McGrath MAC 喉頭鏡
小型で約200gと軽量．
（画像提供：コヴィディエン ジャパン株式会社）

図16 エアウェイスコープ
声門をほぼ100％確認できる．画面上にチューブ先端が進む方向が示される．防水機能付．

f. 第3世代のビデオ喉頭鏡

- 第3世代ビデオ喉頭鏡のブレードの形状は口蓋・咽頭後壁の形状を基に作られているため，組織を変形させることなく声門の視野を得ることが可能である．そのため，循環や頚椎に対する侵襲は小さい[57,72]．さらに他の喉頭鏡に比し，口腔，咽頭の変形が小さいため，挿入のストレスも小さく，覚醒下挿管のよい適応となりうる[51,73]．
- 第3世代ビデオ喉頭鏡のブレードは口腔，咽頭の解剖に基づいているため，頭部後屈などのスニッフィング位にする必要がない．枕の上に頭を自然に乗せた状態のほうがより成功率が高い可能性があり[72]，頚椎保護のために頚椎可動域制限をしていても容易に挿入，気管挿管が可能である[47]．
- 第3世代ビデオ喉頭鏡では，声門を十分確認できる率が，第1世代，第2世代のビデオ喉頭鏡に比較しても高いことが判明している[74]．
- チューブを有効に気管内に誘導できる構造を有しているため，第2世代ビデオ喉頭鏡に比べ，チューブ先端を声門まで誘導することが容易である．また，気管挿管の成功率は一般的に高い[75]．

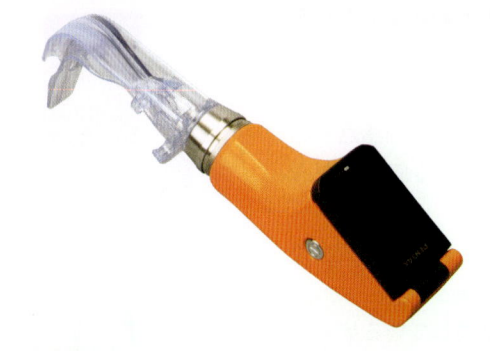

■ エアウェイスコープ

- エアウェイスコープ AWS-S100（図16）は日本の脳外科医，小山医師により発明され，2006年に論文発表された器具である[76]．発売当初はペンタックス社の製造であったため，Pentax-AWS ともよばれる．
- エアウェイスコープは第3世代喉頭鏡の代表例である．ブレード（イントロック®）は着脱可能な単回使用である．ブレード側面に気管チューブ溝があり，この溝に気管チューブを嵌め込むことにより，チューブの走行を声門に向かって誘導できる仕組みになっている．
- エアウェイスコープは解剖学的形状に基づいて作られている．そのため，その挿入法は従来の喉頭鏡と違い，むしろ挿管用ラリンジアルマスク（ファーストラック）と同様と考えるべきである．すなわち，従来のように頭部を強く後屈させた，いわゆるスニッフィング位にせず，ブレードを自然な頭頚位のまま挿入することにより，先端が自然に声門側の喉頭蓋基部に終止するようになっている．
- エアウェイスコープは声門をほぼ100％確認できる[51]．
- 画面上にはターゲットシンボルがついており，チューブ先端が進む方向を示す特徴がある．そのため，声門をこのターゲットマーク内に位置づけることにより，チューブをより確実に気管に挿入することが可能となる．
- エアウェイスコープは，マッキントッシュ喉頭鏡で気管挿管が不可能であった症例で円滑に挿管ができた，という報告がされている[51]．
- 声門の確認が容易であっても，チューブ先端が披裂軟骨部などに衝突するこ

2-4 喉頭鏡の種類と気管挿管の性能

- とがある．通常はエアウェイスコープ本体を軽く回旋させることによりチューブ先端位置を調整することが可能である．しかしながら，まれに調整が困難な場合がある．その場合，挿管補助具のブジーを併用するとよいとされている[77]．

▶ 本項「⑦ b．ブジー」(p.49) 参照

- 気道確保が困難な症例におけるエアウェイスコープの性能に関する多施設共同研究が日本で行われた[51]．この研究ではマッキントッシュ喉頭鏡で気管挿管が不可能であった 270 例と，麻酔導入前から挿管困難，換気困難と予測された 23 例において，エアウェイスコープによる挿管が試みられた．その結果，293 例中 290 例（99％）でエアウェイスコープにより気管挿管が可能であったと報告されている[51]．これらの報告では，開口障害などの例は含まれていないが，気道確保が困難な症例でエアウェイスコープにより気管挿管が円滑にできる可能性が高い，との判定が可能であった．
- 開発当初はブレードのサイズは成人用の 1 種類であったが，現在では小児用のブレードも発売されている．
- 内径 8.0 mm までの気管チューブをブレードの側溝に装着できる構造のため，ブレード自体に比較的厚みがあり，開口が強度に障害されている場合はブレードの挿入が困難となる．しかし，後に従来のものに比べ薄いものも発売されたため，開口障害を有する症例での対応域が広がる可能性がある．
- 電源は単 3 形電池 2 本から得られ，小型で携帯可能である．
- 生活防水機能を有しているため，病棟あるいは雨の日の野外での心肺蘇生時の使用も可能で，使用後も水洗いが可能である．

■ エアトラック

- エアトラック（Airtraq）（図 17）はスペインの Gandarias が開発した間接的光学喉頭鏡である．
- エアトラックはビデオ機能を有していないため，厳格にはビデオ喉頭鏡ではない．しかしながら，デジタルカメラを接続することにより，ビデオ喉頭鏡と同様に使用できるため，ビデオ喉頭鏡と認識されていることが多い．現在，カメラアダプターおよび録画機能付きディスプレイが製造元から販売されている．
- エアトラックは光源も含め，全体が単回使用であるのが特徴である．
- サイズは 4 種類あり，新生児から成人にまで対応できるようになっている．また，経鼻気管挿管用およびダブルルーメンチューブ挿入用のエアトラックも存在している．
- エアトラックはエアウェイスコープのブレードと類似しており，ブレードは側溝を有し，それに気管チューブを設置することにより，チューブの走行を声門へと誘導することが可能である．
- マッキントッシュ喉頭鏡で気管挿管が不可能であった

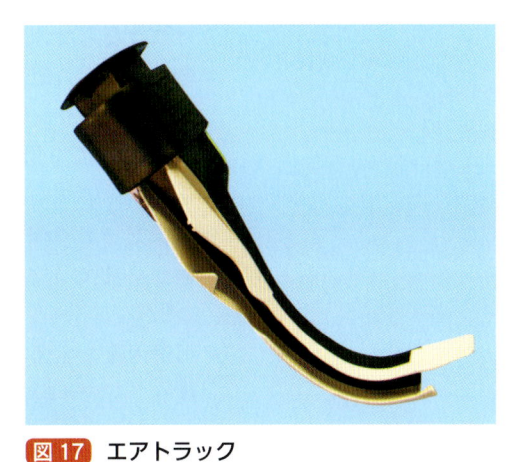

図 17 エアトラック
デジタルカメラを接続してビデオ喉頭鏡のように使用できる．

- 47例でエアトラックを用いて挿管を試みた研究では，47例中38例で気管挿管が可能であったと報告されている．そのうち，9例でブジーを補助具として使用する必要があったとしている[78]．
- 暗闇と炎天下という条件の悪い野外でのエアトラックの性能を，マッキントッシュ喉頭鏡とエアウェイスコープの性能と比較した研究が報告されている[79]．それによると，通常の室内光下と暗闇では気管挿管の容易さに3器具で差がなかった．一方，炎天下においては，エアトラックとマッキントッシュ喉頭鏡では成功率は高かったが，エアウェイスコープでは画面上での声門の確認が困難のため挿管成功率は低かった，という結果になっている[79]．

❻ どの気管挿管器具を選択すべきか？

- 現在，さまざまな喉頭鏡および気管支ファイバースコープなどの喉頭鏡以外の気管挿管器具が存在している．これらのどれを優先的に使用すべきかを考える必要がある．選択法としては，基本的にはエビデンスに基づいて行うべきであり，選択とともに，それらの器具使用の研修法，教育法も確立していく必要がある．

▶本章「2-5 喉頭鏡以外の挿管器具」(p.57) 参照

- まず，ビデオ喉頭鏡の出現により，マッキントッシュ喉頭鏡は将来的には首位の座から降りるべきかどうかを検討する必要がある．これに対する答えはおそらく"Yes"であろう．その最大の理由は，ビデオ喉頭鏡には従来の喉頭鏡に比べて，さまざまな利点があるからである．
- では，マッキントッシュ喉頭鏡は今となっては"無用の長物"と考えるべきなのであろうか？　これに関しては，"No!"とすべきであろう．

ビデオ喉頭鏡で声門を確認できないときはマッキントッシュ喉頭鏡を使用する

- 外科医にとって，腹腔鏡下胆嚢摘出術が困難と判明した場合，開腹術をする必要がある．そのため，これらの手術法の両方ができなければならない．同様のことが麻酔科医にも当てはまるはずである．すなわち，さまざまな理由によりビデオ喉頭鏡で声門を確認できない場合，マッキントッシュ喉頭鏡が必要となる．そのため麻酔科医は，これらの両方を使えるように備えていなければならない．
- 研修医制度の変化，そしてビデオ喉頭鏡や声門上器具などの出現により，マッキントッシュ喉頭鏡の使用頻度は徐々に低下してきている．マッキントッシュ喉頭鏡を用いた気管挿管を確実にできるまでの研修には時間がかかる[80]．
- 気管支ファイバースコープを用いた気管挿管を習得するにも長年の努力と経験が必要である．とくに，挿管困難例で円滑に挿管することは容易でない[81,82]．
- 挿管困難な症例で，気管支ファイバースコープを用いて気管挿管を試みる頻度も，ビデオ喉頭鏡の出現や維持費の問題で激減してきている施設がある．

ビデオ喉頭鏡，マッキントッシュ喉頭鏡，気管支ファイバースコープのすべてを習得すべき

- このように，マッキントッシュ喉頭鏡や気管支ファイバースコープの使用頻度が減っていくのにもかかわらず，これらをすべて使用できる能力を身につける必要があることになる．そのため，これらを効率よく習得するための教

育法を確立していく必要がある.

7 喉頭鏡による気管挿管の補助具

a. スタイレット

- スタイレットは気管チューブの内部に挿入して，気管挿管の成功率を上げることを目的とした器具である.
- スタイレットは日本で広く使われている.
- スタイレットを気管チューブの中に挿入することによりチューブの角度を調節することが可能となる.
- スタイレットは金属製あるいはプラスチック製で，その形状を自由に調節することが可能である．通常，先端の数 cm に弯曲を付けて用いる.
- スタイレットの先端がチューブ先端から突出していると，スタイレット先端で喉頭や気管壁を損傷する危険性が高くなる．そのため，スタイレットの先端がチューブ先端から突出しないように注意する.
- 気管挿管中あるいは挿管後にスタイレットを抜去する際に，スタイレットが断裂し，気道異物となったという報告がある[83]．また，金属製のスタイレットをコーティングしているプラスチック被膜が異物となったという報告もある[84]ため，抜去後にスタイレットに損傷がないことを確認する必要がある.

b. ブジー

■ 歴史背景

- ブジーはガムエラスティックブジー（gum elastic bougie）ともよばれるが，いずれも俗称で，正式には気管チューブ挿入イントロデューサー（tracheal tube introducer）（図18）という[★1].
- ガムエラスティックブジーは，その名称とは異なり，弾力性のあるゴム製（gum-elastic）ではなく，また尿道ブジーなどのように腔を拡張させるブジー（bougie）でもない[85]．しかしながら，歴史的にこの名称が汎用されてきたため，論文などでも通用する用語となっている.
- ブジーはマッキントッシュ喉頭鏡の発明者 Macintosh により発明されたと

★1
もともと Eschmann 社のみが製品を製造していたが，その後 Portex 社（図18）などが同様のイントロデューサーを製造している.

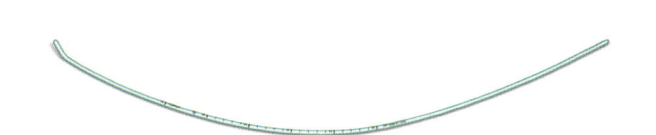

図18 気管チューブ挿入イントロデューサー（ブジー）
ブジーの先端を喉頭蓋の後面に這わせて気管に挿入する．挿入したブジーをガイドにチューブを進める.
（画像提供：スミスメディカル・ジャパン）

図19 Eschmann 気管チューブ挿入イントロデューサー（ブジー）の先端
先端 2 cm 部に曲がりが付いている．
（画像提供：スミスメディカル・ジャパン）

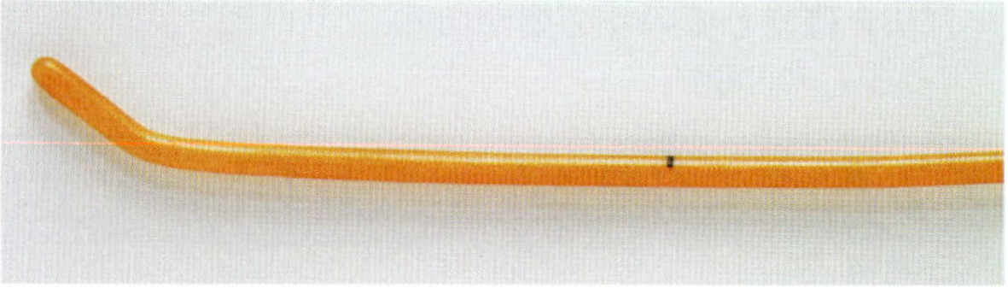

一般的にいわれているが，それ以前からブジーを用いた気管挿管の使用法についての記載がある，とされている[85]．ただ，医学雑誌上での初めての報告は Macintosh によるものが最古のものである[86]．
- ブジーの先端 2 cm 部に曲がりが付いている（図19）．これは Eschmann 社にブジー作製を指導したイギリスの Venn により加えられた[87]．

■ 構造，原理と役割

- Eschmann 社のブジー（図19）は長さ約 60 cm，直径 5 mm の樹脂製の棒で，再使用が可能である．ブジーの特徴は，その独特の弾力性があるところで，この特性を生かして気管挿管を試みる．
- ブジーは，その角度の付いた先端を喉頭蓋の後面に這わせて気管に挿入し，これをガイドにチューブを進める．
- ブジーが正しく気管に挿入されたことは，「クリック」（click）の感覚と「立ち往生」（hold up）の2種類の指標で確認できる[88]．
- クリックの理論としては，ブジーが正しく気管に挿入されると，ブジーの先端が気管内壁に突出している気管軟骨を通過するときに，でこぼこした感覚，クリック（click）があるはずである，というものである．一方，ブジーが食道に誤って挿入されると，このようなクリックは感じられないはずである．
- ホールドアップ（hold up）では，ブジーを奥まで進めていくと，気管内の場合，ブジー先端が気管分岐部で突き当たり「立ち往生」（ホールドアップ）状態となるはずである．一方，ブジーが食道に誤挿入された場合，このようなホールドアップはないはずである．
- ブジーは気管挿管の補助具として用いられ，英国圏では喉頭鏡による喉頭展開が困難な場合の第一選択となっている[89]．

> クリックやホールドアップを感じれば，ブジーは正しく挿入されている

■ 性能

- ブジーが正しく気管に挿入された場合と，誤って食道に入った場合に，クリックとホールドアップが起こるかどうかを調べた報告がある[88]．これによると，ブジーが正しく気管に入った場合，クリックは 90%で，ホールドアップは 100%の症例で認められた．一方，誤って食道に入った場合では，クリックおよびホールドアップは1例も認められなかった．これらのことから，クリックとホールドアップによりブジーが気管と食道のどちらに挿入されたかを鑑別できるとしている．
- ブジーを正しく気管に挿入できても，ブジー越しにチューブを円滑に気管に

- 進められないことがある．この場合，気管支ファイバースコープ越しにチューブを円滑に進める方法が有効で，主にチューブを反時計回りに90°回転するのが有効であると報告されている[90]．
- 11,257例を対象とし，マッキントッシュ喉頭鏡の単独使用で気管挿管が不可能な場合に，ブジーを使用した報告がある[91]．それによると，ブジーを用いたのは89例で，そのうち挿管が可能であったのは80例であった．この結果からもブジーは第一選択としてふさわしい挿管補助具である，との判定が可能である[91]．
- 頸椎保護の目的で頸椎を水平固定している状況で，マッキントッシュ喉頭鏡を用いた気管挿管を，ブジー使用の有無で比較した研究によると，ブジーを使用した群では使用しなかった群に比べてより迅速に気管挿管が可能であった，と報告されている[92]．
- プラスチック素材の単回使用のブジーが数種類発売されている．しかしながら，これらの性能は従来までのリユーサブルのブジーに比べ劣っていることが明らかにされている[93]．その主な理由の一つとして，ブジーに付けた形状を記憶している時間が単回使用のものが有意に短いことにある．実際の臨床比較でも，単回使用ブジーは従来までのブジーに比べ気管挿管の成功率が低いと報告された[94]．
- 気道組織に加わる圧も単回使用のブジーはリユーサブルに比べて高く[95]，組織損傷の危険性が高いといわれている．
- これらの結果を元に単回使用のブジーは改良が加えられてきたが，新たな単回使用のブジーの性能はいまだ不明である．

▶気管支ファイバースコープの基本操作については，本章「2-5 喉頭鏡以外の挿管器具」（p.58）参照

c．マギル鉗子

- マギル鉗子（Magill forceps）（図20）は気管チューブを声門に向け，挿管を可能とする補助器具である．
- マギル鉗子はイギリスのMagillが考案した器具（図20）で，1920年に論文で発表した後[96]，積極的に普及させ[97]，現在に至っている．
- マギル鉗子は，経口挿管および経鼻挿管のどちらにも適応がある．

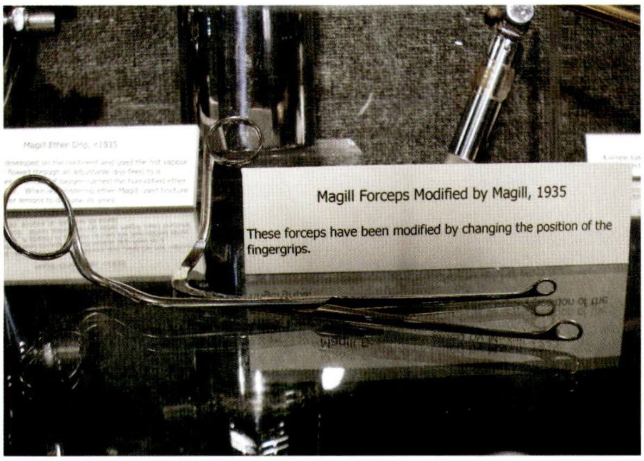

図20 マギル鉗子
Magill医師によるオリジナル鉗子．
（イギリスのthe Association of Anaesthetists of Great Britain and Ireland〈AAGBI〉麻酔博物館で，許可を得て筆者が撮影）

- マギル鉗子は経鼻挿管を行うときの補助器具としてとくに有用である．その代表的な使用は次のとおりである．
  ①気管チューブを経鼻的に挿入し，チューブ先端が喉頭の手前にくるようにする．
  ②喉頭鏡を挿入し，喉頭展開をする．
  ③チューブを進め，声門を容易に通過できればそのまま気管挿管を完了させる．一方，チューブ先端が声門に向かわない場合，口腔内にマギル鉗子を挿入し，チューブを挟んでチューブ先端を声門に誘導する．
  ④チューブ先端が声門を通過した時点でマギル鉗子を外し，鼻に挿入されているチューブを用手的に進めて気管挿管を完了させる．
- マギル鉗子でチューブのカフ部位を挟むと，カフが破損する危険性がある．そのため，カフ以外の部位を挟んでチューブを誘導する必要がある．

(浅井　隆)

文献

1) Macintosh RR. A new laryngoscope. Lancet 1943; 1: 205.
2) Miller RA. A new laryngoscope. Anesthesiology 1941; 2: 317–20.
3) Dorsch JA, Dorsch SE. Laryngoscopes. Understanding Anesthesia Equipment. 5th ed. Philadelphia: Lippincott Williams & Wilkins; 2008. p. 520–60.
4) Asai T, et al. Comparison of two Macintosh laryngoscope blades in 300 patients. Br J Anaesth 2003; 90: 457–60.
5) Asai T, et al. Evaluation of the disposable Vital View™ laryngoscope. Anaesthesia 2001; 56: 342–5.
6) Twigg SJ, et al. Randomized comparison of the performance of single-use laryngoscopes in simulated easy and difficult intubation. Br J Anaesth 2003; 90: 8–13.
7) Rassam S, et al. A comparison of 20 laryngoscope blades using an intubating manikin: Visual analogue scores and forces exerted during laryngoscopy. Anaesthesia 2005; 60: 384–94.
8) Asai T. Videolaryngoscopes: Do they truly have roles in difficult airways? Anesthesiology 2012; 116: 515–7.
9) 浅井　隆．エアウェイスコープの現状と未来—マッキントッシュ喉頭鏡は今や無用の長物か？　日臨麻会誌 2010; 30: 611–8.
10) Kirstein A. Direct laryngoscopy. Lancet 1895; 1: 1132.
11) Howard B. A new and only way of raising the epiglottis. Br Med J 1888; 2: 1103–7.
12) Jackson C. The technique of insertion of intratracheal insufflation tubes. Surg Gynecol Obstet 1913; 17: 507–9.
13) Magill IW. Technique in endotracheal anaesthesia. Br Med J 1930; 2: 817–9.
14) Bannister FB, Macbeth RG. Direct laryngoscopy and tracheal intubation. Lancet 1944; ii: 651–4.
15) Adnet F, et al. Study of the "sniffing position" by magnetic resonance imaging. Anesthesiology 2001; 94: 83–6.
16) Adnet F, et al. Randomized study comparing the "sniffing position" with simple head extension for laryngoscopic view in elective surgery patients. Anesthesiology 2001; 95: 836–41.
17) Isono S. Common practice and concepts in anesthesia: Time for reassessment: Is the sniffing position a "gold standard" for laryngoscopy? Anesthesiology 2001; 95: 825–7.
18) Chen TH. Sniffing position: An easy way to carry out, not a glottic exposure guarantee. Anesthesiology 2002; 97: 750.

19) Kitamura Y, et al. Dynamic interaction of craniofacial structures during head positioning and direct laryngoscopy in anesthetized patients with and without difficult laryngoscopy. Anesthesiology 2007; 107: 875-83.
20) Jephcott A. The Macintosh laryngoscope. A historical note on its clinical and commercial development. Anaesthesia 1984; 39: 474-9.
21) Scott J, Baker PA. How did the Macintosh laryngoscope become so popular? Paediatr Anaesth 2009; 19 (Suppl 1): 24-9.
22) Macintosh RR. Laryngoscope blades. Lancet 1944; 1: 485.
23) Amour J, et al. Comparison of plastic single-use and metal reusable laryngoscope blades for orotracheal intubation during rapid sequence induction of anesthesia. Anesthesiology 2006; 104: 60-4.
24) Jefferson P, et al. Problems with disposable laryngoscope blades. Anaesthesia 2003; 58: 385-6.
25) Cormack RS, Lehane J. Difficult tracheal intubation in obstetrics. Anaesthesia 1984; 39: 1105-11.
26) Williams KN, et al. Unexpected, difficult laryngoscopy: A prospective survey in routine general surgery. Br J Anaesth 1991; 66: 38-44.
27) Shiga T, et al. Predicting difficult intubation in apparently normal patients: A meta-analysis of bedside screening test performance. Anesthesiology 2005; 103: 429-37.
28) Cohen AM, et al. Grading of direct laryngoscopy. A survey of current practice. Anaesthesia 1994; 49: 522-5.
29) Knill RL. Difficult laryngoscopy made easy with a "BURP". Can J Anaesth 1993; 40: 279-82.
30) Vanner RG, Asai T. Safe use of cricoid pressure. Anaesthesia 1999; 54: 1-3.
31) Yamamoto K, et al. Left-molar approach improves the laryngeal view in patients with difficult laryngoscopy. Anesthesiology 2000; 92: 70-4.
32) Cassels WH. Advantages of a curved laryngoscope. Anesthesiology 1942; 3: 580-1.
33) Arino JJ, et al. Straight blades improve visualization of the larynx while curved blades increase ease of intubation: A comparison of the Macintosh, Miller, McCoy, Belscope and Lee-Fiberview blades. Can J Anaesth 2003; 50: 501-6.
34) Achen B, et al. View of the larynx obtained using the Miller blade and paraglossal approach, compared to that with the Macintosh blade. Anaesth Intensive Care 2008; 36: 717-21.
35) McCoy EP, Mirakhur RK. The levering laryngoscope. Anaesthesia 1993; 48: 516-9.
36) Tuckey JP, et al. An evaluation of the levering laryngoscope. Anaesthesia 1996; 51: 71-3.
37) Cook TM, Tuckey JP. A comparison between the Macintosh and the McCoy laryngoscope blades. Anaesthesia 1996; 51: 977-80.
38) Chisholm DG, Calder I. Experience with the McCoy laryngoscope in difficult laryngoscopy. Anaesthesia 1997; 52: 906-8.
39) McCoy EP, et al. A comparison of the stress response to laryngoscopy. The Macintosh versus the McCoy blade. Anaesthesia 1995; 50: 943-6.
40) Uchida T, et al. The McCoy levering laryngoscope in patients with limited neck extension. Can J Anaesth 1997; 44: 674-6.
41) Bellhouse CP. An angulated laryngoscope for routine and difficult tracheal intubation. Anesthesiology 1988; 69: 126-9.
42) Hodges UM, et al. Tracheal intubation in a mannikin: Comparison of the Belscope with the Macintosh laryngoscope. Br J Anaesth 1993; 71: 905-7.
43) Gajraj NM, et al. Cervical spine movement during orotracheal intubation: Comparison of the Belscope and Macintosh blades. Anaesthesia1994; 49: 772-4.
44) Bjoraker DG. The Bullard intubating laryngoscopes. Anesthesiol Rev 1990; 17: 64-70.
45) Hastings RH, et al. Cervical spine movement during laryngoscopy with the Bullard, Macintosh, and Miller laryngoscopes. Anesthesiology 1995; 82: 859-69.

46) Watts AD, et al. Comparison of the Bullard and Macintosh laryngoscopes for endotracheal intubation of patients with a potential cervical spine injury. Anesthesiology 1997; 87: 1335–42.
47) Enomoto Y, et al. Pentax-AWS, a new videolaryngoscope, is more effective than the Macintosh laryngoscope for tracheal intubation in patients with restricted neck movements: A randomized comparative study. Br J Anaesth 2008; 100: 544–8.
48) Asai T, et al. Air Way Scope, a portable videolaryngoscope, for confirmation of tracheal intubation. Resuscitation 2007; 72: 335–6.
49) Niforopoulou P, et al. Video-laryngoscopes in the adult airway management: A topical review of the literature. Acta Anaesthesiol Scand 2010; 54: 1050–61.
50) Griesdale DE, et al. Glidescope® video-laryngoscopy versus direct laryngoscopy for endotracheal intubation: A systematic review and meta-analysis. Can J Anaesth 2012; 59: 41–52.
51) Asai T, et al. Use of the Pentax-AWS in 293 patients with difficult airways. Anesthesiology 2009; 110: 898–904.
52) Aziz MF, et al. Routine clinical practice effectiveness of the Glidescope in difficult airway management: An analysis of 2,004 Glidescope intubations, complications, and failures from two institutions. Anesthesiology 2011; 114: 34–41.
53) Asai T, et al. Training method of applying pressure on the neck for laryngoscopy: Use of a videolaryngoscope. Anaesthesia 2003; 58: 602–3.
54) Ayoub CM, et al. Tracheal intubation following training with the GlideScope compared to direct laryngoscopy. Anaesthesia 2010; 65: 674–8.
55) Nouruzi-Sedeh P, et al. Laryngoscopy via Macintosh blade versus GlideScope: Success rate and time for endotracheal intubation in untrained medical personnel. Anesthesiology 2009; 110: 32–7.
56) Hirabayashi Y, et al. Cervical spine movement during laryngoscopy using the Airway Scope compared with the Macintosh laryngoscope. Anaesthesia 2007; 62: 1050–5.
57) Hirabayashi Y, et al. Distortion of anterior airway anatomy during laryngoscopy with the GlideScope videolaryngoscope. J Anesth 2010; 24: 366–72.
58) Okuda Y, et al. Video recording of tracheal intubation. Anaesthesia 2005; 60: 1042–3.
59) Asai T. Tracheal intubation with restricted access: A randomized comparison of the Pentax-Airway Scope and Macintosh laryngoscope in a manikin. Anaesthesia 2009; 64: 1114–7.
60) Aziz MF, et al. Comparative effectiveness of the C-MAC video laryngoscope versus direct laryngoscopy in the setting of the predicted difficult airway. Anesthesiology 2012; 116: 629–36.
61) 浅井 隆. IV 気道確保. Q 22. ビデオ喉頭鏡, ラリンゴビュー. 麻酔科学レクチャー 2009; 1: 421–5.
62) Russell T, et al. A comparison of the forces applied to a manikin during laryngoscopy with the GlideScope and Macintosh laryngoscopes. Anaesth Intensive Care 2011; 39: 1098–102.
63) Tremblay MH, et al. Poor visualization during direct laryngoscopy and high upper lip bite test score are predictors of difficult intubation with the GlideScope videolaryngoscope. Anesth Analg 2008; 106: 1495–500.
64) Sun DA, et al. The GlideScope Video Laryngoscope: Randomized clinical trial in 200 patients. Br J Anaesth 2005; 94: 381–4.
65) Maassen R, et al. A comparison of three videolaryngoscopes: The Macintosh laryngoscope blade reduces, but does not replace, routine stylet use for intubation in morbidly obese patients. Anesth Analg 2009; 109: 1560–5.
66) Cross P, et al. Perforation of the soft palate using the GlideScope videolaryngoscope. Can J Anaesth 2007; 54: 588–9.
67) Fiadjoe JE, et al. A prospective randomized equivalence trial of the GlideScope Cobalt® video laryngoscope to traditional direct laryngoscopy in neonates and infants.

Anesthesiology 2012; 116: 622–8.
68) Nakstad AR, Sandberg M. The GlideScope Ranger video laryngoscope can be useful in airway management of entrapped patients. Acta Anaesthesiol Scand 2009; 53: 1257–61.
69) Ng I, et al. Randomized controlled trial comparing the McGrath videolaryngoscope with the C-MAC videolaryngoscope in intubating adult patients with potential difficult airways. Br J Anaesth 2012; 109: 439–43.
70) Ng I, et al. A randomised controlled trial comparing the McGrath® videolaryngoscope with the straight blade laryngoscope when used in adult patients with potential difficult airways. Anaesthesia 2011; 66: 709–14.
71) Sharma DJ, et al. Comparison of the Pentax Airway Scope and McGrath Videolaryngoscope with the Macintosh laryngoscope in tracheal intubation by anaesthetists unfamiliar with videolaryngoscopes: A manikin study. Anaesth Intensive Care 2010; 38: 39–42.
72) Hirabayashi Y, Seo N. In-line head and neck position is preferable for tracheal intubation with the Airtraq laryngoscope compared to the sniffing position. J Anesth 2008; 22: 189–90.
73) Asai T. Pentax-AWS videolaryngoscope for awake nasal intubation in patients with unstable necks. Br J Anaesth 2010; 104: 108–11.
74) 榎本善朗, ほか. ファインビュービデオ喉頭鏡®とエアウェイスコープ®ビデオ硬性挿管用喉頭鏡との声門視野の比較検討. 麻酔 2008; 57: 1498–501.
75) Liu EH, et al. Tracheal intubation with videolaryngoscopes in patients with cervical spine immobilization: A randomized trial of the Airway Scope® and the GlideScope. Br J Anaesth 2009; 103: 446–51.
76) Koyama J, et al. Description and first clinical application of AirWay Scope for tracheal intubation. J Neurosurg Anesthesiol 2006; 18: 247–50.
77) 上嶋浩順, ほか. エアウェイスコープにブジーを併用し気管挿管が可能であった症例. 麻酔 2008; 57: 82–4.
78) Malin E, et al. Performance of the Airtraq laryngoscope after failed conventional tracheal intubation: A case series. Acta Anaesthesiol Scand 2009; 53: 858–63.
79) Ueshima H, Asai T. Tracheal intubation in daylight and in the dark: A randomised comparison of the Airway Scope, Airtraq, and Macintosh laryngoscope in a manikin. Anaesthesia 2010; 65: 684–7.
80) Mulcaster JT, et al. Laryngoscopic intubation: Learning and performance. Anesthesiology 2003; 98: 23–7.
81) Schaefer HG, et al. Teaching fibreoptic intubation in anaesthetised patients. Anaesthesia 1994; 49: 331–4.
82) Hartley M, et al. Teaching fibreoptic intubation. Effect of alfentanil on the haemodynamic response. Anaesthesia 1994; 49: 335–7.
83) Zmyslowski WP, et al. An unusual cause of endotracheal tube obstruction. Anesthesiology 1989; 70: 883.
84) Larson CE, Gonzalez RM. A problem with metal endotracheal tubes and plastic-coated stylets. Anesthesiology 1989; 70: 883–4.
85) Henderson JJ. Development of the 'gum-elastic bougie'. Anaesthesia 2003; 58: 103–4.
86) Macintosh RR. An aid to oral intubation. Br Med J 1949; 1: 28.
87) Venn PH. The gum elastic bougie. Anaethesia 1993; 48: 274–5.
88) Kidd JF, et al. Successful difficult intubation. Use of the gum elastic bougie. Anaesthesia 1988; 43: 437–8.
89) Henderson JJ, et al. Difficult Airway Society guidelines for management of the unanticipated difficult intubation. Anaesthesia 2004; 59: 675–94.
90) Dogra S, et al. Successful difficult intubation. Tracheal tube placement over a gum-elastic bougie. Anaesthesia 1990; 45: 774–6.
91) Combes X, et al. Unanticipated difficult airway in anesthetized patients: Prospective validation of a management algorithm. Anesthesiology 2004; 100: 1146–50.

92) Nolan JP, Wilson ME. Orotracheal intubation in patients with potential cervical spine injuries. An indication for the gum elastic bougie. Anaesthesia 1993; 48: 630-3.
93) Annamaneni R, et al. A comparison of simulated difficult intubation with multiple-use and single-use bougies in a manikin. Anaesthesia 2003; 58: 45-9.
94) Marfin AG, et al. Use of the bougie in simulated difficult intubation. 2. Comparison of single-use bougie with multiple-use bougie. Anaesthesia 2003; 58: 852-5.
95) Hodzovic I, et al. Evaluation of Frova, single-use intubation introducer, in a manikin. Comparison with Eschmann multiple-use introducer and Portex single-use introducer. Anaesthesia 2004; 59: 811-6.
96) Magill IW. Forceps for intratracheal anaesthesia. Br Med J 1920; 2: 670.
97) Magill IW. The provision for expiration in endotracheal insufflation anaesthesia. Lancet 1923; 2: 68-9.

2-5 喉頭鏡以外の挿管器具

1 挿管器具の種類

- 気管挿管は喉頭鏡以外の器具，方法を用いても施行することが可能である．
- 喉頭鏡以外の気管挿管法は主に，①ファイバースコープ機能を用いた器具を使用する方法，②盲目法，の2つのカテゴリーに区分できる．前者は気管支ファイバースコープあるいは硬性ファイバースコープを用いた挿管，後者はライト付きスタイレットを用いた挿管，器具を用いない挿管，および逆行性挿管である．

2 気管支ファイバースコープ

a. 歴史的背景

- 気管支ファイバースコープ（図1）はもともと気管支の観察のために開発された器具である．
- ファイバースコープを用いて気管挿管を行った最初の報告は，1967年になされている[1]★1．
- 気管挿管が困難な症例における気管支ファイバースコープの有用性は疑いがなく，今では挿管困難な場合の最も確実な気管挿管法と考えられている．
- 初期には気管挿管には気管支ファイバースコープが"流用"されていたため，「気管支ファイバースコープによる気管挿管」というよび方がされていた．しかし，近年になって，気管挿管専用のファイバースコープがいくつか開発され，"気管支"という用語を用いずに，「ファイバー機能を用いた（fiberoptic）気管挿管」というよび方が定着してきている．
- さらに画像を得るために，ファイバー機能ではなく，先端CCDカメラ（charge coupled device camera）を用いることが多くなっている．そのためCCD機能を用いた器具はファイバースコープではないが，他に適切な名称がないため，ファイバースコープとよばれることが多い．
- 気管支ファイバースコープの本体は柔軟性に富む，すなわちフレキシブル（flexible）である．そのため，英語では柔軟性のあるファイバースコープ（flexible fiberscope）とよばれることが多い．
- 単回使用のファイバースコープも発売されている．

b. 基本構造

- 気管支ファイバースコープは柔軟性に富む軟性コードとハンドルに区分される．軟性コードの中には無数のグラスファイバー繊維が含まれており，それ

★1
この論文[1]では気管支ファイバースコープではなく，胆管スコープが用いられた．

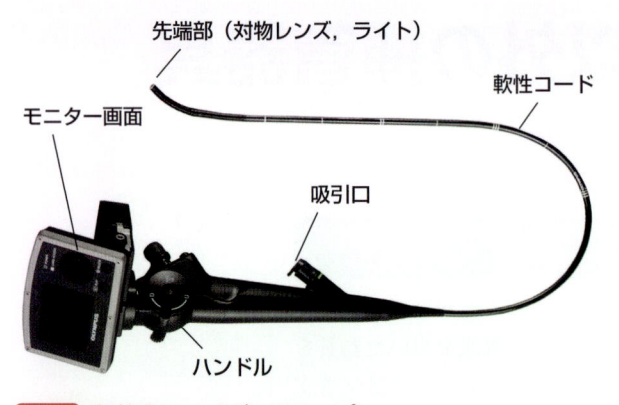

図1 気管支ファイバースコープ
挿管困難な場合，最も有用性が高い．
（画像提供：オリンパスメディカルシステムズ株式会社）

らを網状の構造物で覆った上から，通常はゴム製の被膜でコーティングされている．近年は軟性コードの先端にCCDカメラを付けたものが増えてきている．

- 気管支ファイバースコープの先端部に曲げをつくることが可能である．ハンドルには操作レバーがあり，それを上下することにより，スコープ先端部の曲げを前方あるいは後方（時計に例えると12時あるいは6時の方向）に向けることが可能となっている．この機能を用いてスコープ先端を声門に向けて微調整することが可能となる．
- スコープには吸引腔と酸素投与用腔が内蔵されていることが多い．
- 気管支ファイバースコープの外径は，2.0〜6.0 mmが存在しており，新生児から成人まで対応できるようになっている．
- 画像を得るには光源が必要である．従来の器具では，ハンドルから出ている光源用コードを外部の光源器に接続する必要があった．近年，ハンドルに光源が内蔵され，電池を使用することにより画像を得られるものが増えてきている．

c. 基本操作

- 気管挿管を試みる前に，ファイバースコープを，調整レバーが操作者に向くように保持する．通常，レバーを下げるとファイバースコープ先端は向こう側に，レバーを上げるとスコープ先端は術者側に向くようになっている．この時点で，レバー操作により，スコープ先端がどちらの方向に向くかを確認しておく．
- ファイバースコープの先端部の向きを患者の足側あるいは頭側以外の方向に向けたい場合には，スコープを保持している操作者自身が右向きあるいは左向きになることによって調整するのがよいとされている．
- ファイバースコープは両手で保持し，通常は利き手でスコープ先端付近の保持と気管チューブの操作をし，他方の手でハンドル操作をする．ハンドルを保持している手の第1指をレバー上に置いて，ファイバースコープ先端の曲げを調整する．第2指は吸引ボタン上に置き，必要なときに直ちに吸引が可能な状態にしておく．
- 軟性コードに強度の曲げの力を加えると，中のグラスファイバー繊維が折れてしまう危険性がある．もしファイバー繊維が折れてしまうと，その部の画像が得られなくなり，画面上黒点として見える．これが増えると良好な視野が得られなくなる．保管時にも，縦長の収納庫内で，ハンドル部で固定して，軟性コードが吊り下がった状態にしておくのがよい，とされている．

d. 利点と欠点

■ 利点
- 気管支ファイバースコープは柔軟性に富むため，スコープの先端の角度を調節することが可能である．そのため，気道が変形していても，ファイバースコープの先端方向を調節しながら気管内に進めることが可能である．
- 気管支ファイバースコープを用いて，経口，経鼻のどちらからの経路でも気管挿管が可能である．
- ダブルルーメンチューブや気管支ブロッカーチューブの誘導にも用いることが可能な唯一の器具である．
- 気道の変形や病変を目で確認できるため，組織を損傷する危険性が低い．

▶本章「2-6 気管チューブの種類と使い分け」(p.83, 84) 参照

■ 欠点と問題点
- ファイバースコープをすみやかに気管に挿入するためには技術を要する．慣れない者が試みると，挿管困難な症例でなくともファイバースコープを気管に挿入するのに10分以上も要することがある．
- 口腔，咽頭内の分泌物による画像のくもり（ホワイトアウト）ならびに血液によるくもり（レッドアウト）などでファイバースコープ先端位置の確認が困難となりうる．
- 気管チューブをファイバースコープ越しに進める際，チューブが披裂軟骨などに当たり，しばしば気管挿管が困難となる．気管チューブを進めるのが困難となる頻度は，使用するファイバースコープやチューブのサイズ，性状によって大きく影響されることが知られている．たとえば，通常気管チューブの場合，50～90％の症例で円滑に気管内に挿入できないと報告されている（**表1**）[2-4]．
- 気管支ファイバースコープを気管に挿入した後，チューブを進める際に抵抗があるのは，従来までチューブ先端が右の披裂軟骨部に衝突するからであるとされてきた[5,6]．しかし，後の研究で，チューブ先端が食道に誤って迷入する可能性が発見された[3]．これはチューブをファイバースコープ越しに進めているときに，もう1本のファイバースコープで観察することによって発見された[3]．

ホワイトアウト，レッドアウトにより先端位置の確認が困難になる

食道挿管
- 気管支ファイバースコープを正しく気管に挿入したにもかかわらず，チューブを進めると食道挿管になってしまっていたことが報告されていた[4,5]．この理由は解明されていなかったが，チューブ先端が食道に迷入しうることが明らかになっている（**図2**）[3]．
- チューブが食道入口部に迷入すると，ファイバースコープの軟性コードの中央部も弯曲しながら食道内へと押し込まれていく（**図2a**）．このとき，チューブ先端がファイバースコープを押し込んでいくため，抵抗を感じ，あたかも披裂軟骨部などの組織に衝突していると誤解しうる．
- 抵抗があってもさらにチューブを進めようとすると，ファイバースコープは

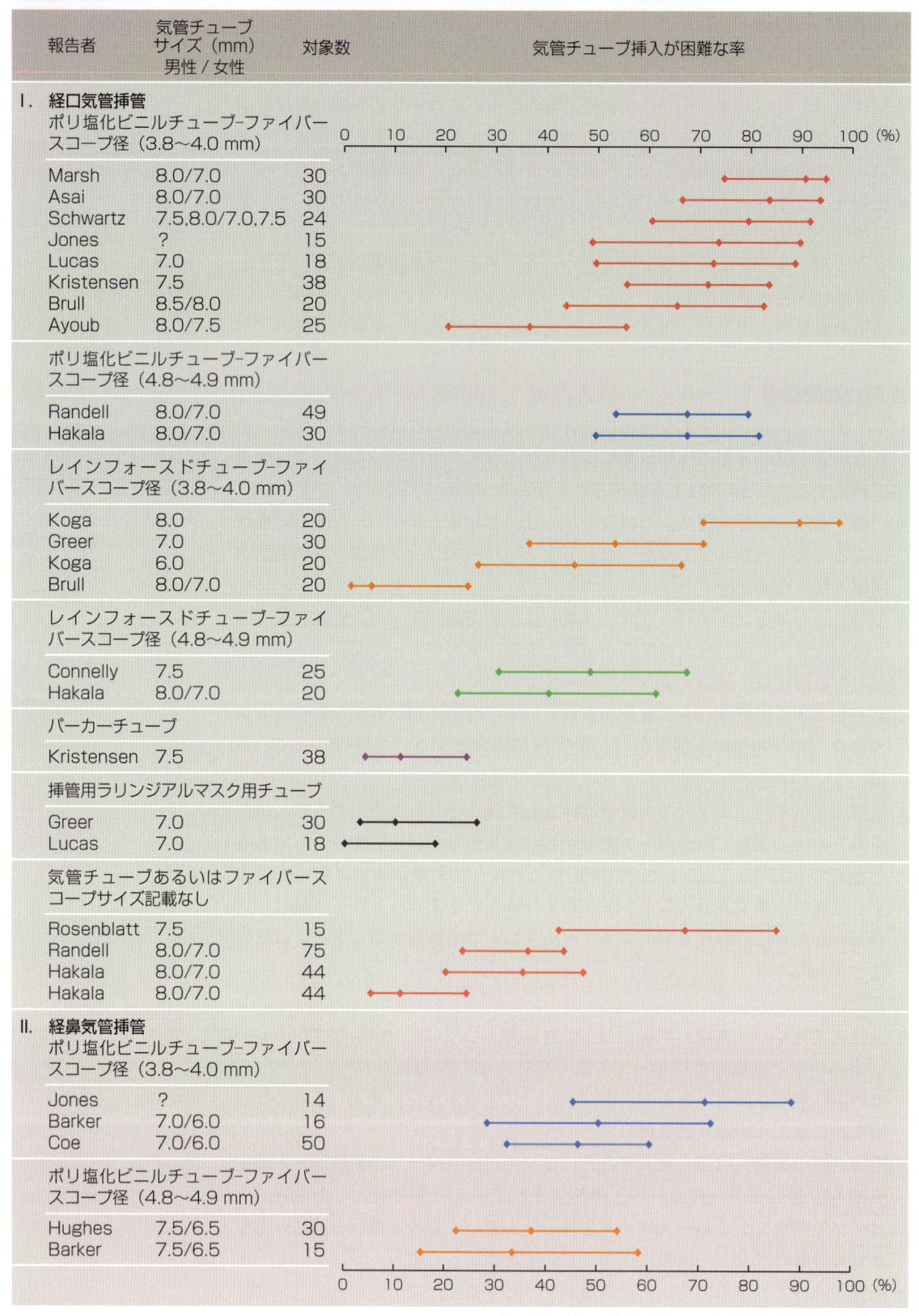

表1 気管支ファイバースコープ越しの気管チューブ挿入困難な割合（95％信頼区間）

報告者	気管チューブサイズ（mm）男性/女性	対象数	気管チューブ挿入が困難な率
I. 経口気管挿管			
ポリ塩化ビニルチューブ–ファイバースコープ径（3.8〜4.0 mm）			
Marsh	8.0/7.0	30	
Asai	8.0/7.0	30	
Schwartz	7.5, 8.0/7.0, 7.5	24	
Jones	?	15	
Lucas	7.0	18	
Kristensen	7.5	38	
Brull	8.5/8.0	20	
Ayoub	8.0/7.5	25	
ポリ塩化ビニルチューブ–ファイバースコープ径（4.8〜4.9 mm）			
Randell	8.0/7.0	49	
Hakala	8.0/7.0	30	
レインフォースドチューブ–ファイバースコープ径（3.8〜4.0 mm）			
Koga	8.0	20	
Greer	7.0	30	
Koga	6.0	20	
Brull	8.0/7.0	20	
レインフォースドチューブ–ファイバースコープ径（4.8〜4.9 mm）			
Connelly	7.5	25	
Hakala	8.0/7.0	20	
パーカーチューブ			
Kristensen	7.5	38	
挿管用ラリンジアルマスク用チューブ			
Greer	7.0	30	
Lucas	7.0	18	
気管チューブあるいはファイバースコープサイズ記載なし			
Rosenblatt	7.5	15	
Randell	8.0/7.0	75	
Hakala	8.0/7.0	44	
Hakala	8.0/7.0	44	
II. 経鼻気管挿管			
ポリ塩化ビニルチューブ–ファイバースコープ径（3.8〜4.0 mm）			
Jones	?	14	
Barker	7.0/6.0	16	
Coe	7.0/6.0	50	
ポリ塩化ビニルチューブ–ファイバースコープ径（4.8〜4.9 mm）			
Hughes	7.5/6.5	30	
Barker	7.5/6.5	15	

(Asai T, Shingu K. Br J Anaesth 2004; 92: 870-81[2]より)

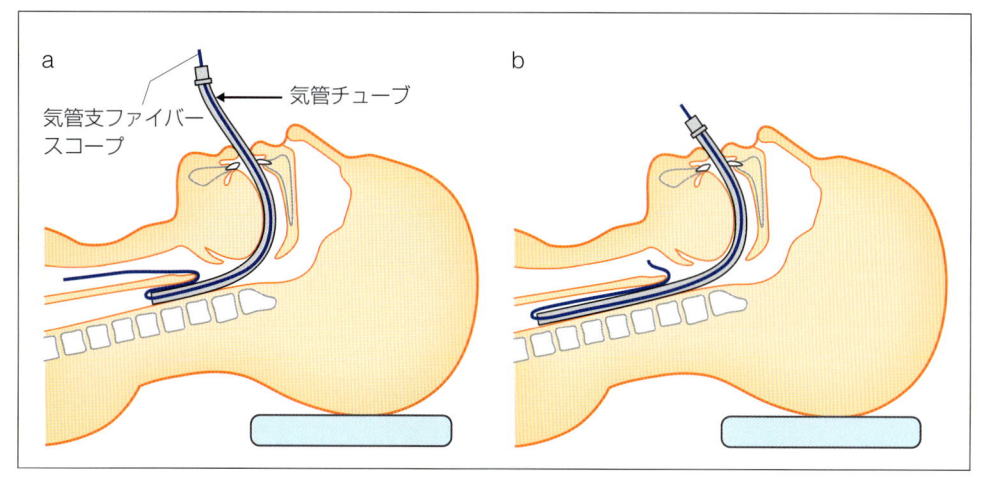

図2 気管支ファイバースコープ挿管時の食道誤挿入のメカニズム

気管支ファイバースコープが正しく気管に挿入されていてもチューブを進めると，スコープ走行を無視して食道に入ってしまうことがある（a）．そのままチューブを進めると，スコープ先端が気管から抜けだしてしまう（b）．

さらに食道内に押し込まれていく．そしてチューブが食道深くにまで挿入されると，ファイバースコープの先端が気管から引き抜かれてしまう（図2b）．この状態でファイバースコープを抜去すると，チューブは食道に挿入された状態となる．

e．ファイバースコープの円滑な挿入法

- ファイバースコープをすみやかに気管に挿入するためのさまざまな有用な方法が示されている（表2）．これらの方法を組み合わせて使用することにより，円滑な挿入が可能となりうる．

■ 練習

- ファイバースコープをすみやかに気管に挿入するためには技術を要するため，普段からマネキンを用いて練習し，その後，挿管困難でない症例でその使用に慣れ親しんでおく必要がある．マネキンで20秒以内に声門を確認できるようになるまで練習しておくべきである．

■ ホワイトアウト，レッドアウトの防止

- 口腔・咽頭内の分泌物や出血などにより視野が遮られないように，気管挿管を試みる前にアトロピンなどの分泌物抑制薬の投与を検討する．分泌物が認められた場合，分泌物の吸引を十分に行う．
- 経鼻挿管の場合，鼻出血を起こさないように注意する．可能であれば，アドレナリンなどを用いて鼻粘膜

表2 ファイバースコープの挿入困難を減少させる方法

- 操作の練習
- ホワイトアウト，レッドアウトの防止
- 太いファイバースコープ（例：径5 mm）の使用
- 挿入時のチューブの固定
- ファイバースコープ挿入長の推定
- 適切な頭頸位（スニッフィング位）
- 舌の牽引
- 下顎挙上
- エアウェイの挿入
- 指の挿入
- 声門上器具の併用

（浅井　隆．麻酔科診療プラクティス11．気道確保のすべて．文光堂；2003．p.108-11[7]）より一部変更）

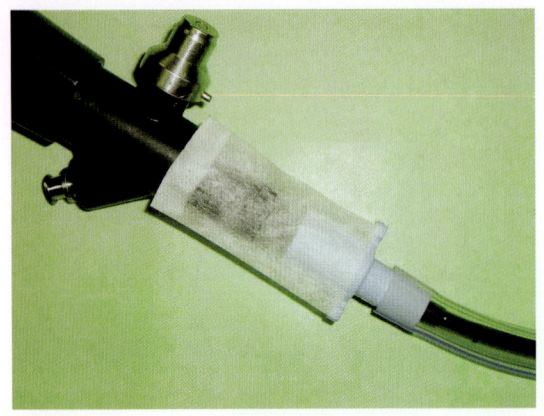

図3 気管チューブのファイバースコープへの固定法
気管チューブがファイバースコープより先に挿入されるのを防ぐ.

図4 気管支ファイバースコープ挿入長の目安
口唇から耳介までの距離と口唇から声門までの距離はほぼ等しい.

の血流を低下させたうえで,気管チューブを無謀に挿入しないように注意する.

■ ファイバースコープサイズの選択

- ファイバースコープはできるだけ太い径のものを使用するほうが操作しやすく,画像も見えやすい.成人の場合,5〜6 mm 径の器具が適切であるとされている[4,5].

■ 挿入時のチューブの固定

- ファイバースコープの気管内への挿入前にチューブが口腔内に挿入されると,ファイバースコープの操作が困難となる.これを防ぐため,チューブをファイバースコープの根本にテープで軽く固定しておくとよい(図3).

■ ファイバースコープの挿入長の推定

- ファイバースコープの視野は狭いため,スコープの先端がどこにあるかを判定しにくく,とくに距離感を得にくいという問題がある.この問題を減らすには,口腔に挿入してから声門までの距離を予測するのが有効とされている[7].
- 口唇から声門までの距離は,口唇から耳介までの距離とほぼ一致する(図4)[7].
- ファイバースコープの先端を耳介に位置させた状態で,口唇部に位置する部位のファイバースコープを指で保持し(図4),スコープを保持した指の位置を変えずに,スコープを挿入していく.そしてそれらの指が口唇部に来た時点でスコープ先端は声門付近に到達していることになる.

> マネキンを使って20秒以内に声門を確認できるよう練習しておく

■ 適切な頭頸位
- 頭頸部の位置の違いにより，口腔，咽頭腔の広さに差が出る．
- 一般的には頭部を枕に乗せて伸展させた状態，すなわちスニッフィング位が最適とされている[8]．頸椎が不安定な症例で，枕をはずして頭頸部を固定した状態で気管挿管が必要となる場合，この状況下ではファイバースコープを気管に挿入できるまでの時間は著明に長くなることが確認されている[8]．

■ 舌の牽引
- 全身麻酔薬や筋弛緩薬の投与により口腔，咽頭腔が狭小化するため，ファイバースコープの操作が困難となりうる．このような場合，舌を口腔外に牽引することにより舌根沈下が軽減されるため，ファイバースコープの挿入が容易となる．

■ 下顎挙上
- 下顎挙上により口腔咽頭腔が広くなり，喉頭蓋の先端と咽頭後壁との距離が長くなる[9]ため，ファイバースコープの気管への挿入が容易になる．

■ エアウェイの挿入
- ファイバースコープの挿入を容易にするために，オバサピアン型（Ovassapian type）（図5）やバーマン型（Berman type）[10]など，さまざまなエアウェイが開発されている．これらの器具の挿入により，舌根沈下がバイパスされ，ファイバースコープをエアウェイ上に滑らせていくことにより，スコープ先端を声門に到達させやすくなる，といわれている．
- オバサピアンエアウェイなどの縦軸中央に線を引くことにより，正中線を確認しながらファイバースコープを挿入することが可能となると報告されている（図5）[11]．

■ 喉頭鏡の併用
- 喉頭鏡の挿入により舌根や喉頭蓋が咽頭後壁に近づくのを減少させ，声門を拡張させる場合がある[12]．

■ 指の挿入
- 喉頭鏡の代わりに，操作者の示指と中指を咽頭に挿入することにより上気道を開くことが可能であると報告されている[12]．

■ 声門上器具の併用
- ラリンジアルマスクなどの声門上器具のいくつかは，その中に気管チューブを通すことが可能である．これらの声門上器具を挿入し，その換気チューブ内に気管支ファイバースコープを通過させることにより，声門を容易に確認できるようになる[13]．

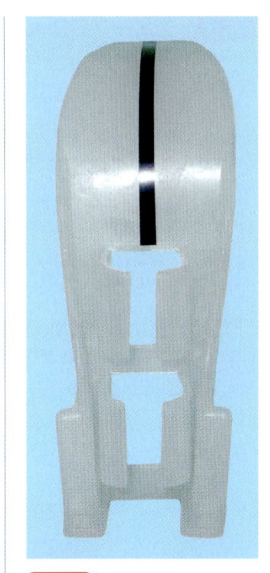

図5 オバサピアンエアウェイ
縦軸中央に黒線が追加されている．

▶本章「2-7 声門上器具による気道確保と気管挿管」（p.90）参照．

表3 チューブの挿入困難を減少させる方法

- 太いファイバースコープ（例：径5 mm）の使用
- 細い気管チューブ（例：内径6 mm）の使用
- レインフォースドチューブの使用
- 先端先細りチューブ（パーカー，挿管用ラリンジアルマスク用チューブ）の使用
- チューブの回転
- 輪状軟骨部の圧迫
- 喉頭鏡の併用
- 声門上器具の併用

（浅井 隆．麻酔科診療プラクティス 11．気道確保のすべて．文光堂；2003．p.108-11[7]）より一部変更）

f. チューブの円滑な挿入法

- 気管支ファイバースコープが正しく気管に挿入されても，工夫をしなければチューブを円滑に気管に挿入できることはまれである．そのため，さまざまな有効な方法（表3）を用いて挿管を試みる必要がある．

■ 太いファイバースコープの使用

- チューブの気管内への挿入が困難となる主原因は，チューブがファイバースコープの走行から外れることである．これはファイバースコープとチューブの隙間が広いと起こりやすいとされている[13]．またファイバースコープが細いほど曲がりやすいため，チューブが外れていくのを矯正しにくい．そのため，径が5〜6 mmなどのできるだけ太いファイバースコープを使用するのがよい．

■ 細い気管チューブの使用

- 太い気管チューブは細いチューブに比し，挿管が困難となりやすい．たとえば，内径8.0 mmの気管チューブを使用した場合，90%の確率でチューブの気管への挿入が困難，あるいは不可能であったと報告されている[2,4]．一般的には内径6.0〜6.5 mmのチューブを選ぶとよい．

■ レインフォースドチューブの使用

- レインフォースドチューブ（reinforced tracheal tube；補強型気管チューブ）は通常気管チューブに比して柔軟性に富むため，ファイバースコープの走行に沿って進みやすく，ほぼ全例で容易にチューブを気管内に進めることが可能となる[2]．

■ 先端先細りチューブの使用

- パーカーチューブは先端が丸められているため，内径7.0〜8.0 mmのチューブを用いても，気管支ファイバースコープとチューブ先端との隙間がほとん

▶パーカーチューブについては，本章「2-6 気管チューブの種類と使い分け」（p.73）参照

> **Advice** チューブ先端が披裂軟骨に当たっているとは限らない
>
> チューブを進めて抵抗がある場合，先端が披裂軟骨などの声門周囲組織に当たっているとは限らず，チューブの先端がファイバースコープを押し込みながら食道入口部に迷入している場合がある（図2）．この場合，チューブを90°回転させてもすでに食道に迷入しているため無効なことが多い．そのため成功率を上げるためには，チューブを回転させる前に数cm抜いて，再び進めるとよい．

どない（図6）．そのため，気管に円滑に挿入できる確率が高いことが判明している（表1）．

- 挿管用ラリンジアルマスク用に開発された気管チューブ（図7）は柔らかいシリコン製のレインフォースドチューブであり，またその先端はより柔らかい素材で作られている．100％近い確率で容易に気管挿管が可能であったと報告されている[2]．

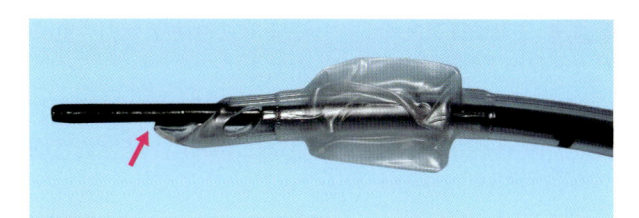

図6 パーカーチューブと気管支ファイバースコープ
隙間がほとんどない（→）．

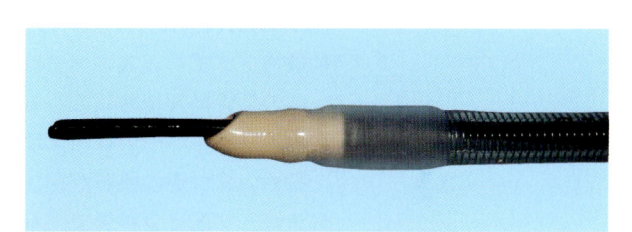

図7 挿管用ラリンジアルマスク用気管チューブ
柔らかいシリコン製の補強型気管チューブと，より柔らかい素材でできている先端部．

■ チューブの回転

- チューブをファイバースコープ越しに進めて抵抗があった場合，チューブを回転させると挿入されることがある．普通，チューブの先端口は左に向くため，チューブの先端は右の披裂軟骨に当たりやすいとされている（図8a）．チューブを反時計回りに90°回転させると，チューブ先端は腹側中央となるため，声門をより容易に通過しやすくなる（図8b）．

■ 輪状軟骨部の圧迫

- 輪状軟骨部に圧迫を加えると，食道入口部が閉塞するため，気管チューブが食道に迷入するのを防ぎ，気管挿管の成功率が上昇する[3]．

■ 喉頭鏡の併用

- 喉頭鏡の挿入により声門が拡張するので，ファイバースコープ越しに進めたチューブの気管内への挿入がより容易になりうる[12]．

■ 声門上器具の併用

- 気管チューブをラリンジアルマスクなどの声門上器具に通すと，成功率が上がることが示されている[2]．

g. 挿管困難の原因と合併症

- ファイバースコープを用いた気管挿管は，目で確認しながら行うため，安全かつ確実な方法と考えられているが，気道閉塞や食道挿管などの重篤な合併症も起こることがあるので注意が必要である．
- 見落とされがちな注意点としては，ファイバースコープ越しに気管チューブを進めているあいだは盲目的処置であることである．そのため，チューブ先端で組織を損傷させ，出血や

▶本章「2-7 声門上器具による気道確保と気管挿管」（p.90）参照．

気管チューブを進めているあいだは盲目的処置となる

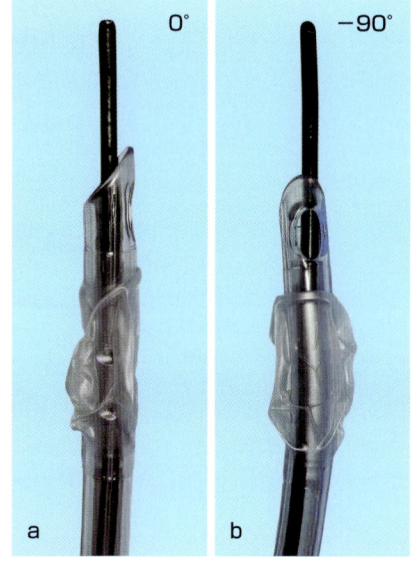

図8 気管チューブの回転と斜端の向き
a：通常位置，b：チューブを反時計回りに90°回転させた状態．

表4 主な硬性ファイバースコープの種類

- スタイレットスコープ (StyletScope)
- マルチビュースコープ (Multi view scope)
- Bonfils intubation fiberscope
- Clarus video system
- Sensascope
- Shikani optical stylet

浮腫で気道閉塞を引き起こし，致死的な低酸素血症に急変してしまう危険性がある[14]．
- 最も安全とされる覚醒下にファイバースコープ挿管を試みている間に気道が完全に閉塞し，緊急気管切開をせざるをえなくなったという報告がある[15, 16]．

❸ 硬性ファイバースコープ

a. 構造と種類

- 硬性ファイバースコープは，ファイバースコープ機能を有したスタイレット状の気管挿管補助具である．
- 硬性ファイバースコープは現在，日本で開発されたスタイレットスコープを含めいくつかの種類が存在している（表4）[17]．
- スコープ部は金属製で，希望する形状にある程度変形させることが可能なものが多い．スタイレットスコープ（図9）はハンドルのレバー操作によりスコープ部の先端の弯曲を調節することができるため，とくに有用である[18]．

b. 使用方法

- 硬性ファイバースコープは，気管支ファイバースコープと違い，スコープを気管チューブと同時に進めていくのが一般的である．その一般的な方法は次のとおりである[17, 19]．
  ①硬性ファイバースコープを希望する形状に変形させ，それを気管チューブに挿入する．スコープ先端をチューブ先端位置，あるいは少し手前に来るようにし，チューブ先端から突出しないように注意する．
  ②頭を枕に乗せ，自然な頭頸位にし，下顎挙上をする．
  ③チューブとスコープを下顎中央から挿入し，スコープ越しに得られる画像を見ながら，舌を中心として弧を描くように挿入していく．
  ④声門を確認し，チューブを気管に挿入する．
  ⑤スコープを抜去し，気管挿管を確認する．

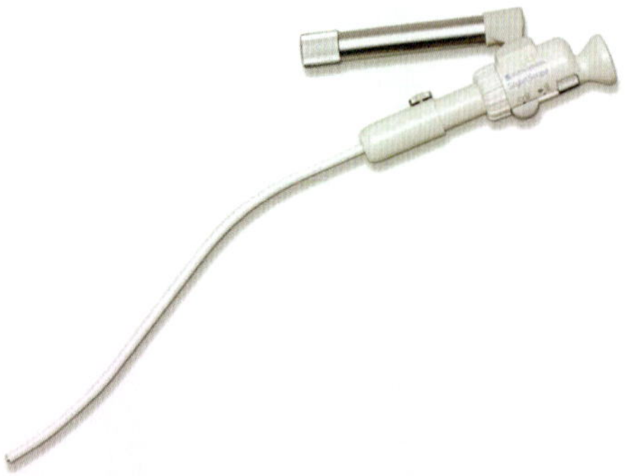

c. 性能

- 硬性ファイバースコープを用いた気管挿管の性能を調べた研究は少ない．
- 挿管困難が予測されていない60例でBonfils硬性ファイバースコープの性能を調べた研究によると，60例中59例で気管挿管が可能で，挿管に要した時間は平均約30秒（最高3分）であったと報告されている[19]．
- 全身麻酔の導入後に予期せず気管挿管が困難であった116例で，気管支ファイバースコープあるいは硬性ファイバースコープを用いた気管挿管の比較をした研究が報告されている[20]．それによると，どちらの器具を

図9 スタイレットスコープ
ハンドルのレバー操作によりスコープ部先端の弯曲を調節できる．
（画像提供：日本光電工業株式会社）

用いても気管挿管に成功したが，挿管に要した時間は硬性ファイバースコープを用いたほうが有意に短かった，と報告されている[20]．

④ 声門上器具を用いた挿管

- いくつかの声門上器具の場合，気管チューブを声門上器具を介して挿管することが可能である．具体的な方法や，利点・欠点については後述する．

▶本章「2-7 声門上器具による気道確保と気管挿管」（p.90）参照．

⑤ 盲目的気管挿管

a. 盲目的気管挿管の方法と区分

- 盲目的気管挿管は，声門を確認することなく挿管をする方法である．
- 盲目的気管挿管は，器具を用いる方法と用いない方法に区分できる．器具として，ライト付きスタイレットがある．

b. ライト付きスタイレット

■ 構造と歴史

- ライト付きスタイレットは，スタイレットの先端に電球の付いたもので，これを用いて盲目的気管挿管を可能にする．
- ライト付きスタイレットは，1957年にマッキントッシュ喉頭鏡の発明者であるMacintosh[21]と，RichardとHooper[22]が同時に初めて報告している．

■ 原理と方法

- ライト付きスタイレットの原理は，スタイレットが気管と食道のどちらに挿入されたかを鑑別して，気管挿管を可能とする．その理論として，スタイレットが喉頭，気管に挿入されると，スタイレット先端の光が頸部の皮膚から確認できる．一方，スタイレット先端が食道に誤って挿入されると，食道は喉頭，気管の背部にあるため，頸部の皮膚から光を確認できない，というものである．
- ライト付きスタイレットを用いた気管挿管の基本的な操作方法は次のとおりである．
  ① ホッケースティック状に変形させてスタイレットを気管チューブに挿入する．
  ② 枕の上に頭を乗せ，自然な頭頸位にして下顎挙上をする．
  ③ スタイレットとチューブを下顎の中央から挿入し，これらを下顎を中心に舌の周りを弧を描くように挿入していく．
  ④ スタイレットの先端が声門を越えると，頸部正中の皮膚から光が確認できる．
  ⑤ スタイレットをさらに進めると光が胸部に消えていくのを確認する．
  ⑥ スタイレットを抜去し，気管挿管を確認する．

スタイレットが食道に誤挿入されていると光を確認できない

◾ 適応と性能

- ライト付きスタイレットの使用によっても，慣れると高い成功率を得られ，挿管もファイバースコープを使用したときよりも短時間で行えるため[23]，有用な方法である．
- 頚椎損傷などで，頭頚部の伸展，屈曲が制限された状態下でも気管挿管の成功率が高いと報告されている[23]．
- ライト付きスタイレットは喉頭鏡挿入下に補助具として使用することも可能である．また，声門上器具を介した気管挿管時の補助具としても有用である[24]．
- 欠点としては，ライト付きスタイレットを用いた挿管操作は盲目的処置であるという点である．スタイレットの先端が気管に挿入されたことは，頚部皮膚からの光の確認で間接的に可能であるが，判定を誤ることがある[25]．とくに新生児ではその信頼性は低いことが判明している[26]．そのため，カプノグラフィーによる呼気二酸化炭素波形の出現や，気管支ファイバースコープの使用などにより，正しく気管挿管がされたことを確認する必要がある．
- また，スタイレット挿入自体は盲目法のため，組織を損傷する危険性がある[27]．とくにスタイレットの挿入経路に病変があれば注意を要する．

c. 器具を用いない盲目法

◾ 用手的挿入法

▶ 本巻「2-3 気管挿管法」(p.28) 参照．

- 歴史的には指のみでチューブを気管に挿入していた[28, 29]．
- 方法としては，気管チューブを喉頭の手前まで挿入し，片手の第2指，第3指を下顎を中心として弧を描くように進め，指先で喉頭蓋の先端を触れるまで挿入する．指で喉頭蓋を前方に引き上げて喉頭を"開き"，チューブを気管内に進める．2本の指でチューブ先端の方向を声門へと誘導すると成功率が上がるとされている．
- 喉頭鏡あるいは気管支ファイバースコープを用いて気管挿管が不可能であった症例で，用手的に気管挿管に成功したという報告がある[30, 31]．

◾ 盲目的経鼻挿管法

★2
歴史的には第一次世界大戦中に，Rowbothamとマギル鉗子で有名なMagillとが盲目的経鼻挿管を始め，1921年に報告している[34, 35]．

- ゴム製あるいはポリビニル製の柔らかい素材のチューブが開発されてからは，いわゆる盲目的経鼻挿管（blind nasal intubation）が選択肢の一つとなった[32, 33]★2．
- 盲目的経鼻挿管法は自発呼吸が保たれている場合には高い成功率を得ることが可能であるが，自発呼吸がないと成功率は低くなる[36]．

◾ 盲目的挿管用チューブの使用

- 気管チューブの一部（Endtrol® チューブ，Endoflex® チューブなど）には，チューブ近位端付近のレバーなどの操作により，チューブ先端部の弯曲の程度を調節できるものがある．また，気管チューブに挿入するスタイレットの操作で，スタイレットの弯曲を変化させることによりチューブの弯曲も調節

- できるものもある.
- これらのチューブは主に自発呼吸が保たれている症例で有用である.使用法は次のとおりである.
    ①チューブを経口あるいは経鼻で挿入し,チューブ先端が喉頭の手前に来たと思われるところまで進める.
    ②チューブ近位端から呼気の音が聞こえることを確認する.
    ③チューブ先端部の弯曲を調整しながら,チューブ近位端からの呼気音が最も聞こえる位置を見つける.
    ④最も大きい呼吸音が聞こえた時点でチューブ先端が最も声門に向かい合っているはずなので,チューブをさらに進めて気管への挿入を試みる.
- 挿管困難,マスク換気困難が予測され,通常のチューブによる盲目的挿管が不可能であった症例で,弯曲調整可能な気管チューブの挿入で容易に挿管が可能であったという報告がある[37].
- 自発呼吸が保たれていた救急救命患者219例に対して,救急救命士が通常のチューブあるいは弯曲調整可能な気管チューブを用いて盲目的経鼻挿管を試み,その成功率を比較した研究がある[38].それによると,通常気管チューブでは挿管成功率は58%であったが,弯曲調整可能な気管チューブを用いると72%と有意に高かった[38].
- 自発呼吸のない症例では,ライト付きスタイレットを弯曲調整可能な気管チューブに挿入することにより,頚部皮膚からの光の見え方をガイドに気管チューブの弯曲を調整しながら盲目的気管挿管を行うことが可能である[39].

❻ 逆行性気管挿管

a. 定義と方法

- 逆行性挿管(retrograde intubation)は,経口あるいは経鼻挿管をするために,"逆行性"にガイドする方法である.輪状甲状間膜あるいは上部気管軟骨輪間から経皮的に穿刺し,そこからチューブガイドを逆行性に挿入するためその名が付けられている.
- 逆行性挿管は,口腔部の腫瘍のため通常の気管挿管が困難と予測された小児において,Watersが行った1963年の報告が最初とされている[40].ただし,気管切開孔からの逆行性挿管法は1960年にすでに報告されている[41].
- 逆行性挿管の一般的な方法は次のとおりである.
    ①輪状甲状間膜あるいは上部気管軟骨輪間から経皮的に穿刺する.穿刺針は硬膜外腔穿刺針(Tuohy針)が用いられることが多い.
    ②硬膜外腔穿刺針の斜端を頭側に向け,硬膜外腔挿入カテーテルを通過させていく.カテーテル先端は喉頭内腔から頭側に進み,声門を"逆行性"に通過して口腔内に向かうはずである.
    ③喉頭鏡を口腔内に挿入し,カテーテル先端部を確認する.マギル鉗子などによりカテーテル先端部を保持し,口腔外に引き出す.

経鼻挿管を予定している場合には，もう１本のカテーテルを鼻孔から順行性に挿入し，その遠位端を口腔外へと引き出し，逆行性に挿入されたカテーテルと結んで一体化させる．その後，鼻孔から挿入したカテーテルを少し引き，口腔外に出ていたカテーテル部を口腔内に戻しておく．

④カテーテルをガイドとして，気管チューブを順行性に進める．チューブ先端が声門を越えたと思われた場合，さらにチューブを気管内へと進める．この時点で，穿刺部から出ているカテーテルが気管内へと引き込まれるはずである．

⑤口腔あるいは鼻孔から出ているカテーテルを保持しながら，カテーテルを抜去する．チューブを気管内へと進め，気管挿管が正しく施行できたことを確認する．

b. 適応と性能

- 経口あるいは経鼻挿管が困難である場合，逆行性挿管が有効な場合があるとされている．しかしながら，通常の挿管が困難であった場合でのこの方法の成功率は知られていない．
- チューブ先端が喉頭内部の前壁に当たり，チューブを進めるのが困難となることが多いとされている．

（浅井　隆）

文献

1) Murphy P. A fibre-optic endoscope used for nasal intubation. Anaesthesia 1967; 22: 489-91.
2) Asai T, Shingu K. Difficulty in advancing a tracheal tube over a fibreoptic bronchoscope: Incidence, causes and solutions (Review). Br J Anaesth 2004; 92: 870-81.
3) Asai T, et al. Effect of cricoid pressure on the ease of fibrescope-aided tracheal intubation. Anaesthesia 2002; 57: 909-13.
4) Koga K, et al. Effect of the size of a tracheal tube and the efficacy of the use of the laryngeal mask for fibrescope-aided tracheal intubation. Anaesthesia 1997; 52: 131-5.
5) Moorthy SS, Dierdorf SF. An unusual difficulty in fiberoptic intubation. Anesthesiology 1985; 63: 229.
6) Schwartz D, et al. A maneuver to facilitate flexible fiberoptic intubation. Anesthesiology 1989; 71: 470-1.
7) 浅井　隆．ファイバースコープを用いた気管挿管．岩崎　寛，ほか編．麻酔科診療プラクティス 11．気道確保のすべて．東京：文光堂；2003．p. 108-11.
8) Asai T, et al. Intubating laryngeal mask for fibreoptic intubation--Particularly useful during neck stabilization. Can J Anaesth 2000; 47: 843-8.
9) Aoyama K, et al. Jaw thrust maneuver for endotracheal intubation using a fiberoptic stylet. Anesth Analg 2000; 90: 1457-8.
10) Barman RA. A method for blind oral intubation of the trachea or esophagus. Anesth Analg 1977; 56: 866-7.
11) Aoyama K, et al. Simple modification of the Ovassapian fiberoptic intubating airway. Anesthesiology 1999; 91: 897.
12) Asai T, et al. Use of the McCoy laryngoscope or fingers to facilitate fibrescope-aided tracheal intubation. Anaesthesia 1998; 53: 903-5.
13) Asai T, Morris S. The laryngeal mask airway: Its features, effects and role. Can J

Anaesth 1994; 41: 930-60.
14) 浅井　隆．挿管困難症およびCICVに対するアプローチ—成人編．麻酔 2006; 55: 13-23.
15) Shaw IC, et al. Complete airway obstruction during awake fibreoptic intubation. Anaesthesia 1997; 52: 582-5.
16) McGuire G, el-Beheiry H. Complete upper airway obstruction during awake fibreoptic intubation in patients with unstable cervical spine fractures. Can J Anaesth 1999; 46: 176-8.
17) Liem EB, et al. New options for airway management: Intubating fibreoptic stylets. Br J Anaesth 2003; 91: 408-18.
18) Kitamura T, et al. Efficiency of a new fiberoptic stylet scope in tracheal intubation. Anesthesiology 1999; 91: 1628-32.
19) Halligan M, Charters P. A clinical evaluation of the Bonfils Intubation Fibrescope. Anaesthesia 2003; 58: 1087-91.
20) Rudolph C, et al. The unanticipated difficult intubation: Rigid or flexible endoscope? Minerva Anestesiol 2007; 73: 567-74.
21) Macintosh RR, Richards H. Illuminated introducer for endotracheal tubes. Anaesthesia 1957; 12: 223-5.
22) Richards H, Hooper ERS. Flexo-metallic tube and bougie. Anaesthesia 1957; 12: 111-3.
23) Inoue Y, et al. A comparison of two tracheal intubation techniques with Trachlight and Fastrach in patients with cervical spine disorders. Anesth Analg 2002; 94: 667-71.
24) Asai T, Latto IP. Use of the lighted stylet for tracheal intubation via the laryngeal mask airway. Br J Anaesth 1995; 75: 503-4.
25) Stewart RD, et al. Use of a lighted stylet to confirm correct endotracheal tube placement. Chest 1987; 92: 900-3.
26) Heller RM, Cotton RB. Early experience with illuminated endotracheal tubes in premature and term infants. Pediatrics 1985; 75: 664-6.
27) Aoyama K, et al. Potential damage to the larynx associated with light-guided intubation: A case and series of fiberoptic examinations. Anesthesiology 2001; 94: 165-7.
28) Macewen W. Clinical observations on the introduction of tracheal tubes by the mouth, instead of performing tracheotomy or laryngotomy. Br Med J 1880; 2: 163-5.
29) Sykes WS. Oral endotracheal intubation without laryngoscopy: A plea for simplicity. Anesth Analg 1937; 16: 133-6.
30) Sutera PT, Gordon GJ. Digitally assisted tracheal intubation in a neonate with Pierre Robin syndrome. Anesthesiology 1983; 78: 983-5.
31) Stewart RD. Tactile orotracheal intubation. Ann Emerg Med 1984; 13: 175-8.
32) Gillespie NA. Blind nasotracheal intubation. Curr Res Anesth Analg 1950; 29: 217-22.
33) Gold MI, Buechel DR. A method of blind nasal intubation for the conscious patient. Anesth Analg 1960; 39: 257-63.
34) Rowbotham ES, Magill I. Anaesthetics in the plastic surgery of the face and jaws. Proc R Soc Med 1921; 14: 17-27.
35) Magill IW. Blind nasal intubation. Anaesthesia 1975; 30: 476-9.
36) Dronen SC, et al. A comparison of blind nasotracheal and succinylcholine-assisted intubation in the poisoned patient. Ann Emerg Med 1987; 16: 650-2.
37) Asai T. Endotrol tube for blind nasotracheal intubation. Anaesthesia 1996; 51: 507.
38) O'connor RE, et al. Paramedic success rate for blind nasotracheal intubation is improved with the use of an endotracheal tube with directional tip control. Ann Emerg Med 2000; 36: 328-32.
39) Asai T, Shingu K. Blind intubation using the Endotrol tube and a light wand. Can J Anaesth 2000; 47: 478-9.
40) Waters DJ. Guided blind endotracheal intubation. For patients with deformities of the upper airway. Anaesthesia 1963; 18: 158-62.
41) Butler FS, Cirillo AA. Retrograde tracheal intubation. Anesth Analg 1960; 39: 333-8.

2-6 気管チューブの種類と使い分け

❶ 気管チューブの種類と選択法

- 気管チューブには,さまざまな種類がある(**表1**).チューブ内腔が1つの一腔性気管チューブ(シングルルーメンチューブ)と,その他の気管チューブに区分される.その他の気管チューブには二腔性気管チューブ(ダブルルーメンチューブ)と気管支ブロッカーチューブがあり,分離肺換気のために使用される.
- これらの気管チューブは主に手術の種類によって使い分けをする.

❷ 一腔性気管チューブ(シングルルーメンチューブ)

a. 通常気管チューブ

- 通常の気管チューブは最も一般的に使用されている単純なチューブで,一腔性(シングルルーメン)チューブともよばれる(**図1**).また,チューブの素材がポリ塩化ビニル(polyvinyl chloride)でできていることが多いので,その頭文字を取ってPVCチューブとよばれることもある.
- 気管チューブの内腔は,通常,正円形である.チューブは通常なだらかな弧を描いた形状をなしている.
- チューブの近位端にはコネクタが付いており,これを介して呼吸回路に接続することが可能である.
- ISO(International Standards Organization)規格により,気管チューブの先端部あるいはチューブ全体にX線不透過性の物質が含まれている.そのため,胸部X線撮影像でチューブ位置を確認することができる[1].

表1 気管チューブの種類

- 一腔性気管チューブ(シングルルーメンチューブ)
  - 通常気管チューブ
  - パーカーチューブ
  - レインフォースドチューブ
  - 挿管用ラリンジアルマスク用気管チューブ
  - 形状変形型チューブ
    - ノースポーラー型チューブ
    - サウスポーラー型チューブ(RAEチューブ)
  - レーザー手術用チューブ
- 二腔性気管チューブ(ダブルルーメンチューブ)
- 気管支ブロッカーチューブ

- 気管チューブにはカフが付いたものと付いてないものがある.
- カフ付きチューブの場合,カフにはパイロットチューブが接続されており,その近位端には注射器を接続できるコネクタが付いている.このコネクタに注射器を接続して空気を注入・脱気することが可能となる(**図1**).コネクタ内には通常,一方向弁が内蔵されており,注射器を外すと自動的にパイロットチューブが閉鎖され,カフ内の空気が漏れ出さない仕組みになっている.
- パイロットチューブのコネクタの近くにはパイロットバルーンがあり,これによりカフ内圧を推測すること

が可能である．
- チューブ先端はチューブ壁に垂直，あるいは斜めに切られた形状を呈している．斜めになった断面は斜端あるいはベーベル（bevel）とよばれる（図2）．
- 通常気管チューブを持つと，斜端は左に向く（すなわち最長部は右側に位置する）（図2）．これは，気管チューブを右手で持って声門の右側から挿入していくことが通常であるが，そのときにチューブ先端の左側が切られているほうが，声門の視野を妨げにくいからである．
- チューブ先端付近の側壁面に楕円状の孔が開けられていることがある．これは1941年にMurphyが考案した[2]もので，マーフィー孔（Murphy eye）とよばれる（図2）．この孔は，チューブ先端が痰あるいは何かの理由で閉塞した場合に，この側孔を介して換気をすることが可能であろう，という意味で付けられた[2,3]．その後，チューブ先端が気管支に迷入していてもマーフィー孔から換気ができる可能性がある，という解釈が追加された．実際にこれらがどのくらい有効なのかは知られていない．
- Endtrol®チューブやEndoflex®チューブなどはチューブ近位端付近のフックの操作により，チューブ先端部の弯曲の程度を調節できるものがある．これにより，喉頭展開ができてもチューブ先端が声門に向かいにくい場合にチューブの弯曲を変えることにより，比較的容易に気管挿管が可能であると報告されている[4,5]．

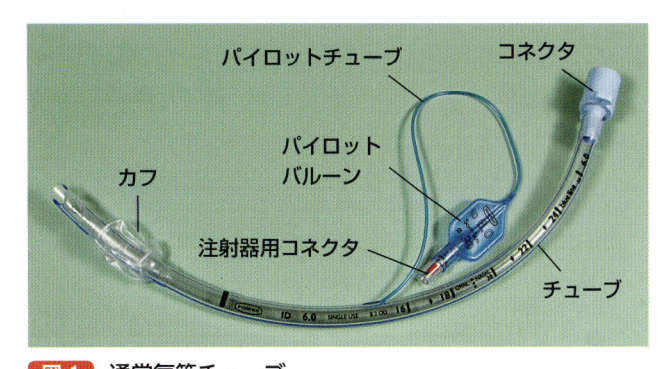

図1　通常気管チューブ
最も一般的に使われる単純なチューブ．

b. パーカーチューブ

- パーカーチューブ（Parker tube）は，アメリカのParkerにより開発された器具である[6]．
- パーカーチューブ先端の斜端は，持ったときに下に向いているのが特徴である．通常気管チューブの場合，チューブ先端の斜端は左向き（すなわち最長部が右側）になっているが，チューブ挿入時にこの尖った先端で気道損傷を起こす危険性がある[7,8]．チューブを普通は右手で持って挿管を試みると，チューブは右手前から声門の左側に進む傾向にある．そのため，チューブ先端で左の声帯が右に比べて損傷，麻痺する可能性が高いことが報告されている[7,8]．
- パーカーチューブ先端の斜端は下に向いているため，声帯を損傷する危険性が低いといえる．ただ，これを検証した研究はまだない．
- 経鼻挿管時の鼻出血や組織損傷は，気管チューブ先端を丸めると低下することが判明している[9,10]．パーカーチューブの最先端は内側に丸められている（図3）．また，先端が組織に当たった場合に先端がその構造上変形しやすいため，損傷を起こしにくいといわれている．

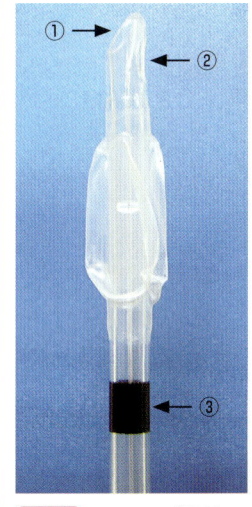

図2　チューブ先端の斜端（ベーベル）とマーフィー孔
①斜端，②マーフィー孔，③気管チューブの適正な位置の目安となる黒い線．

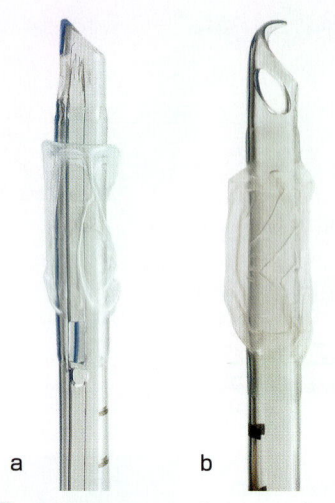

図3 通常気管チューブ（a）とパーカーチューブ（b）の先端
パーカーチューブの最先端は内側に丸められている．
（画像提供：日本メディカルネクスト株式会社）

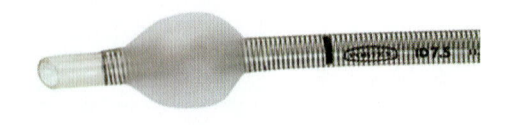

図4 レインフォースドチューブ
チューブ壁内にステンレスの線がらせん状に埋め込まれ補強されていて，折れ曲がったりねじれたりしにくい．
（画像提供：スミスメディカル・ジャパン）

c. レインフォースドチューブ

- レインフォースドチューブ（換気用補強型気管チューブ，reinforced tracheal tube）（図4）は，チューブ壁内にステンレスの線がらせん（スパイラル）状に埋め込まれて補強されているチューブである．名称のレインフォースド（reinforced）は「補強された」という意味で使用される．このチューブはスパイラルチューブ，らせん入りチューブとよばれることがあるが，チューブがらせんになっているわけではないので，俗称である．

- このチューブは折れ曲がったり，ねじれたりしにくいため，チューブの閉塞が起こりにくいという特徴がある．そのため，頭頸部周囲の手術や腹臥位の手術中など，チューブが曲げられてしまう可能性が高い場合に有用とされている．

- このチューブは折れ曲がりにくいのが特徴であるが，噛まれるなどのチューブ壁面に対して斜めに過剰な力が加わると閉塞する危険性がある[11]．また閉塞は不可逆的である．そのため使用時にはバイトブロックの使用が必須である．

- また，バイトブロックを使用したとしても，下顎や咽頭筋で閉塞される危険性があるため[12]，集中治療室などで，意識のある人での使用は原則的に禁忌と考えるべきである．

d. 挿管用ラリンジアルマスク用気管チューブ

- 挿管用ラリンジアルマスク用の気管チューブも先端が内側に丸められているので有用である．このチューブは先端部の約3cmがより柔らかく加工してあるため，先端での組織損傷はまれと考えられる．

e. 形状変形型チューブ

- 通常気管チューブはなだらかな弯曲をなしているが，手術野が口腔，鼻腔に近い場合，手術操作によりチューブが閉塞される危険性がある．それを未然に防ぐため，チューブの形状をあらかじめ変形させたものがある．このようなチューブは preformed tube とよばれ，形状変形型チューブと訳すことができる．

- チューブは主にノースポーラー（north polar）気管チューブとサウスポーラー（south polar）気管チューブに区分される（図5）．

- ノースポーラーチューブは北向き，すなわち頭を地球儀と見立てて，チュー

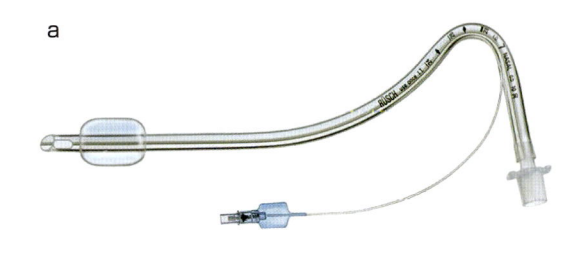

図5 ノースポーラーチューブ（a）とサウスポーラーチューブ（RAEチューブ）（b）
（画像提供：東レ・メディカル株式会社）

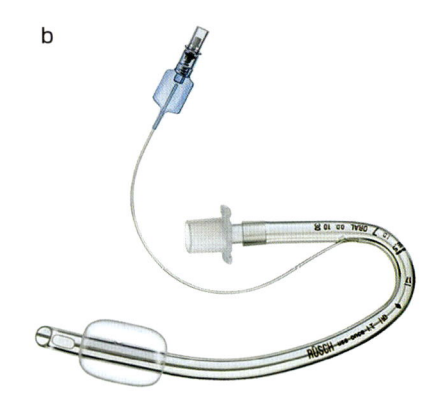

ブの近位端が額に向かっているチューブである（図5a）．
- サウスポーラーチューブは南向き，チューブの近位端が下顎に向くチューブである．その例がレイチューブ（RAE tube）である（図5b）．
- レイチューブは，発明者3人の名前 Ring, Adair, Elwyn の頭文字 R・A・E を取って名づけられた[13]．形状的にはサウスポーラーチューブに区分される．
- ノースポーラーチューブは，顎間固定などの手術中に，チューブを頭側に走らせたいときに有用となる．
- サウスポーラーチューブを挿入すると，チューブ近位端は下顎中央を縦走するため，扁桃アデノイド摘出をするために開口器を設置するときなどに有用である．また眼科手術の際にもこのチューブは術野を妨げないのでよい適応となる．

f. レーザー手術用チューブ

- 喉頭の手術でレーザーを使用するときの1つの大きな問題点として，レーザー光線によりチューブが穿孔あるいは炎上する危険がある[14]．
- この事故を防ぐため，気管チューブの周りに湿ガーゼや不燃性のアルミニウムテープを巻く，あるいは金属製や不燃性の特殊素材でできたチューブ（図6）を使用する必要がある[14]．
- レーザー手術用の特殊気管チューブであっても穿孔や炎上を起こす危険性はある．また，レーザー光線を過度に使用すると，気管チューブ自体が穿孔，炎上しなくても，周辺組織の温度が過剰に上昇する危険性がある．たとえば，口腔内手術中に使用していた金属製の開口器の温度が過剰に上昇し，周辺組織の熱傷が起きた例が報告されている[15]．
- 気管チューブの周りに不燃性の布や金属ホイルが巻き付けられているものがあるが，これがちぎれて異物となる危険性がある．また，欠損部にレーザー光線が当たると穿孔などが起きる危険性がある．たとえば，レーザーチューブ（lasertube）の不燃性の布は，チュ

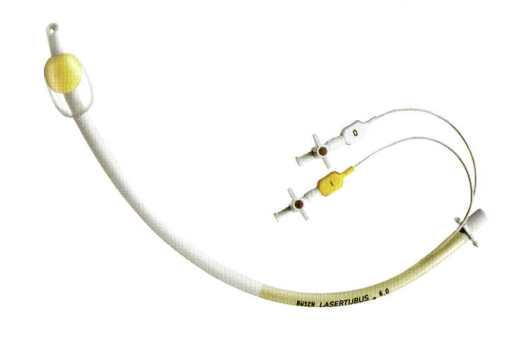

図6 レーザー手術用チューブ
（画像提供：東レ・メディカル株式会社）

ーブが曲げられると容易に欠損部が生じると報告されている[16].

❸ 気管チューブサイズ，カフ量の選択

a. チューブのサイズ選択

■成人
- 過去には，気管チューブはできるだけ太いものを選ぶのがよい，とされていた．これは気管チューブ内の気道抵抗をできるだけ低く抑えるためであった．厚みのあるゴム製の気管チューブを使用していた時代には，現在のチューブに比べ，内径と外径の差が大きかったためである．
- 現在の気管チューブでは，内径が6.0 mm程度であっても，臨床上，有意な気道抵抗の上昇は起こらないことが判明している．一方，太いチューブ（男性で9.0 mm，女性で7.0 mm）を使ったほうが，細いチューブ（男性で8.5 mm，女性で6.5 mm）を使用したときに比べ，術後の嗄声や咽頭痛は有意に高い，という報告がされている[17]．そのため，太いチューブは避けるべきである．
- 成人の場合，男性で内径約8.0 mm，女性で内径約7.0 mmのチューブ，あるいはそれより細いチューブを選択するのが一般的である．

> 気管チューブのサイズは，成人の場合は男性で内径8.0 mm，女性で内径7.0 mmが目安
> 小児の場合は胸部X線写真を基に決めるのが確実

■小児，乳幼児
- 小児での適切なチューブサイズは，胸部X線写真を基に決めるのが確実である．
- 年齢や身長に基づいたさまざまな選択法も報告されている．その代表的な推定法は次のとおりである．

$$\text{小児における適切なチューブサイズ} = \frac{\text{年齢（歳）}}{4} + 4 \text{ mm}$$

- 小児ではカフなしで，細めのチューブを選択すると，チューブ周囲から換気ガスが漏れ，換気が不十分になる可能性がある．

b. カフ付きかカフなしかの選択

■成人
- 成人ではカフの付いたチューブを用いるのが一般的である．
- カフ付きの気管チューブを用いる場合，周辺組織に影響を与えにくいカフを選択すべきである．現在では，低容量高圧カフを避け，気管粘膜に加わる圧が比較的低い高容量低圧カフを選択すべきである．

■小児，乳幼児
- 小児では，カフなしの気管チューブが選択されるのが主流であった．その第一の理由は，カフによる喉頭・気管粘膜の圧迫による粘膜損傷を防ぐためとされている．過去には気管チューブのカフが原因で，粘膜壊死を起こし，後

に喉頭あるいは気管が狭窄した，という報告が多数なされた．
- カフなし気管チューブを用いる第二の理由は，気管チューブにカフを取り付けるとチューブの内腔が狭くなり，十分な換気が困難であったためである．
- カフなし気管チューブの使用時の問題点として，気管チューブの適切な太さの選択の困難さが指摘されている[18,19]．さまざまな方法の適正チューブサイズ予測法を用いても，気管挿管後にチューブ周囲から換気ガス漏れが起こり，チューブサイズの変更が高頻度で必要となる，と報告されている．カフ付きチューブの選択により，チューブサイズ変更の頻度を低下させることが可能となる[18,19]．
- 近年，薄くて柔らかいカフや，より薄いチューブ壁の開発により，小児におけるカフ付き気管チューブの問題点が理論上，減ったといえる．近年，小児用カフ付き気管チューブが何種類か発売され，これらのチューブを用いても問題なく使用できた，という報告が増えている[18,20]．
- これらのことから，小児におけるカフ付き気管チューブ使用は，カフなし気管チューブに比べより適切である，との見解を示す論説が多くなってきている[18,20]．
- カフ付き気管チューブはカフなし気管チューブに比べて短期，長期にわたる気道合併症の発生率が高いことを示したエビデンス研究はまだ存在していない．また，現在発売されているカフ付き気管チューブが同等に安全かどうかの研究もいまだ十分とはいえない．
- 現在発売されている小児用気管チューブの問題点として，これらのほとんどすべてはカフが適切な位置になく，声帯あるいは反回神経麻痺を回避するためにチューブを進めると，気管支挿管の危険性が高くなるという問題があることが指摘されている[21]．
- これらのことから，カフ付きあるいはカフなし気管チューブのどちらを選択するかを決めるエビデンスはない，といわざるをえない．そのため，現時点では，カフ付き気管チューブの理論的利点と気道合併症が起こった場合の問題を考慮したうえで，各症例ごとに選択すべきである．

c. カフ量の調節法

カフ量調節の目的
- カフ付き気管チューブを用いる場合，カフ量は正しく調節する必要がある．その目的には主に，①換気ガスが漏れるのを適切に防ぐ，②誤嚥を適切に防ぐ，そして③カフによる気道損傷を防ぐ，の3つがある．
- カフが気管粘膜に加える圧が過剰であると，気管粘膜の血流が減り，浮腫や壊死を生じて，長期的には気道狭窄を起こす危険性がある．また術後の嗄声，反回神経麻痺の原因ともなる．
- 過去にはカフは分厚いゴム製であったため，気管粘膜に加わる圧が高くなりやすく，気管粘膜の血流障害を起こしやすい欠点があった．そのため，気管挿管後の気管粘膜の壊死と狭窄が重篤な合併症の一つであった[22]．
- 現在のカフは柔らかいポリ塩化ビニル製あるいはシリコン製の高容量低圧カ

> 小児でもカフ付き気管チューブの使用が適切とする見解が増えている

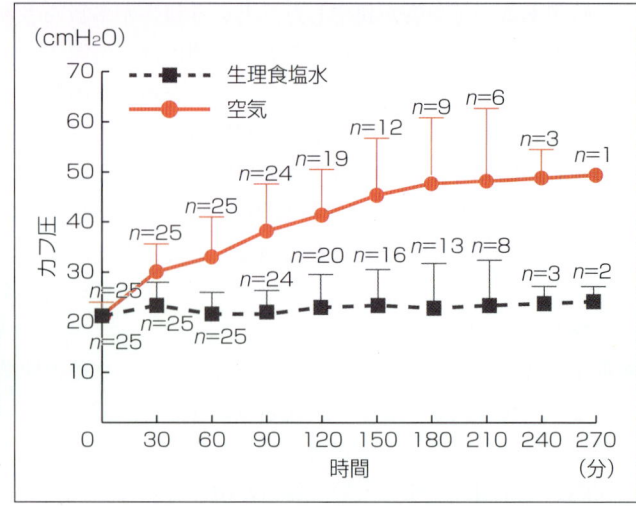

図7 亜酸化窒素使用時の気管チューブカフ内圧の経時的変化

カフ外に亜酸化窒素（笑気）があると，カフ圧が急激に上昇する．
(Combes X, et al. Anesthesiology 2001; 95: 1120-4[26]より)

- 現在使用されている高容量低圧カフを用いても，無視できない頻度で気道損傷が起こる危険性がある．たとえば，術中のカフ圧と抜管後の気管粘膜への影響を調べた研究では，カフ圧が高いほどカフが接触していた気管粘膜の病理的変化の程度は大きいことが確認されている[23]．
- 現在使用されている高容量低圧カフは低容量高圧カフに比べ，誤嚥を防ぐ効果は低いのが欠点である[24]．

■ 麻酔中のカフ圧変化

亜酸化窒素の影響

- 麻酔中に亜酸化窒素（笑気）を用いていると，カフ内に亜酸化窒素が入り込んでカフ量が増加する．そのため，カフ圧が上昇し，カフが気管粘膜に加える圧も上昇する危険性がある．
- 動物およびヒトでの研究で，カフ外に亜酸化窒素が存在していると，カフ圧が急激に上昇することが確認されている（図7）[25, 26]．
- 亜酸化窒素使用中，高容量低圧カフのほうが，低容量高圧カフに比べ，カフ圧上昇は起こりやすいとされている[27, 28]．
- また，亜酸化窒素使用中のカフ圧の上昇により，カフが接触する気管粘膜に病理的変化が起こることが臨床的に確認されている[23, 26]．

亜酸化窒素不使用時のカフ圧変化

- 亜酸化窒素を使用していないときに気管挿管がされていると，時間が経つにつれて，カフ内の空気が減少し，カフ圧が低下していくことがある．そのため，陽圧換気中にカフ周囲からガス漏れが起こり，換気が不十分となる可能性がある．

カフ量調節法

理論

- 高容量低圧カフを用いた場合，臨床上，次の関係が成り立つ．

$$\text{カフ圧} \fallingdotseq \text{気管粘膜に加わる圧}$$

- 陽圧換気中にカフ周囲からの麻酔ガス漏れを防ぐには，単純にはカフ圧を最高気道内圧に保てば可能となる．そのため，次の方程式が成り立つ．

$$\text{カフ圧} \fallingdotseq \text{気管粘膜に加わる圧}$$
$$\fallingdotseq \text{最高気道内圧}$$

- 上記の式から，最高気道内圧は通常 20～25 cmH$_2$O の条件下で，ガス漏れを防ぐ最少のカフ量で膨らませておくと，理論上はカフ内圧は気道内圧と同程度になるはずであるので，カフが気管粘膜の血流を遮断する可能性は低いことになる．
- カフに注入する空気量が増えるに従ってカフ圧は上昇し，とくにカフ周囲のガス漏れを防ぐ量以上の空気が入ると，カフ圧の上昇の程度が急激に大きくなる[23,29,30]．
- そのため，気管挿管後，気道内圧を 20～25 cmH$_2$O 程度に保つ．その状態でカフを膨らませていき，カフ周囲から換気ガスが漏れなくなった時点の最少カフ量に調整するのがよい．
- この最少カフ量に空気を 1 mL 追加すると，カフ圧（すなわち粘膜に加わる圧）は急激に上昇するため，"念のためにもう 1 mL 追加"はしてはならない．
- 亜酸化窒素を用いずに陽圧換気をしていると，カフ量が減少してカフ周囲からガス漏れが出現することがあるため，ガス漏れがなくなるまで最小限のカフ量を追加する．
- 亜酸化窒素を用いている場合，麻酔中に時々カフ内のガスを抜いて，カフ圧を調整する必要がある．

"念のためにもう 1 mL 追加"はしてはならない

水による調節

- カフを空気の代わりに水（あるいは生理食塩水）で膨らませると，亜酸化窒素を用いた麻酔中であってもカフ圧の変化を防止できることが知られている[26,31,32]．たとえば，イヌにおいて気管挿管をし，カフを空気あるいは水で膨らませ，カフ圧と気管粘膜に与える影響を調べた研究[31]では，空気でカフを膨らませた場合，亜酸化窒素の使用 6 時間後にはカフ圧は 6 倍に上昇し，気管粘膜の炎症，拡張，そして組織壊死が認められた．一方，カフを水で膨らませた場合，亜酸化窒素使用 6 時間後にもカフ圧は変化せず，気管粘膜の病理学的変化はなかった，という結果が報告されている[31]．
- 亜酸化窒素を用いた麻酔中にカフを空気あるいは水で膨らませていた場合の術後の気道合併症を調べた臨床研究（対象 50 人）[26]では，カフを空気で膨らませていた場合，術後 24 時間に嗄声が認められたのは 75％であったが，水で膨らませていた場合には 20％，と有意に低かった，と報告されている．

また，抜管直後の気管支ファイバースコープによる検査では，カフ内空気群では全例でカフに接触していた気管粘膜の病理的変化を認めたが，カフ内水群では32%と有意に低かったことが判明している．

亜酸化窒素による調節
- 亜酸化窒素を用いた麻酔中に，亜酸化窒素でカフを膨らませるのも有効とされている[23, 33]．たとえば，カフを空気あるいは50%亜酸化窒素で膨らませてカフ圧変化と術後気道合併症の有無を調べた研究[23]では，カフを亜酸化窒素で膨らませた群のほうが水で膨らませた群に比べ，カフ圧の上昇は小さく，抜管後の気管粘膜の病理的変化は低かったことが確認されている．

❹ 気管チューブの適正な位置

a. 気管挿管の確認

- チューブが気管内にあることの確認法については，さまざまに報告されている（表2）．
- これらの確認法を複数用いる必要があるが，表2の②〜⑦に関してはチューブが誤って食道に入っていても陽性，すなわち気管挿管と誤判定してしまうことがある．

■ 呼気二酸化炭素濃度の確認

- 表2の中で，⑨の呼気二酸化炭素濃度波形の検出のみが確実な方法とされている．そのため，気管挿管中はカプノグラフィーを用い呼気二酸化炭素濃度波形を常に表示しておく必要がある．
- 呼気二酸化炭素濃度波形による確認が最も信頼性が高いが，まれに偽陽性，偽陰性の結果が出ることが知られている（表3）．
- 気管挿管をする場所においては呼気二酸化炭素濃度測定器（カプノグラフィー）を常備すべきであるが，病棟や院外ではない場合がある．その場合，最も信頼性の高い確認法は，⑧の吸引確認法であるとされている．

■ 吸引確認法

- 吸引確認法はWeeにより提唱された方法[34]で，20〜50 mLの注射器を気管チューブに接続し，注射器の内筒を引き，陰圧を続けるというものである．
- チューブが気管に正しく挿入されていると，気管内には空気が含まれているため，注射器

表2 気管挿管の確認法

①声帯の間にチューブが通過しているのを肉眼で確認
②胸郭が上下する
③両胸部の聴診で呼吸音が聴取できる
④上腹部の聴診では呼吸音が聴取できない
⑤呼気時に気管チューブの内面が曇る
⑥胸部を圧迫すると空気が気管チューブから出てくる
⑦頚部に指を置きながら気管チューブのカフを膨らませると，カフの膨らみを経皮的に感じることができる
⑧気管チューブに20〜50 mLの注射器を（コネクタを介して）接続し，陰圧を掛けると，すみやかに空気が戻ってくる
⑨呼気二酸化炭素濃度が連続的に検出される

表3 カプノグラフィーを用いた食道挿管検知の偽陽性および偽陰性

偽陽性	気管支痙攣 輪状軟骨部圧迫による気管チューブ圧迫 サンプリングチューブの閉塞 心肺停止状態
偽陰性	炭酸飲料の胃内残存

の中に容易に空気を吸い込むことが可能なはずである．一方，チューブが誤って食道内に挿入されていると，食道は虚脱しているため，注射器の内筒を引いても容易に空気が戻ってこず，陰圧の抵抗を感じるはずである，というのが原理である[34]．

- 麻酔の呼吸生理学で有名な Nunn は，注射器の代わりに手動の血圧計で使用する自動的に膨張するカフ（self inflating cuff）を用いるとよいと提唱した[35]．この Nunn のアイデアは，エアウェイチェッカーとして製品化されている（図8）．カフを握って内部の空気を抜いた状態でチューブを接続する．チューブが正しく気管に挿入されていると，カフは容易に膨らむが，食道内に誤挿入されていると，カフの膨らむ時間が遷延する．
- この食道挿管を発見するために用いられる注射器あるいはカフは食道挿管検知器（esophageal detector device）とよばれる．
- 注射器を用いた方法により，Wee は 100 人を 2 グループにランダム区分し，気管挿管と作為的に食道挿管を行った．注射器による検査により，気管挿管，食道挿管を全例間違いなく鑑別することが可能であったと報告している[34]．同様の結果が，Wee グループおよび他の研究者によっても報告されている[36-38]．
- 食道挿管検知器による判定は，注射器内筒を引くときの陰圧抵抗の有無や，カフ圧縮後の膨らむ速度を主観的に判定するため，徐々に空気が戻る場合，判定を誤る危険性がある[39-41]．
- 乳児では[40]，食道挿管になっていた場合でも，気管挿管と誤判定をする危険性がある，と報告されている．また病的肥満の症例では，気管挿管がされていても，食道挿管検知器を用いた検査で，高頻度に誤判定を下す危険性がある[41]．
- 陰圧の確認をするためには，注射器あるいはカフを気管チューブに隙間なく接続して，密閉状態にする必要がある．注射器やカフを直接気管チューブに接続することはできないため，接続を可能とする器具を常備しておく必要がある．簡便な器具としては，気管チューブに接続するL字管で，呼吸ガスのサンプリングチューブを接続できるものが流用できる．

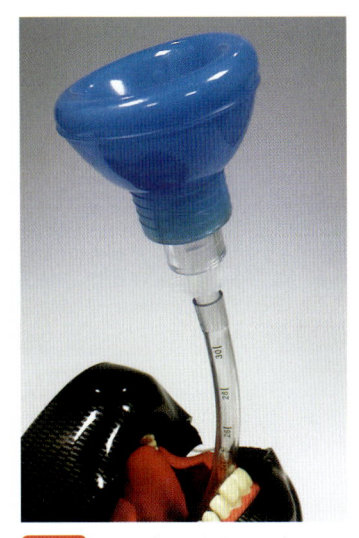

図8　エアウェイチェッカー
カフを握り内部の空気を抜いた状態でチューブに接続する．正しく挿管されていればカフは容易に膨らむ．食道挿管されているとカフが膨らむまで時間がかかる．
（画像提供：アイ・エム・アイ株式会社）

b．気管チューブの適正位置

■ 適正位置の重要性
- 気管チューブは気管内で浅すぎても，深すぎてもさまざまな問題が起こりうる．そのため，チューブが適正な位置にあることを確認する必要がある．
- チューブが浅すぎると，事故抜管，すなわち気管から抜け出す危険性が高くなる．また，カフが声門に位置し，声帯を損傷する危険性が高くなる．さらに，カフが声門直下に存在すると，反回神経麻痺を起こす危険性がある．
- チューブが深すぎると，チューブ先端が気管支に迷入し，片方の肺が換気されなくなってしまう．換気がされていない場合，その肺は無気肺になる危険性がある．

■ 適正位置の定義

成人の場合

- 気管チューブの適正な位置とは，上記のような問題が最も起こりにくい位置ということになる．
- 適正位置の条件は成人の場合，次のとおりとされている．
  ①気管チューブの先端が気管支分岐部より2 cm以上近位にあること．
  ②カフ近位端が声門より2 cm以上遠位にあること．
- 成人用気管チューブの先端からカフ近位端までは約8 cmあるため，カフの近位端を声門より2 cm遠位に位置させると，チューブ先端が声門から気管分岐部までの中央部に位置することになる．
- 多くの気管チューブでは，カフの近位端から2 cm手前に黒い線が引かれている（図2）．そのため，気管挿管時に，この黒い線の部位を声門に位置させることにより，一般的に適正な位置（カフの近位端が声門より2 cm遠位）になる．
- 西洋人の成人における研究では，男性ではチューブ先端から23 cm，成人女性では先端から21 cmの部位が上下歯列間に位置させるのが最適な位置である，との結果が出されている[42,43]．
- 西洋人に比べ比較的身長の低い東洋人では，当然ながら比較的短い距離（男性21〜22 cm，女性20〜21 cm）を適切な位置の目安とすべきである．

小児の場合

- 小児では，声門から気管分岐部までの距離は成長するにつれて急速に変化していく．そのため，成人のように声門から何cm，気管分岐部から何cmにチューブ先端があるべき，という目安は通用しない．
- 胸部聴診により，チューブ位置を決めるために，次のような簡易的な方法もある．
  ①気管挿管後，作為的にチューブを気管深くに挿入し，聴診で片方の胸での呼吸音が聴取できなくなるまで進める（作為的な気管支挿管）．
  ②換気ができていない側の胸部聴診をしながら，チューブをゆっくり抜いていく．呼吸音が聴取できるようになった時点で，チューブ先端が気管分岐部にあると判断する．
  ③推測される気管の長さの半分（通常1〜2 cm）をさらに抜去すると，チューブ先端が気管中央にくるようになるはずである．
- これらのチューブ固定位置の判断は目安のため，長期の気管挿管が予定されている場合には，胸部X線撮影あるいは気管支ファイバースコープで確認する必要がある．

> カフ近位端を声門から2 cm以上遠位に位置させる

⑤ 二腔性気管チューブ（ダブルルーメンチューブ）

a. 適応と歴史

- 二腔性気管チューブ（ダブルルーメンチューブ，double-lumen tube）（図9）は，分離肺換気を行う際に使用する特殊なチューブである．

- 歴史的にはダブルルーメンチューブは一側肺機能を検査する（bronchospirometry）ための器具であり，覚醒している患者で左肺および右肺の肺活量などを測定していた．一側の肺機能は，1932年に金属製で二腔性の気管支鏡を用いて測定できることが示され[44]，1930年代末に，細いカテーテル2本を気道内に挿入して測定できるようになった[45]．

- 現在のダブルルーメンチューブの原型はスウェーデンの耳鼻科医Carlensにより作製され，1949年に報告されている[46]．

- Carlensの作製したダブルルーメンチューブ（カーレンスチューブ）の特徴として，短いチューブの先端付近にフックが付いており，挿入すると，このフックが気管分岐部に嵌まり，位置が安定する点があげられる[46]．

- 1950年ごろから全身麻酔中の分離肺換気に，カーレンスチューブが流用されるようになった[47]．全身麻酔中の分離肺換気は，はじめは肺切除の際に病側肺の膿などが健常肺に流れ込むのを阻止するのを目的に使用された[47]．そして，後に円滑な手術や有効な肺換気のために分離肺換気をする目的も追加され，今に至っている．

- カーレンスチューブの先端は左気管支に挿入する構造になっている．そのため，左主気管支切断術の場合，チューブを気管まで抜去する必要があった．1960年にWhiteが右主気管支に挿入できるチューブ（ホワイトチューブ）を開発した[48]．

- 1962年にRobertshawはカーレンスチューブよりも内腔の大きいダブルルーメンチューブの作製に成功している[49]．また，カーレンスチューブの特徴である短いチューブ先端付近のフックも取り除いている．ロバートショウチューブは左主気管支挿入用と右主気管支用の2種類が作製された[49]．このチューブの基本構造が現在では主流となっている．

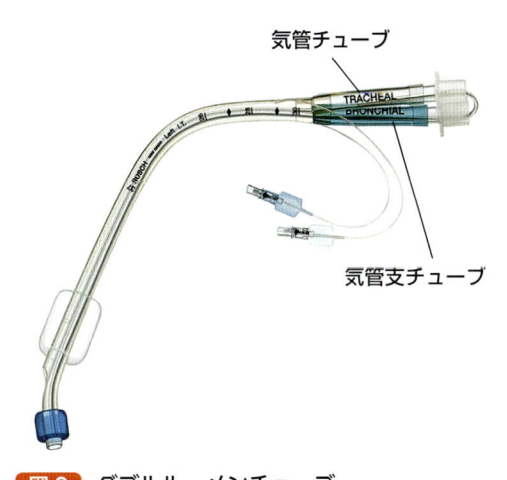

図9 ダブルルーメンチューブ
分離肺換気を行う際に使用する特殊なチューブ．
（画像提供：東レ・メディカル株式会社）

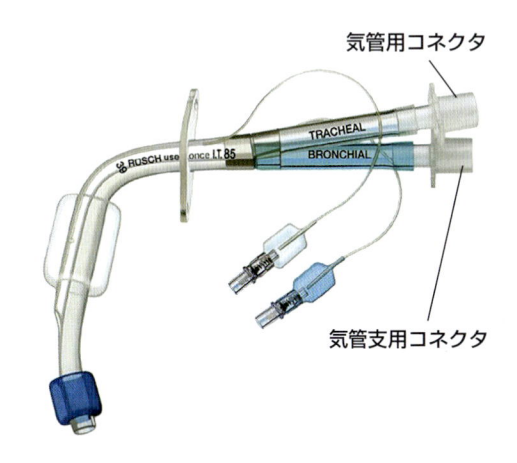

図10 気管切開口用ダブルルーメンチューブ
（画像提供：東レ・メディカル株式会社）

b. 構造

- ダブルルーメン気管チューブの基本構造は，チューブを2本接合した構造になっている（図9）．2本のチューブのうち1本が少し長く，その長いほうのチューブ先端を気管支に，そしてもう1本のチューブ先端を気管内に位置するように挿入することにより，左右肺の換気を分離して換気（分離肺換気）することが可能となる．
- ダブルルーメンチューブは，右用と左用があり，それぞれ右気管支と左気管支にチューブの先端を挿入する構造になっている．
- ダブルルーメンチューブは経口用のみならず，気管切開口からの挿入用の器具も存在している（図10）．

c. 性能

- ダブルルーメンチューブにより分離肺換気を確実に行うには，目的とする正しい位置に器具が挿入されている必要がある．
- チューブを喉頭鏡のみで挿入し，胸部聴診で確認しても，正しい位置にないことが多い[50,51]．そのため，気管支ファイバースコープを用いて位置を確認する必要があるとされている[50,51]．
- ダブルルーメンチューブは左用が右用に比べてより高頻度に用いられている．その理由の一つとして，右の上葉気管支が左に比べて気管分岐部からより近い位置から分岐しているため，チューブ先端により閉塞される危険性が高いからである[50,52]．そのため，右主気管支を切断する手術の場合や，左主気管支に病変がある以外では左用チューブを用いるようにすべきとされている[50]．
- ダブルルーメンチューブの小児での使用では，適正サイズの選択がより困難となる．また，乳幼児では気道の内腔が狭いため，十分な換気を保つことが困難となりうる．乳幼児では気管支ブロッカーチューブがよりよい適応となる[53]．

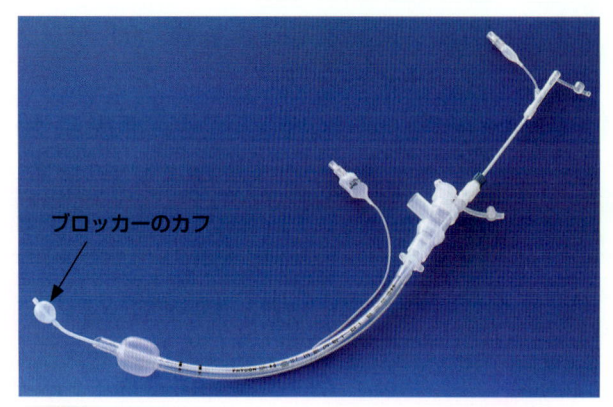

図11 気管支ブロッカー（通常気管チューブに挿入中）
ブロッカーチューブ先端のカフを膨らませて，一側の気管支をブロックする．

❻ 気管支ブロッカーチューブ

a. 適応と歴史

- 気管支ブロッカーチューブ（bronchial blocker tube）（図11）は，一側の気管支を閉塞（ブロック）することにより，閉塞させた気管支以遠の肺以外の肺で換気するために用いる．
- 歴史的には，Magillが1936年に，通常気管チューブ内を通してカフ付きの細いチューブを通過させて気管支をブロックさせたことに

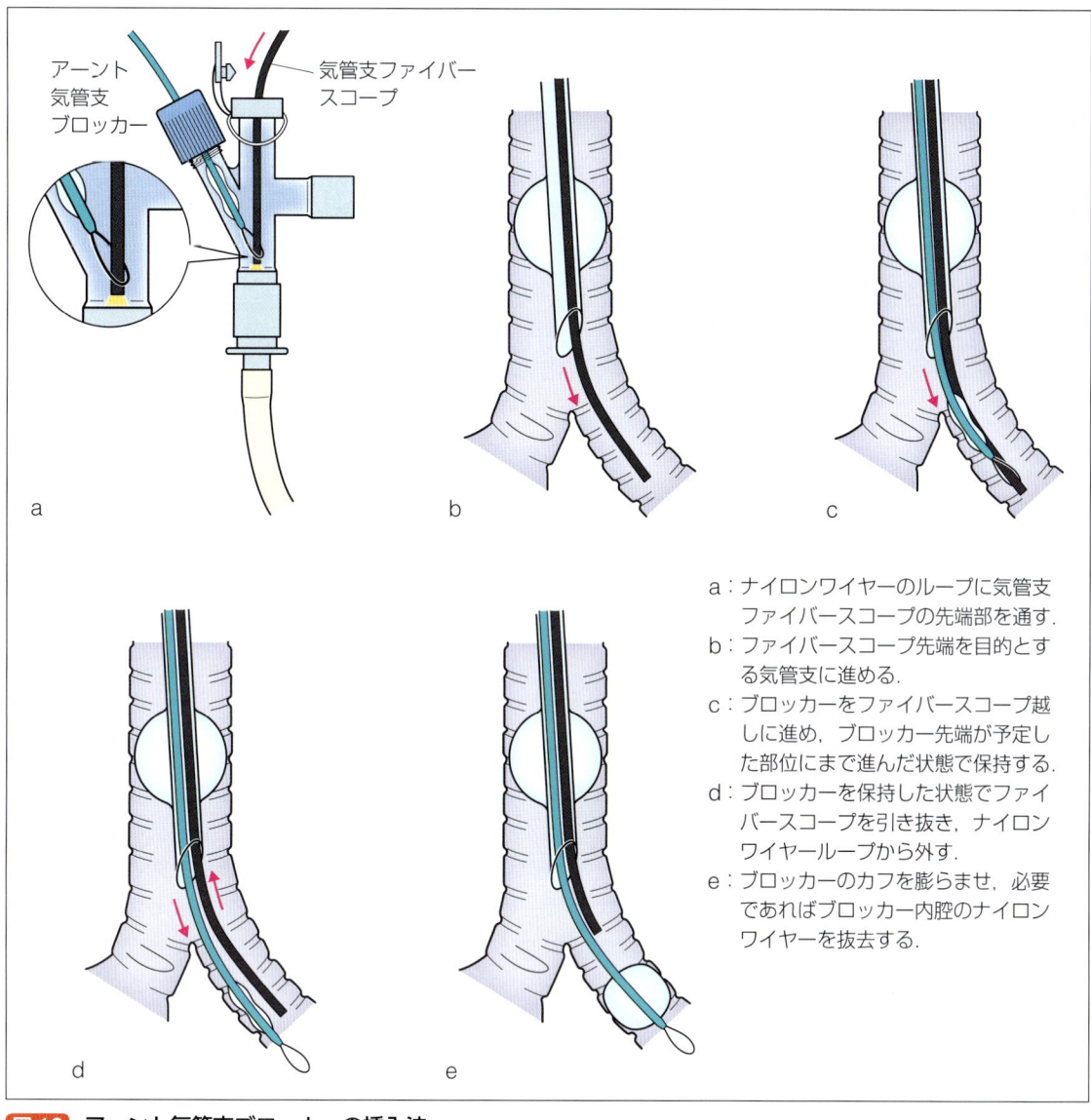

図12 アーント気管支ブロッカーの挿入法

a：ナイロンワイヤーのループに気管支ファイバースコープの先端部を通す．
b：ファイバースコープ先端を目的とする気管支に進める．
c：ブロッカーをファイバースコープ越しに進め，ブロッカー先端が予定した部位にまで進んだ状態で保持する．
d：ブロッカーを保持した状態でファイバースコープを引き抜き，ナイロンワイヤーループから外す．
e：ブロッカーのカフを膨らませ，必要であればブロッカー内腔のナイロンワイヤーを抜去する．

始まる[54]．その後は気管支を閉塞させるための専用の器具は存在せず，フォガティ（Fogarty）カテーテルなどの動脈塞栓除去用カテーテルが流用されていた[55]．あるいは単純に，通常気管チューブを病側の反対側の気管支に作為的に挿入して換気をしていた[56,57]．
- 1986年にNazariらが気管支ブロッカー専用の器具について報告している[58]．

b．構造と性能

- 気管支ブロッカーの基本構造は，プラスチック製の細いチューブ先端付近にカフの付いたものである[59]．ブロッカーチューブの先端を希望する気管支内

- に挿入し，カフを膨らませることにより，その気管支を閉塞させることが可能となる．またブロッカーチューブには中腔があり，それを介して吸引，あるいは酸素の投与をすることが可能である．
- 気管支ブロッカーチューブを挿入することにより，目的とする肺野の換気を防ぐことが可能であるが，他の肺野の換気は不可能である．そのため，ブロッカーとともに，気管チューブの挿入も必要となる．
- 気管支ブロッカーチューブを目的とする気管支に挿入するためには，気管支ファイバースコープによる観察下に行う必要がある．通常気管チューブやダブルルーメンチューブのように，ファイバースコープをチューブ内に挿入して誘導することは不可能である．そのため，ブロッカーチューブの横から挿入したファイバースコープの観察下にブロッカーチューブを進める必要がある．アーント（Arndt）気管支ブロッカーはこの問題を減らすために開発された．
- 乳幼児では現在においても，フォガティカテーテルなどの流用が有効な方法の一つとされている[60-62]．

■アーント気管支ブロッカー

- アーント気管支ブロッカー[63]は，アメリカの Arndt により 1999 年に報告された器具である．
- アーント気管支ブロッカーの特徴は，気管支ブロッカーの内腔にナイロン製のワイヤーが入っており，ブロッカーの先端から出たところでループを作っていることである．このループを利用することにより，気管支ファイバースコープでブロッカーを誘導することが可能となる．誘導法を図12に示す．
- アーント気管支ブロッカーの欠点は，ブロッカーを目的とする場所に位置づけた後に内部のナイロンワイヤーを抜去すると，再びワイヤーをブロッカー内に通すことができないことである．そのため，麻酔中にブロッカーの位置がずれた場合，ワイヤーを利用して位置の再調整はできない．

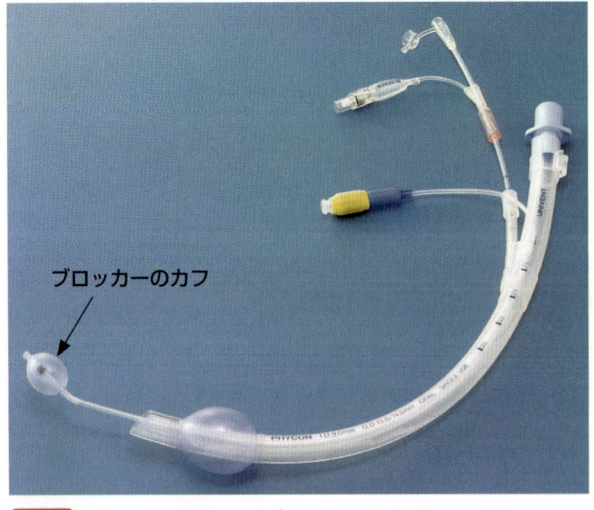

■ユニベントチューブ

- ユニベントチューブ（Univent tube）（図13）[64]は，Inoue により開発された器具で，構造的に気管支ブロッカーを内蔵した気管チューブである．そのため，この器具単独で分離肺換気が可能となった．
- ユニベントチューブは盲目的に進めても成功率は低い[65]ため，気管支ファイバースコープガイド下に挿入すべきである．その一般的な挿入法は次のとおりである．
①ユニベントチューブを気管内に挿入する．

図13 ユニベントチューブ
気管支ブロッカーを内蔵している．この器具単独で分離肺換気が可能．

②気管支ファイバースコープをユニベントチューブの換気チューブ内に挿入し，気管および気管分岐部を確認する．
③気管支ファイバースコープ観察下に，目的とする気管支にブロッカーを進める．
④ブロッカーのカフを膨らませ，分離肺換気が可能であることを確認する．
- ユニベントチューブとダブルルーメンチューブの性能を比較した研究によると[66]，分離肺換気の性能は同等であったが，ユニベントチューブのほうが術中にブロッカーがずれることが多かったと報告されている．

(浅井　隆)

文献

1) Dorsch JA, Dorsch SE. Tracheal tubes and associated equipment. In: Understanding Anesthesia Equipment. 5th ed. Philadelphia: Lippincott Williams & Wilkins; 2008. p. 561-628.
2) Murphy FJ. Two improved intratracheal catheter. Anesth Analg 1941; 20: 102-5.
3) Forestner JE. Frank J. Murphy, M.D., C.M., 1900-1972: His life, career, and the Murphy Eye. Anesthesiology 2010; 113: 1019-25.
4) Yamakage M, et al. Usefulness of Endoflex endotracheal tube for oral and nasal tracheal intubations. Eur J Anaesthesiol 2009; 26: 661-5.
5) Phua D, et al. Use of the Endoflex endotracheal tube as a stylet-free alternative in Glidescope intubations. Can J Anaesth 2008; 55: 473-4.
6) 浅井　隆．挿管困難症例における気管チューブの選択．日臨麻会誌 2011; 31: 440-9.
7) Mencke T, et al. Laryngeal morbidity and quality of tracheal intubation: A randomized controlled trial. Anesthesiology 2003; 98: 1049-56.
8) Kikura M, et al. Age and comorbidity as risk factors for vocal cord paralysis associated with tracheal intubation. Br J Anaesth 2007; 98: 524-30.
9) Elwood T, et al. Nasotracheal intubation: A randomized trial of two methods. Anesthesiology 2002; 96: 51-3.
10) Seo KS, et al. A new technique to reduce epistaxis and enhanced navigability during nasotracheal intubation. Anesth Analg 2007; 105: 1420-4.
11) Webb CA. Hazard of reinforced tracheal tubes. Anaesthesia 1994; 49: 918-9.
12) Singh B, et al. Reinforced orotracheal tube obstruction: Pharyngeal or oral? Anesth Analg 1994; 79: 193-4.
13) Ring WH, et al. A new pediatric endotracheal tube. Anesth Analg 1975; 54: 273-4.
14) Hermens JM, et al. Anesthesia for laser surgery. Anesth Analg 1983; 62: 218-29.
15) Asai T. Burn in the mouth during oral laser surgery. Anaesthesia 1997; 52: 806-7.
16) Asai T. Kinking and breakage of the Rusch Lasertube. J Anesth 2012; 26: 644-5.
17) Stout DM, et al. Correlation of endotracheal tube size with sore throat and hoarseness following general anesthesia. Anesthesiology 1987; 67: 419-21.
18) Khine HH. Comparison of cuffed and uncuffed endotracheal tubes in young children during general anesthesia. Anesthesiology 1997; 86: 627-31.
19) Dorsey DP, et al. Perioperative use of cuffed endotracheal tubes is advantageous in young pediatric burn patients. Burns 2010; 36: 856-60.
20) Weiss M, et al. Prospective randomized controlled multi-centre trial of cuffed or uncuffed endotracheal tubes in small children. Br J Anaesth 2009; 103: 867-73.
21) Weiss M, et al. Shortcomings of cuffed paediatric tracheal tubes. Br J Anaesth 2004; 92: 78-88.
22) Friman L, et al. Stenosis following tracheostomy. A quantitative study of long term results. Anaesthesia 1976; 31: 479-93.

23) Tu HN, et al. Nitrous oxide increases endotracheal cuff pressure and the incidence of tracheal lesions in anesthetized patients. Anesth Analg 1999; 89: 187–90.
24) Asai T, Shingu K. Leakage of fluid around high-volume, low-pressure cuffs. A comparison of four tracheal tubes. Anaesthesia 2001; 56: 38–42.
25) Bernhard WN, et al. Physical characteristics of and rates of nitrous oxide diffusion into tracheal tube cuffs. Anesthesiology 1978; 48: 413–7.
26) Combes X, et al. Intracuff pressure and tracheal morbidity: Influence of filling with saline during nitrous oxide anesthesia. Anesthesiology 2001; 95: 1120–4.
27) Mehta S. Effects of nitrous oxide and oxygen on tracheal tube cuff gas volumes. Br J Anaesth 1981; 53: 1227–31.
28) Kim JM, et al. Laboratory evaluation of low-pressure tracheal tube cuffs: Large-volume v. low-volume. Br J Anaesth 1985; 57: 913–8.
29) MacKenzie, et al. A study of inflatable cuffs on endotracheal tubes. Pressures exerted on the trachea. Br J Anaesth 1976; 48: 105–10.
30) Patel RI, et al. Effects of nitrous oxide on pressure changes of tracheal tube cuffs following inflation with air and saline. Anaesthesia 1983; 38: 44–6.
31) Patel RI, et al. Tracheal tube cuff pressure. Changes during nitrous oxide anaesthesia following inflation of cuffs with air and saline. Anaesthesia 1984; 39: 862–4.
32) Ahmad NL, Norsidah AM. Change in endotracheal tube cuff pressure during nitrous oxide anaesthesia: A comparison between air and distilled water cuff inflation. Anaesth Intensive Care 2001; 29: 510–4.
33) Raeder JC, et al. Tracheal tube cuff pressures. The effects of different gas mixtures. Anaesthesia 1985; 40: 444–7.
34) Wee MY. The oesophageal detector device. Assessment of a new method to distinguish oesophageal from tracheal intubation. Anaesthesia 1988; 43: 27–9.
35) Nunn JF. The oesophageal detector device. Anaesthesia 1988; 43: 804.
36) Wee MY, Walker AK. The oesophageal detector device. An assessment with uncuffed tubes in children. Anaesthesia 1991; 46: 869–71.
37) Williams KN, Nunn JF. The oesophageal detector device. A prospective trial on 100 patients. Anaesthesia 1989; 44: 412–4.
38) Donahue PL. The oesophageal detector device. An assessment of accuracy and ease of use by paramedics. Anaesthesia 1994; 49: 863–5.
39) Baraka A, et al. Efficacy of the self-inflating bulb in differentiating esophageal from tracheal intubation in the parturient undergoing cesarean section. Anesth Analg 1997; 84: 533–7.
40) Haynes SR, Morton NS. Use of the oesophageal detector device in children under one year of age. Anaesthesia 1990; 45: 1067–9.
41) Lang DJ, et al. Efficacy of the self-inflating bulb in confirming tracheal intubation in the morbidly obese. Anesthesiology 1996; 85: 246–53.
42) Owen RL, Cheney FW. Endobronchial intubation: A preventable complication. Anesthesiology 1987; 67: 255–7.
43) Patel N, et al. Estimation of the correct length of tracheal tubes in adults. Anaesthesia 1993; 48: 74–5.
44) Jacobaeus HC, et al. Some attempts at determining the volume and function of each lung separately (bronchospirometry). Acta Med Scandinav 1932; 79: 174–215.
45) Gebauer PW. A catheter for bornchospirometry. J Thorac Surg 1939; 8: 674–84.
46) Carlens E. A new flexible double-lumen catheter for bronchospirometry. J Thorac Surg 1949; 18: 742–6.
47) Bjork VO, et al. Endobronchial anesthesia. Anesthesiology 1953; 14: 60–72.
48) White GM. A new double lumen tube. Br J Anaesth 1960; 32: 232–4.
49) Robertshaw FL. Low resistance double-lumen endobronchial tubes. Br J Anaesth 1962; 34: 576–9.
50) Benumof JL, et al. Margin of safety in positioning modern double-lumen endotracheal

tubes. Anesthesiology 1987; 67: 729-38.
51) Klein U, et al. Role of fiberoptic bronchoscopy in conjunction with the use of double-lumen tubes for thoracic anesthesia: A prospective study. Anesthesiology 1998; 88: 346-50.
52) McKenna MJ, et al. Right upper lobe obstruction with right-sided double-lumen endobronchial tubes. A comparison of two tube types. J Cardiothorac Anesth 1988; 2: 734-40.
53) Hammer GB, et al. Methods for single-lung ventilation in pediatric patients. Anesth Analg 1999; 89: 1426-9.
54) Magill IW. Anaesthesia in Thoracic Surgery, with Special Reference to Lobectomy: (Section of Anaesthetics). Proc R Soc Med 1936; 29: 643-53.
55) Rao CC, et al. One-lung pediatric anesthesia. Anesth Analg 1981; 60: 450-2.
56) Bonica JJ, Hall WM. Endobronchial anesthesia for intrathoracic surgery. Anesthesiology 1951; 12: 344-65.
57) Brown CR. Postpneumonectomy empyema and bronchopleural fistula--Use of prolonged endobronchial intubation: A case report. Anesth Analg 1973; 52: 439-41.
58) Nazari S, et al. Selective bronchial intubation for one lung anaesthesia in thoracic surgery. A new method. Anaesthesia 1986; 41: 519-26.
59) Campos JH. An update on bronchial blockers during lung separation techniques in adults. Anesth Analg 2003; 97: 1266-74.
60) Asai T, et al. Insertion of a Fogarty catheter through an endotracheal tube for one-lung ventilation: A new method. Anesthesiology 2000; 93: 909.
61) Chengod S, et al. Selective left bronchial intubation and left-lung isolation in infants and toddlers: Analysis of a new technique. J Cardiothorac Vasc Anesth 2005; 19: 636-41.
62) Asai T, et al. Use of the laryngeal mask for placement of a bronchial blocker in children. Acta Anaesthesiol Scand 2000; 44: 767-9.
63) Arndt GA, et al. One-lung ventilation when intubation is difficult--presentation of a new endobronchial blocker. Acta Anaesthesiol Scand 1999; 43: 356-8.
64) Inoue H. New-style Univent with a light source on the blocker. J Cardiovasc Surg 1993; 34: 249-50.
65) MacGillivray RG. Evaluation of a new tracheal tube with a movable bronchus blocker. Anaesthesia 1988; 43: 687-9.
66) Campos JH, et al. Comparison of a modified double-lumen endotracheal tube with a single-lumen tube with enclosed bronchial blocker. Anesth Analg 1996; 83: 1268-72.

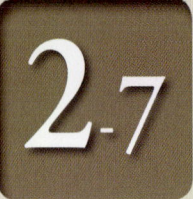

2-7 声門上器具による気道確保と気管挿管

❶ 声門上器具の区分

- 声門上器具は，狭義の声門上器具と食道閉鎖式器具の2種類に大別される．狭義の声門上器具はさらに咽頭プラグ式エアウェイと喉頭マスクに区分できる．ラリンジアルマスクやラリンジアルチューブ，そしてコンビチューブを含め，さまざまな種類の声門上器具が開発されている（**表1**）[1]．

a. 咽頭プラグ式エアウェイ

- 咽頭プラグ式エアウェイは，声門より頭側に換気チューブを位置させ，口腔・咽頭内のチューブ周囲の隙間に"栓（プラグ）"をすることにより，換気ガスが漏れるのを防ぐ器具である．
- 初期の咽頭プラグ式器具として，1930年代に開発されたpharyngeal bulb gasway[2]がある．当時の技術的問題から，細い金属チューブに固いゴム製の栓が付けられたものであったため，チューブ周囲の隙間を適切に埋めることができないことが多かった．そのため，上気道閉塞や器具周囲からの麻酔ガス漏れが起こりやすいという問題があった．
- 1990年代になってからコパ（カフ付口咽頭エアウェイ〈cuffed oropharyngeal

表1 主な声門上器具

咽頭プラグ式エアウェイ	・コパ（製造中止） ・コブラエアウェイ
喉頭マスク	・ラリンジアルマスク 　　クラシック 　　プロシール 　　フレキシブル 　　ファーストラック 　　ユニーク 　　スプリーム 　　C-トラック（国内未発売） ・air-Q ・i-gel ・SLIPA
食道閉鎖式エアウェイ	・esophageal obturator airway (EOA) ・esophageal gastric tube airway (EGTA) ・コンビチューブ（esophageal tracheal combitube） ・ラリンジアルチューブ 　　ラリンジアルチューブ 　　ラリンジアルチューブサクションⅡ

（浅井 隆．臨床麻酔 2011；35：517-23[1] より一部変更）

airway：COPA〉，2013年現在製造中止)[3]やコブラエアウェイ[4,5]などが開発された．新たな素材を用いていても，上気道閉塞の是正のために，位置調整や下顎挙上の保持がしばしば必要，という欠点がある．そのため，咽頭プラグ式エアウェイが普及する可能性は低いといわざるをえない．

■ コブラエアウェイ

- コブラエアウェイ（CobraPLA）（図1）は咽頭プラグ式エアウェイの一つである．CobraPLAのPLAはperilaryngeal airwayの略である．ポリ塩化ビニル製で，単回使用品である．
- コブラエアウェイは，換気チューブの先端に，下咽頭に挿入する先端部と，その近位部にあるカフで構成されている．先端部は独特の形状をしており，換気孔には柵状のスリットが入っている．
- コブラエアウェイの性能は，ラリンジアルマスクに比べ，全体として劣るといわざるをえない．たとえば，ラリンジアルマスクに比べ，挿入はより困難で，術後の気道合併症の発生率も高い[4,5]．また，誤嚥の危険性が高いとの指摘もあるため，注意を要する[6]．

b. 喉頭マスク

- 喉頭マスクは，喉頭をマスクで覆うことにより換気を可能とする器具で，その代表例がラリンジアルマスクである．

■ ラリンジアルマスク

- ラリンジアルマスク（laryngeal mask airway：LMA）（図2）は1981年にイギリスのBrainにより発明された器具で，1983年に初めて報告された[7]．その数年後の1987年にイギリスで，翌1988年に日本で臨床使用が可能となっている[8]．
- ラリンジアルマスクは，咽頭プラグ式器具のように咽頭で栓をする構造ではない．原理として，マスクが喉頭を包み込むことにより，換気を可能としている．そのため，喉頭（larynx）を覆うマスクという意味で，ラリンジアルマスクという名称が付けられた[9,10]．
- ラリンジアルマスクはクラシック，プロシール，フレキシブル，ファーストラック，ユニーク，スプリームなどの数種類がある（図3）．
- Brainの発明したラリンジアルマスクの基本構造の特許が切れたため，類似品が各社から発売されるようになった．これらの類似器具の性能は，Brainのラリンジアルマスクとは違う可能性があり，類似品でオリジナルの性能を

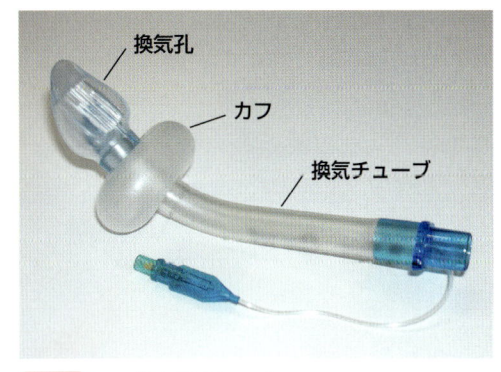

図1 コブラエアウェイ
ラリンジアルマスクより挿入が困難．

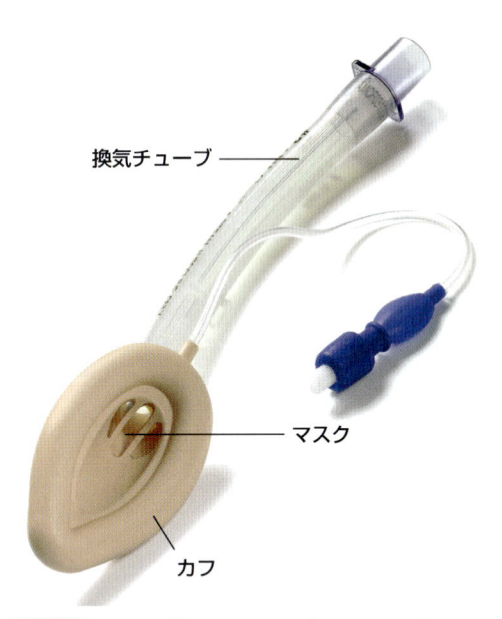

図2 ラリンジアルマスク（クラシック）
マスクが喉頭を包み込むことにより換気を可能にする．

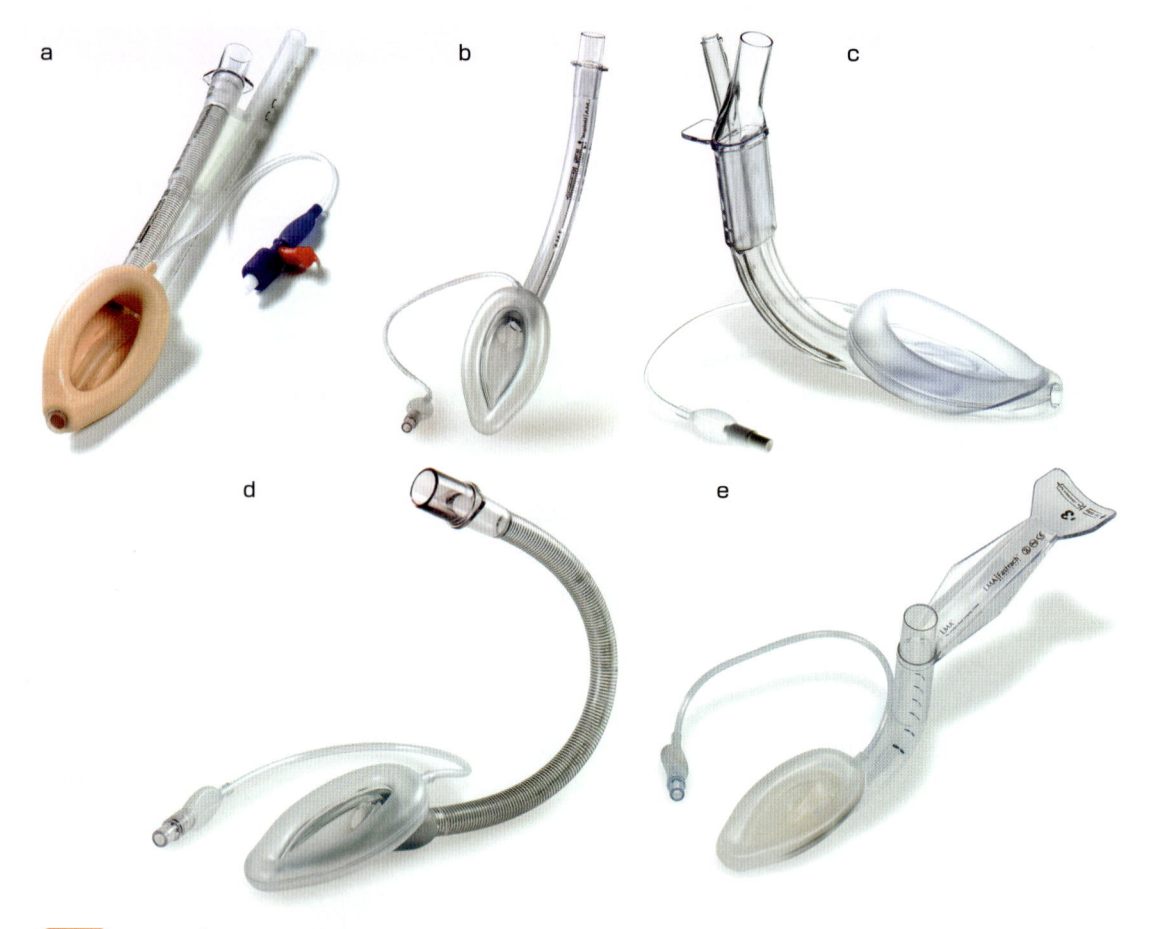

図3 ラリンジアルマスクファミリー
a：プロシール，b：ユニーク，c：スプリーム，d：フレキシブル SU（シングルユース），e：ファーストラック SU．
（画像提供：泉工医科工業株式会社）

超えるものはない．
- ラリンジアルマスクの性能が従来までの咽頭プラグ式エアウェイに比べ，ずば抜けて良いことは疑いがない．ラリンジアルマスクの臨床への導入により，気道確保全体を見直させるくらいの影響を及ぼし続けてきたといえる[8]．
- ラリンジアルマスクに対する関心の高さは，これまで数千枚の論文が出されていることから明らかである．また，この器具のみに関する書籍も数冊出版されている[8, 11-14]．

■ i-gel
- i-gel（図4）は喉頭マスクのカテゴリーに入る器具で，パキスタン出身でイギリス在住の Nasir により発明され，2005年に最初の論文報告を行っている[15, 16]．
- i-gel はラリンジアルマスクと一見似ているが，まったく違った発想に基づ

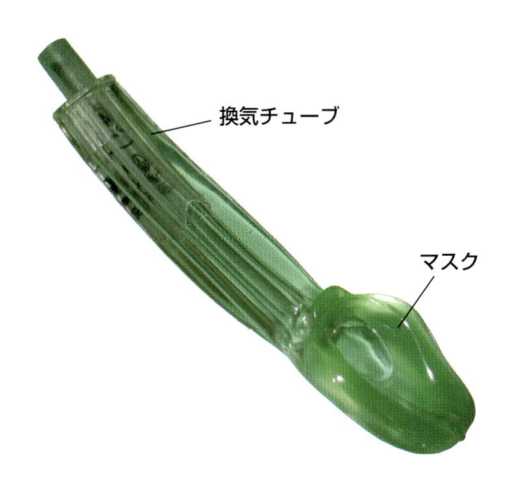

図4 i-gel
ラリンジアルマスクと一見似ているが，まったく違う発想に基づいている．

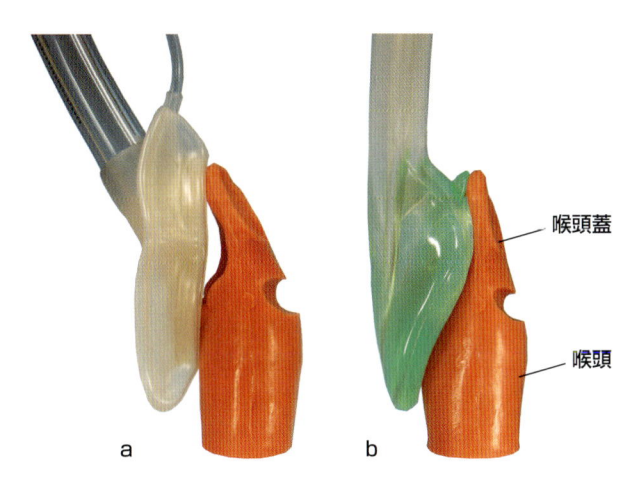

図5 ラリンジアルマスク（a）と i-gel（b）
i-gel は喉頭の形に基づいて作られているため，カフ構造を用いずに有効な換気が得られる．

いて作製されている[16]．ラリンジアルマスクは喉頭を包み込む構造になっている．そのため，カフを膨らませて喉頭を包み込む必要がある（図5a）．

- 一方，i-gel は喉頭の形に基づいて作られている．そのため挿入すると，柔らかいゴム様物質でできたマスク辺縁が喉頭に密着し，カフ構造を使うことなく有効な換気を行うことが可能となる（図5b）[16]．

SLIPA

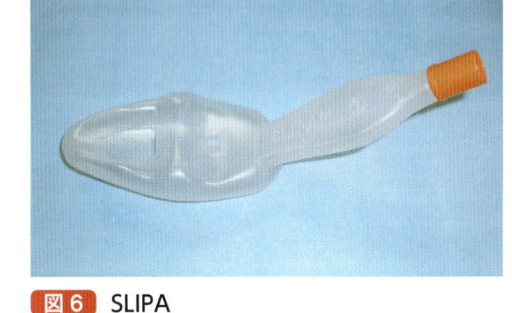

- SLIPA（図6）はイギリスの Miller が発明した喉頭マスクで，2002年に最初の論文報告をしている[17]．
- SLIPA は Streamlined Liner of the Pharynx Airway の略である．イギリスの発明者 Miller は，器具の形状が履物のスリッパに似ているのでこの名称にしたとしている[17]．
- SLIPA は内部が空洞のプラスチック製で，咽頭が膨らんだときの形状をなしている．SLIPA を挿入すると，本体の2つの孔が声門に向き合う．またカフ構造はないため，i-gel 同様，挿入後すぐに換気が可能となる．
- SLIPA の特徴は，仮に胃液などが食道から逆流してきても，空洞である本体内部に貯留するため，誤嚥の危険性を低くできるとされている点である．この機能が実際の臨床でどのくらい有用かは不明である．
- 他の声門上器具との性能を比較した研究は少ないが，挿入の容易度や換気の可否はラリンジアルマスクと比較して同等と報告されている[18,19]．
- ラリンジアルマスクのクラシックと比較して，陽圧換気時に胃内に換気ガスを押し込んでしまう危険性が高いと報告されている[20]．また，素材が比較的固いため，挿入により咽頭組織を損傷させる頻度も高いとされている[20]．

図6 SLIPA
内部が空洞のプラスチック製で咽頭がふくらんだときの形状をしている．

C. 食道閉鎖式エアウェイ

- 食道閉鎖式エアウェイは心肺蘇生時の気道確保器具として開発された．基本構造として，器具の遠位部を食道上部に挿入して換気を可能にする．

歴史的背景

- 食道閉鎖式エアウェイの最も初期のものは，1968年に報告された mouth-to-lung airway とよばれる器具である[21]．これは，口対口（mouth-to-mouth）蘇生のときに使用し，胃内に換気ガスが誤って入るのを阻止する目的のために don Michael により開発された[21]．
- 先端が盲端となったチューブの先端付近にカフが付けられており，チューブの先端を食道に挿入し，カフで食道を閉鎖して胃内へのガスの注入を防ぐ構造になっている．挿入された際に口腔・咽頭内に位置する部位のチューブの側面にいくつかの孔が付けられており，チューブ近位端から蘇生者が呼気を注入し，これらの孔を介して換気を試みる．口腔からのガス漏れは，口を覆うマウスガードとよばれるもので阻止する．
- この器具の性能を調べた研究はないが，胃内へのガス誤注入は阻止できたとしても，口腔からのガス漏れを防ぐのは困難だったといわれている．
- 1970年初頭に，mouth-to-lung airway を開発した don Michael が改良を加え，esophageal obturator airway（EOA）を開発した．基本的な改良点として，mouth-to-lung airway の口を覆うマウスガードをフェイスマスクに変えたことである[22,23]．
- esophageal obturator airway を訳すと「食道閉鎖式エアウェイ」となり，これが，このカテゴリー名の由来になっている．
- esophageal obturator airway は心肺蘇生時の使用器具として1973年に American CPR Committee により[24]，そして1979年に American Heart Association により認定された[25]．
- esophageal obturator airway のチューブ先端付近にはカフが付いており，これを膨らませることにより食道内への換気ガスの流入を阻止する構造になっている．
- esophageal obturator airway では，器具の一部であるフェイスマスクを顔に密着させることが困難で，口腔からのガス漏れが多いという問題があった[26]．

図7 コンビチューブ
①咽頭カフ，②換気孔，③先端カフ（食道用），④先端カフ用パイロットバルーン，⑤咽頭カフ用パイロットバルーン，⑥コネクタ．
（画像提供：日本コヴィディエン株式会社）

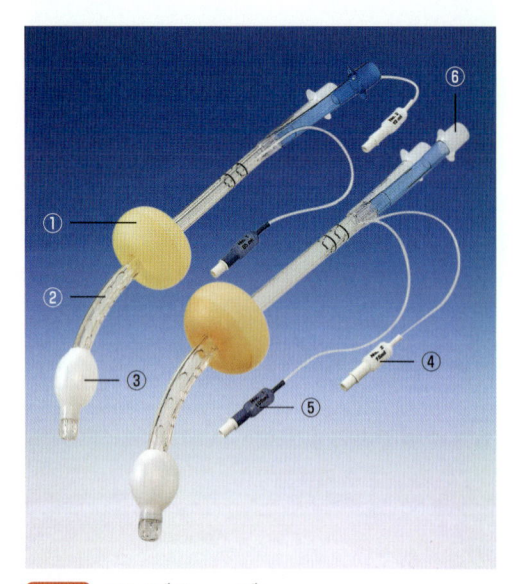

コンビチューブ

- コンビチューブ（Combitube）（図7）は，1980年代後半にオーストリアの Frass により開発された器具である[27,28]．

- コンビチューブは，esophageal obturator airwayのフェイスマスク部をなくし，口腔内でカフを膨らませる，咽頭プラグ式器具の様式になっている．
- コンビチューブの特徴は，2本のチューブで構成されていることである．"食道用（esophageal）"と"気管用（tracheal）"の2本のチューブの組み合わせ（combination）になっているため，esophageal-tracheal combitube（ETC）とよばれている．チューブは長短2本のチューブが接合された構造になっており，2本のチューブ近位端にそれぞれ接続コネクタが付いている[27]．
- コンビチューブは通常，盲目的に挿入する．多くの場合，長いほうのチューブは食道に挿入される．短いチューブの側面で，両カフ間には換気孔がいくつか付けられている．そのため，短いほうのチューブ手前のコネクタに換気装置を接続して換気を行う．
- 一方，頻度は低いが，チューブ先端が気管に挿入されることがある．その場合，長いほうのチューブを介して換気を行う[27, 28]．

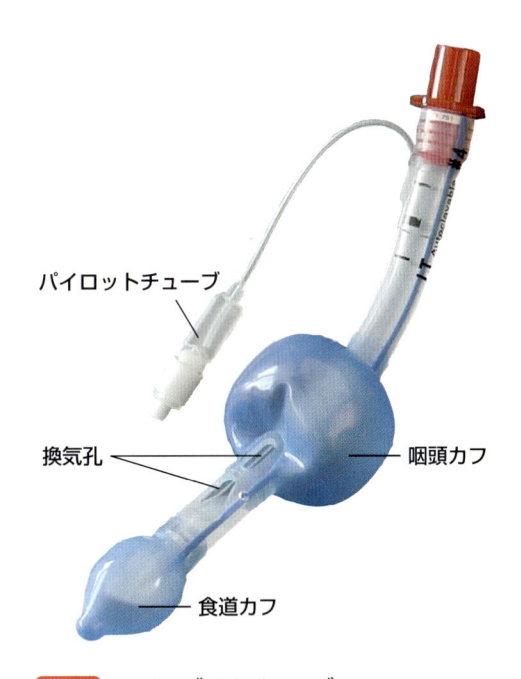

図8　ラリンジアルチューブ
周辺組織に加わる圧はコンビチューブのカフによる圧より低い．

ラリンジアルチューブ

- ラリンジアルチューブ（laryngeal tube）（図8）は，ドイツの製造会社の社長であるBertramにより開発された器具である．
- ラリンジアルチューブの換気チューブはコンビチューブと違い，1本のみである．カフはコンビチューブと違って柔らかい素材を用いている．また，2つのカフは1本のパイロットチューブにより膨らませることが可能である[29]．
- ラリンジアルチューブのカフが周辺組織に加える圧は，コンビチューブのカフによる圧より低く，組織内毛細血管を虚脱させない程度の圧である[30, 31]．
- ラリンジアルチューブの麻酔中の性能としては，ラリンジアルマスクのクラシックと同程度である[32]．ラリンジアルチューブの欠点として，術中に位置の調整が必要となる頻度がラリンジアルマスクのプロシールに比べて高いことが報告されている[33]．

❷ 各声門上器具の適応症例と性能

- 声門上器具は現在，ラリンジアルマスクをはじめ，さまざまな種類の器具が発売されている．これらはそれぞれいくつかの違う機能をもっているが，適応は基本的に同じである．ただし，全身麻酔中の使用と心肺蘇生時の使用とでは，より適切な声門上器具のカテゴリーに違いがある．

a. 全身麻酔中の使用

- 全身麻酔中の声門上器具は，主にラリンジアルマスクやi-gelなどの喉頭マスクが用いられる．
- 英国圏では，ラリンジアルマスクおよび喉頭マスクが全身麻酔中の気道確保器具として使用される頻度は高く，60～70％の症例で用いられている[34]．
- 声門上器具は，原則としてフェイスマスクが適応となる症例で適応とされる[10]．すなわち，誤嚥の危険性が低い，体表面や四肢の手術，鼠径ヘルニア手術，あるいは下腹部手術などが一般的な適応となる．また，以前には気管挿管が必須と考えられていた症例の一部，たとえば乳房切除術や扁桃摘出術中などでも声門上器具で安全に気道を管理することができることが判明している[35,36]．
- 声門上器具の適応症例は多く報告されているが，その中には安全であるとはいえない場合もある[10,37,38]．
- イギリスでの全身麻酔中の気道確保に関する合併症についての大規模調査では，声門上器具使用時の致死的な誤嚥が無視できないくらい高い頻度で起こることが判明した[34]．そして，そのほとんどの症例では誤嚥の危険性が高いことが術前に予測できていた，と判定されている[34,39]．そのため，誤嚥を起こす危険性がある場合には声門上器具を使用しないよう注意する必要がある[40]．

> 誤嚥の危険性がある場合には声門上器具を使用しない

- 全身麻酔下，ラリンジアルマスクの使用中に，気道閉塞などの合併症発生の理由で，気管挿管に変更せざるをえなかった症例の割合を大規模調査した研究が報告されている[41]．それによると，麻酔中にラリンジアルマスクの使用を中止し，気管挿管に変更せざるをえなかったのは1.1％（15,795人中170人）であった[41]．ラリンジアルマスク使用中に気道合併症が起きたが，対処により気管挿管に変更しなかった例を含めると，おそらく数パーセントであったと解釈できる[42]．実際に以前の研究でも同程度の合併症発生率が報告されている[10]．
- これらのことから，声門上器具の中でも性能の良いとされている喉頭マスクを使用していても，無視できない頻度で気道閉塞などが起こる危険性を認識しておく必要がある．

b. 心肺蘇生中の使用

- 心肺蘇生時には食道閉鎖式エアウェイが主に用いられる．

■ラリンジアルマスクの心肺蘇生への使用

- 1994年に病院内の心肺蘇生164例でラリンジアルマスクを用いた，という報告が出され[43]，心肺蘇生時も有用という報告がいくつかなされた[44,45]．しかしながら，ラリンジアルマスクは院外の心肺蘇生時には抜けやすい欠点がある．とくに院外の蘇生時に簡易式人工呼吸器を接続すると，搬送時に器具が抜けやすいなどの理由で，全身麻酔中ほどには普及していない．

■ コンビチューブの心肺蘇生への使用

- 食道閉鎖式エアウェイの代表的な器具として,日本においても院外における心肺蘇生時の気道確保エアウェイとして普及していた.
- コンビチューブは,簡易式人工呼吸器を接続しながら搬送しても器具が抜ける危険性は低い,という利点がある.
- コンビチューブの欠点は,器具による侵襲が大きいことである.たとえば,食道内に器具を挿入し,食道の中央部で遠位カフを膨らませるため,食道の損傷,そしてまれながら食道破裂[46,47]などの重篤な合併症が起こる危険性がある.また,緊急でない全身麻酔症例において,約半数(40例中18例)において,抜去後に器具への血液の付着,すなわちコンビチューブ使用による組織損傷があったと報告されている[48].
- また,咽頭にある近位カフは堅いゴム製で,90〜100 mL もの大量の空気を注入する必要がある.そのため,カフにより咽頭に加わる圧は 250 mmHg を超えるため[49],咽頭粘膜の血流を阻止する可能性が高い.そのため,麻酔中に使用されることはまれである.

■ ラリンジアルチューブの心肺蘇生への使用

- ラリンジアルチューブはコンビチューブに比べて,チューブが短く,カフが小さいなど,構造的に侵襲が小さいことがあげられる[50].
- 心肺蘇生時のラリンジアルチューブの使用に関する最初の報告は,日本で救急救命士によって行われたもので[51],日本の消防学校のデータに基づいている[52].
- 現在,日本の院外心肺蘇生時の気道確保器具の中で最も使用されている器具となっている[50].
- ラリンジアルチューブの先端は閉鎖されているため,胃内容物が食道に逆流してもチューブを介して口腔外に出せない欠点がある.しかし,後にチューブ先端に開口部を付け,胃内容物の除去を可能にした吸引孔付ラリンジアルチューブ(laryngeal tube suction II)も使用可能となっている.

■ i-gel の心肺蘇生への使用

- i-gel はカフを膨らませる必要がないため,挿入時の無呼吸時間が他の器具に比べて短い[53].そのため,理論的には院内外の心肺蘇生時の気道確保器具として有用といえる[54].
- 心肺蘇生時の i-gel 使用 100 例の報告では,挿入が困難であったのは 2 例のみであった.そのうちの 61 例で換気ガス漏れを調べたが,漏れがなかったのは 36 例であった[55].今後のさらなる研究により,i-gel が心肺蘇生時に役割があるかどうかが評価されていくと思われる.

c. その他の適応

- 声門上器具のその他の重要な適応として,換気困難時のレスキュー器具として,また気管挿管補助器具としての役割がある.

▶以降の「③気道確保困難な状況での声門上器具の役割」「④声門上器具を用いた気管挿管」(p.98)参照

表2	声門上器具の挿入が困難となりやすい要因

- 不慣れ
- 浅麻酔
- 開口制限
- 頭頸部伸展屈曲制限
- 口腔咽頭部腫瘍
  　扁桃肥大
  　口腔内腫瘍
- 喉頭，気管閉塞
  　喉頭痙攣
  　喉頭，気管内腫瘍
  　気道内異物
  　外因性気道閉塞

❸ 気道確保困難な状況での声門上器具の役割

- 麻酔の導入後，気管挿管およびフェイスマスク換気が不可能であった症例で，ラリンジアルマスクの挿入により換気が可能となったという症例が何例も報告された[56-58]．また他の声門上器具であるコパ[59]，i-gel[60]，コブラエアウェイ[61]でも同様の報告がある．そのため，声門上器具のいくつかは気道確保が困難な際に"レスキュー"器具として役立つ可能性がある．
- 各国の学会あるいは研究会が発行している，気道確保困難な場合の対処法ガイドラインにおいて，ラリンジアルマスクなどの声門上器具を"レスキュー"器具として使用すべきとしている[62-64]．
- ラリンジアルマスクをはじめ，声門上器具が気道確保困難な状況でレスキューとしての役割があるのは違いないが，それらの挿入も困難となりうることも知られている（表2）[8, 65]．
- たとえば，頭頸部可動域が制限されている場合，ラリンジアルマスク[66]，ラリンジアルチューブ[67]，コンビチューブ[68]の挿入が困難となる．また，誤嚥を防ぐための輪状軟骨部への圧迫により，ラリンジアルマスク[69-71]，ラリンジアルチューブ[72]の挿入が困難となる．またラリンジアルマスク挿入が困難な場合，気管挿管も困難となる可能性が高いことも報告されている[73]．

❹ 声門上器具を用いた気管挿管

a. 気管挿管補助具としての声門上器具の原理

- 声門上器具は，気管挿管の補助具として使用することが可能で，そのうちのいくつかの声門上器具を用いることにより，気管挿管の成功率や容易度を上げることが可能とされている．
- 適応方法としては，①声門上器具を挿入した後，気管チューブを声門上器具内に通過させて気管に挿管する方法と，②気管挿管中に，声門上器具を主に換気の維持に使用する方法がある．

b. 経声門上器具気管挿管の利点と欠点

■ 利点

- 声門上器具を介した気管挿管にはいくつかの利点がある．
- 気管支ファイバースコープを用いて声門を確認する時間を短縮できる．声門上器具を挿入すると，狭小化した口腔・咽頭腔をバイパスする．また声門上器具の開口部が声門の2〜3 cm手前に位置することが多い[74]．そのため，ファイバースコープを換気チューブに通過させることにより，容易に声門を確認できる．たとえば，喉頭の変形があった場合にも，この方法により，気管支ファイバースコープ単独で声門を確認するのに比べて容易に可能であったという報告がある[75]．
- 気管支ファイバースコープ単独で気管挿管を試みた場合，ファイバースコー

プを気管に挿入できても，チューブを進めると披裂軟骨に衝突したり，食道に迷入したりして円滑に挿管できないことが多い[76]．一方，ファイバースコープを声門上器具に通過させることにより，チューブが円滑に気管に挿入できる確率が高くなる[75,77]．

▶気管支ファイバースコープについては，本章「2-5 喉頭鏡以外の挿管器具」(p.57) 参照

- 挿管操作の間，声門上器具を介して酸素や吸入麻酔薬をある程度投与することが可能である[78]．
- マッキントッシュ喉頭鏡あるいは気管支ファイバースコープを用いた気管挿管が困難であった症例で，経声門上器具気管挿管の成功率は高い，と報告されている[79–82]．

◾ 欠点

- 声門上器具が正しい位置に挿入されていないと，経声門上器具気管挿管は容易でない．さまざまな要因により位置異常となることが知られている（**表2**）[65]．たとえば，ラリンジアルマスクを挿入した後に輪状軟骨部を圧迫した場合，ラリンジアルマスクを介したファイバースコープ挿管は困難となる[82]．
- 声門上器具を介して進めた気管チューブの先端により，披裂軟骨部，喉頭蓋などの損傷を起こす危険性がある[83]．また，チューブ先端が食道に迷入し，縦隔感染を起こして死亡した例も報告されている[84]．そのため，経声門上器具気管挿管を試みる場合には，盲目法を避け，できる限り気管支ファイバースコープの補助下に施行すべきである．
- 声門上器具のいくつかは換気チューブ内に気管チューブを挿入できない．また器具によっては，細い気管チューブしか通すことができない．
- 小児で経声門上器具気管挿管ができる器具は限定されている．現在，ラリンジアルマスククラシック[85]，air-Q[86]，Ambu Aura-i[87] などの使用が報告されている．

経声門上器具気管挿管は気管支ファイバースコープの補助下で行う

c. 各声門上器具を用いた気管挿管の報告

◾ ラリンアジアルマスクを用いた気管挿管

- ラリンジアルマスクの発明者 Brain は，この器具を介して盲目的に気管チューブを通すことにより，気管挿管が可能であることを報告している[9]．ラリンジアルマスクのマスクと換気チューブの接合部の角度は 30° になっているが，この角度は，盲目挿管で最も高い成功率が得られたときの角度に基づいている[9]．
- しかしながら，経ラリンジアルマスク盲目気管挿管の成功率は 30% 程度と低い[10]．また，内径 6.0 mm 以下の気管チューブしか通過させることができないという欠点があった[10]．
- その後，気管挿管専用の挿管用ラリンジアルマスク（ファーストラック）[88,89] や C-トラックラリンジアルマスク（国内未発売）が開発された[90]．これらには内径 8.0 mm の気管チューブを通過させることが可能となった．
- 挿管用ラリンジアルマスクは従来のラリンジアルマスクに比べて，より有効

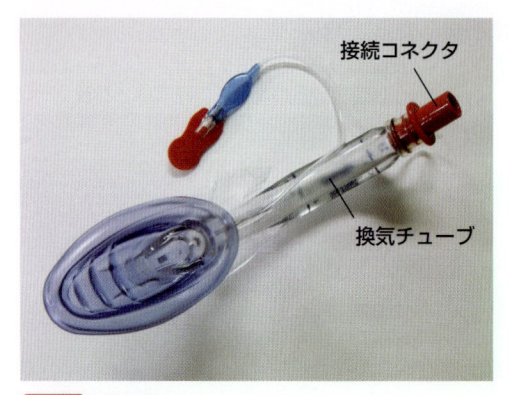

図9 air-Q
換気チューブは解剖学的形状に合わせて弯曲している．コネクタは取り外し可能で，air-Qを抜去しやすい．

な気管挿管ができるように改良されている．換気チューブの遠位部に，気管チューブがより声門に向かうような仕組みが付けられたり，マスク位置を微調整できるハンドルが付けられたりしたため，盲目的気管挿管の成功率も高くなった[88,89]．

- 挿管用ラリンジアルマスクは気道確保困難な症例での有用性が高いことが報告されている[79,81]．たとえば，頸椎運動制限がある場合，挿管用ラリンジアルマスクを介しての気管支ファイバースコープ挿管は，喉頭鏡とブジー，あるいはファイバースコープ単独での挿管に比べて，より短時間に挿管が可能であったと報告されている[81]．

air-Qを用いた気管挿管

- air-Q（図9）は，air-Q挿管用ラリンジアルエアウェイ（air-Q masked laryngeal airway）の略称で，アメリカのCookにより作製された単回使用の器具である．
- air-Qの基本構造はラリンジアルマスクと同じであるが，換気チューブは解剖学的形状に合わせて弯曲しており，内径も比較的太いのが特徴である．また，チューブの長さはラリンジアルマスクに比べ短く，接続コネクタを外すことが可能なため，経air-Q挿管の後，air-Qを抜去しやすい特徴がある．
- air-Qの新型として，器具の背部に食道上部を閉塞できるair-Qブロッカーも開発されている．
- 成人用サイズのair-Qには内径7.5 mm（サイズ3.5の場合）あるいは8.5 mm（サイズ4.5）の気管チューブを挿入することが可能とされている．
- air-Qと挿管用ラリンジアルマスクを介した盲目的気管挿管の成功率を比較した研究[91]によると，air-Qの場合が有意に成功率が低かった．これは，挿管用ラリンジアルマスクは位置微調整ハンドルが付いているが，air-Qにはないためと考えられる．
- 小児でのair-Qを介した気管挿管が可能である．生後6か月から8歳までの小児100人で，気管支ファイバースコープ補助下に経air-Q挿管を試みた研究では，全例で気管挿管と，その後のair-Q抜去に成功している[92]．
- air-Qは気管挿管用としてのみならず，単独使用も可能である．しかしながら，術後の咽頭痛の発生率はラリンジアルマスクプロシールに比べ高いと報告されている[93]．

Ambu Aura-iを用いた気管挿管

- Ambu Aura-i（TOKIBO-Ambuラリンゲルマスク アングルタイプi）（図10）は，単回使用のラリンジアルマスクで，挿管用ラリンジアルマスクやair-Qのように，換気チューブは解剖に基づいた形状になっている．
- 生後1か月から6歳までの小児におけるランダム化比較研究によると，

Ambu Aura-i は air-Q と同等の性能で，気管挿管が可能であったと報告されている[94]．

i-gel を用いた気管挿管

- 気管支ファイバースコープを用いた気管挿管時の補助具として，i-gel は挿管用ラリンジアルマスクとほぼ同様の高い成功率を得ることができる，と報告されている[95]．
- 一方，盲目的気管挿管を i-gel と挿管用ラリンジアルマスクで比較した研究では，i-gel は挿管用ラリンジアルマスクに比べ，気管挿管成功率は低い，と報告されている[95]．これは，挿管用ラリンジアルマスクには位置調整ハンドルがあるが i-gel にはないためだと解釈されている．

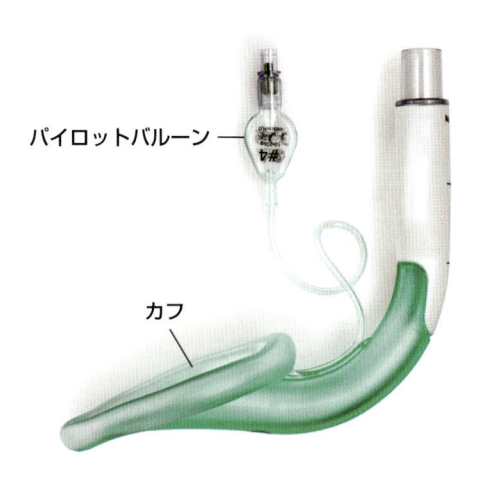

パイロットバルーン

カフ

図10 Ambu Aura-i
換気チューブは解剖学的形状にフィットするようカーブしている．カフは柔らかい素材が使用され，咽頭への負担を軽減している．

d. 気管挿管中の換気用としての声門上器具

- ラリンジアルマスクなどの声門上器具を介して経口気管挿管が可能であるが，経鼻挿管は不可能である．しかし，経鼻挿管中の換気器具としては，声門上器具は有用である．
- 無呼吸状態下で経鼻挿管をしているあいだは，フェイスマスクを用いた陽圧換気は困難となる．経鼻挿管中に声門上器具で換気ができれば，低酸素血症の心配なく挿管が可能となる，というのが理論である．
- これまでコパ[96]やラリンジアルチューブ[97,98]の使用の報告がある．
- 気管支ファイバースコープを用いた経鼻挿管を試みる場合，声門の位置を確認するのが困難な場合がある．ラリンジアルチューブが挿入されていると，ファイバースコープで食道開口部に挿入されているラリンジアルチューブの先端部を確認するのは容易であるため，その腹側にある声門も容易に見つけ出すことができるはずである．解剖学的に変形が強い場合にも有用なのが利点である[98]．

（浅井　隆）

文献

1) 浅井　隆. 声門上エアウェイ. 臨床麻酔 2011; 35: 517-23.
2) Leech BC. The pharyngeal bulb gasway: A new aid in cyclopropane. Anesth Analg 1937; 16: 22-5.
3) Asai T, et al. The cuffed oropharyngeal airway. Its clinical use in 100 patients. Anaesthesia 1998; 53: 817-22.
4) Akça O, et al. The new perilaryngeal airway (CobraPLA) is as efficient as the laryngeal mask airway (LMA) but provides better airway sealing pressures. Anesth Analg 2004; 99: 272-8.
5) Galvin EM, et al. A randomized prospective study comparing the Cobra Perilaryngeal Airway and Laryngeal Mask Airway-Classic during controlled ventilation for gynecological laparoscopy. Anesth Analg 2007; 104: 102-5.

6) Cook TM, Lowe JM. An evaluation of the Cobra Perilaryngeal Airway: Study halted after two cases of pulmonary aspiration. Anaesthesia 2005; 60: 791–6.
7) Brain AI. The laryngeal mask--A new concept in airway management. Br J Anaesth 1983; 55: 801–5.
8) 浅井 隆．安本和正，監修．これでわかった！ 図解ラリンジアルマスク．東京：克誠堂出版；2009. p.1–186.
9) Brain AI. The development of the Laryngeal Mask--A brief history of the invention, early clinical studies and experimental work from which the Laryngeal Mask evolved. Eur J Anaesthesiol Suppl 1991; 4: 5–17.
10) Asai T, Morris S. The laryngeal mask airway: Its features, effects and role. Can J Anaesth 1994; 41: 930–60.
11) 天羽敬祐，編．ラリンジアルマスク．東京：克誠堂出版；1994.
12) Brimacombe J. Laryngeal Mask Anesthesia: Principles and Practice. 2nd ed. London: Saunders; 2005.
13) 安本和正，編．最新ラリンジアルマスク．東京：克誠堂出版；2005.
14) 安本和正，浅井 隆，編．どこまでできるかラリンジアルマスク—エビデンスに基づく有用性と限界．東京：克誠堂出版；2005.
15) Levitan RM, Kinkle WC. Initial anatomic investigations of the I-gel airway: A novel supraglottic airway without inflatable cuff. Anaesthesia 2005; 60: 1022–6.
16) 浅井 隆，Liu EH．気道確保器具 i-gel の紹介．麻酔 2010; 59: 794–7.
17) Miller DM, Lavelle M. A streamlined pharynx airway liner: A pilot study in 22 patients in controlled and spontaneous ventilation. Anesth Analg 2002; 94: 759–61.
18) Miller DM, Light D. Laboratory and clinical comparisons of the Streamlined Liner of the Pharynx Airway (SLIPA) with the laryngeal mask airway. Anaesthesia 2003; 58: 136–42.
19) Woo YC, et al. Less perilaryngeal gas leakage with SLIPA™ than with LMA-ProSeal™ in paralyzed patients. Can J Anaesth 2011; 58: 48–54.
20) Lange M, et al. The effectiveness and patient comfort of the novel streamlined pharynx airway liner (SLIPA) compared with the conventional laryngeal mask airway in ophthalmic surgery. Anesth Analg 2007; 104: 431–4.
21) Don Michael TA, et al. "Mouth-to-lung airway" for cardiac resuscitation. Lancet 1968; ii: 1329.
22) Don Michael TA, Gordon AS. The esophageal obturator airway: a new device in emergency cardiopulmonary resuscitation. Br Med J 1980; 281: 1531–4.
23) Don Michael TA. The esophageal obturator airway. A critique. JAMA 1981; 246: 1098–101.
24) Standards for cardiopulmonary resuscitation (CPR) and emergency cardiac care (ECC). JAMA 1974; 227 (Supple): 833–68.
25) Standards and guidelines for cardiopulmonary resuscitation (CPR) and emergency cardiac care (ECC). JAMA 1980; 244: 453–509.
26) Bryson TK, et al. The esophageal obturator airway: A clinical comparison to ventilation with a mask and oropharyngeal airway. Chest 1978; 74: 537–9.
27) Frass M, et al. The esophageal tracheal combitube: Preliminary results with a new airway for CPR. Ann Emerg Med 1987; 16: 768–72.
28) Frass M, et al. Evaluation of esophageal tracheal combitube in cardiopulmonary resuscitation. Crit Care Med 1987; 15: 609–11.
29) Asai T, Shingu K. The laryngeal tube. Br J Anaesth 2005; 95: 729–36.
30) Asai T, Kawachi S. Pressure exerted by the cuff of the laryngeal tube on the oropharynx. Anaesthesia 2001; 56: 911–2.
31) Asai T, Shingu K. Time-related cuff pressures of the laryngeal tube with and without the use of nitrous oxide. Anesth Analg 2004; 98: 1803–6.
32) Asai T, et al. The laryngeal tube compared with the laryngeal mask: Insertion, gas leak pressure and gastric insufflation. Br J Anaesth 2002; 89: 729–32.

33) Cook TM, et al. Randomized comparison of laryngeal tube with classic laryngeal mask airway for anaesthesia with controlled ventilation. Br J Anaesth 2003; 91: 373-8.
34) Cook TM, et al. Major complications of airway management in the UK: Results of the 4th National Audit Project of the Royal College of Anaesthetists and the Difficult Airway Society. Part 1 Anaesthesia. Br J Anaesth 2011; 106: 632-42.
35) Hohlrieder M, et al. Postoperative nausea, vomiting, airway morbidity, and analgesic requirements are lower for the ProSeal laryngeal mask airway than the tracheal tube in females undergoing breast and gynaecological surgery. Br J Anaesth 2007; 99: 576-80.
36) Williams PJ, Bailey PM. Comparison of the reinforced laryngeal mask airway and tracheal intubation for adenotonsillectomy. Br J Anaesth 1993; 70: 30-3.
37) Asai T. Use of the laryngeal mask is contraindicated during cholecystectomy. Anaesthesia 2001; 56: 187-8.
38) Asai T, Morris S. The laryngeal mask and patients with 'collapsible' airways. Anaesthesia 1994; 49: 169-70.
39) Norris AM, et al. A firm foundation for progress in airway management (editorial). Br J Anaesth 2011; 106: 613-6.
40) Asai T. Editorial II: Who is at increased risk of pulmonary aspiration? Br J Anaesth 2004; 93: 497-500.
41) Ramachandran SK, et al. Predictors and clinical outcomes from failed Laryngeal Mask Airway Unique™: A study of 15,795 patients. Anesthesiology 2012; 116: 1217-26.
42) Asai T. Complications with supraglottic airways: Something to worry about or much ado about nothing? Anesthesiology 2012; 116: 1183-5.
43) Multicentre trial. The use of the laryngeal mask airway by nurses during cardiopulmonary resuscitation. Results of a multicentre trial. Anaesthesia 1994; 49: 3-7.
44) Leach A, et al. The laryngeal mask in cardiopulmonary resuscitation in a district general hospital: A preliminary communication. Resuscitation 1993; 25: 245-8.
45) Kokkinis K. The use of the laryngeal mask airway in CPR. Resuscitation 1994; 27: 9-12.
46) Vézina MC, et al. Complications associated with the Esophageal-Tracheal Combitube in the pre-hospital setting. Can J Anaesth 2007; 54: 124-8.
47) Klein H, et al. Esophageal rupture associated with the use of the Combitube. Anesth Analg 1997; 85: 937-9.
48) Mercer MH, Gabbott DA. The influence of neck position on ventilation using the Combitube airway. Anaesthesia 1998; 53: 146-50.
49) Keller C, et al. The influence of cuff volume and anatomic location on pharyngeal, esophageal, and tracheal mucosal pressures with the esophageal tracheal combitube. Anesthesiology 2002; 96: 1074-7.
50) 浅井 隆．ラリンジアルマスクとラリンジアルチューブ．Anet 2005; 9: 20-6.
51) Asai T, et al. Use of the laryngeal tube during cardiopulmonary resuscitation by paramedical staff. Anaesthesia 2003; 58: 393-4.
52) Asai T, et al. Efficacy of the laryngeal tube by inexperienced personnel. Resuscitation 2002; 55: 171-5.
53) Gatward JJ, et al. Effect of chest compressions on the time taken to insert airway devices in a manikin. Br J Anaesth 2008; 100: 351-6.
54) Gabbott DA, Beringer R. The iGEL supraglottic airway: A potential role for resuscitation? Resuscitation 2007; 73: 161-2.
55) Larkin C, et al. iGel supraglottic airway use during hospital cardiopulmonary resuscitation. Resuscitation 2012; 83: e141.
56) McClune S, et al. Laryngeal mask airway for caesarean section. Anaesthesia 1990; 45: 227-8.
57) Calder I, et al. The Brain laryngeal mask airway. An alternative to emergency tracheal intubation. Anaesthesia 1990; 45: 137-9.
58) Denny NM, et al. Laryngeal mask airway for emergency tracheostomy in a neonate.

Anaesthesia 1990; 45: 895.
59) Asai T, et al. Use of the cuffed oropharyngeal airway after difficult ventilation through a facemask. Anaesthesia 1997; 52: 1236-7.
60) 浅井　隆．マスク換気が困難な症例でi-gelが有用であった3症例．麻酔2011; 60: 850-852.
61) Szmuk P, et al. Use of a new supraglottic airway device--the CobraPLA--in a 'difficult to intubate/difficult to ventilate' scenario. Acta Anaesthesiol Scand 2005; 49: 421-3.
62) American Society of Anesthesiologists Task Force on Management of the Difficult Airway. Practice guidelines for management of the difficult airway: An updated report by the American Society of Anesthesiologists Task Force on Management of the Difficult Airway. Anesthesiology 2003; 98: 1269-77.
63) Henderson JJ, et al. Difficult Airway Society guidelines for management of the unanticipated difficult intubation. Anaesthesia 2004; 59: 675-94.
64) Crosby ET, et al. The unanticipated difficult airway with recommendations for management. Can J Anaesth 1998; 45: 757-76.
65) Asai T. Difficulty in insertion of the laryngeal mask. In: Latto IP, Vaughan RS, eds. Difficulties in Tracheal Intubation. 2nd ed. London: WB Saunders Company Ltd; 1997. p.197-214.
66) Asai T, et al. Ease of placement of the laryngeal mask during manual in-line neck stabilization. Br J Anaesth 1998; 80: 617-20.
67) Asai T, et al. Ease of insertion of the laryngeal tube during manual-in-line neck stabilisation. Anaesthesia 2004; 59: 1163-6.
68) Mercer MH, Gabbott DA. Insertion of the Combitube airway with the cervical spine immobilised in a rigid cervical collar. Anaesthesia 1998; 53: 971-4.
69) Asai T, et al. Cricoid pressure impedes placement of the laryngeal mask airway and subsequent tracheal intubation through the mask. Br J Anaesth 1994; 72: 47-51.
70) Asai T, et al. Cricoid pressure impedes placement of the laryngeal mask airway. Br J Anaesth 1995; 74: 521-5.
71) Aoyama K, et al. Cricoid pressure impedes positioning and ventilation through the laryngeal mask airway. Can J Anaesth 1996; 43: 1035-40.
72) Asai T, et al. Cricoid pressure prevents placement of the laryngeal tube and laryngeal tube-suction II. Br J Anaesth 2007; 99: 282-5.
73) Asai T. The view of the glottis at laryngoscopy after unexpectedly difficult placement of the laryngeal mask. Anaesthesia 1996; 51: 1063-5.
74) Asai T, et al. The distance between the grille of the laryngeal mask airway and the vocal cords: Is conventional intubation through the laryngeal mask safe? Anaesthesia 1993; 48: 667-9.
75) Asai T. Use of the laryngeal mask for fibrescope-aided tracheal intubation in an awake patient with deviated larynx. Acta Anaesthesiol Scand 1994; 38: 615-6.
76) Asai T, Shingu K. Difficulty in advancing a tracheal tube over a fibreoptic bronchoscope: Incidence, causes and solutions (review). Br J Anaesth 2004; 92: 870-81.
77) Koga K, et al. Effect of the size of a tracheal tube and the efficacy of the use of the laryngeal mask for fibrescope-aided tracheal intubation. Anaesthesia 1997; 52: 131-5.
78) Aoyama K, et al. Positive pressure ventilation during fibreoptic intubation: Comparison of the laryngeal mask airway, intubating laryngeal mask and endoscopy mask techniques. Br J Anaesth 2002; 88: 246-54.
79) Ferson DZ, et al. Use of the intubating LMA-Fastrach in 254 patients with difficult-to-manage airways. Anesthesiology 2001; 95: 1175-81.
80) Kleine-Brueggeney M, et al. Randomized trial comparing the i-gel™ and Magill tracheal tube with the single-use ILMA™ and ILMA™ tracheal tube for fibreoptic-guided intubation in anaesthetized patients with a predicted difficult airway. Br J Anaesth 2011; 107: 251-7.
81) Asai T, et al. Intubating laryngeal mask for fibreoptic intubation--Particularly useful

during neck stabilization. Can J Anaesth 2000; 47: 843-8.
82) Asai T, et al. Cricoid pressure applied after placement of the laryngeal mask impedes subsequent fibreoptic tracheal intubation through mask. Br J Anaesth 2000; 85: 256-61.
83) Takenaka I, et al. Malposition of the epiglottis after tracheal intubation via the intubating laryngeal mask. Br J Anaesth 1999; 83: 962-3.
84) Branthwaite MA. An unexpected complication of the intubating laryngeal mask. Anaesthesia 1999; 54: 166-7.
85) Asai T, et al. Awake tracheal intubation through the laryngeal mask in neonates with upper airway obstruction. Paediatr Anaesth 2008; 18: 77-80.
86) Jagannathan N, et al. Retrospective audit of the air-Q intubating laryngeal airway as a conduit for tracheal intubation in pediatric patients with a difficult airway. Paediatr Anaesth 2011; 21: 422-7.
87) Jagannathan N, et al. A clinical evaluation of the intubating laryngeal airway as a conduit for tracheal intubation in children. Anesth Analg 2011; 112: 176-82.
88) Brain AI, et al. The intubating laryngeal mask. I: Development of a new device for intubation of the trachea. Br J Anaesth 1997; 79: 699-703.
89) Brain AI, et al. The intubating laryngeal mask. II: A preliminary clinical report of a new means of intubating the trachea. Br J Anaesth. 1997; 79: 704-9.
90) Liu EH, et al. The LMA CTrach, a new laryngeal mask airway for endotracheal intubation under vision: Evaluation in 100 patients. Br J Anaesth 2006; 96: 396-400.
91) Karim YM, Swanson DE. Comparison of blind tracheal intubation through the intubating laryngeal mask airway (LMA Fastrach™) and the Air-Q™. Anaesthesia 2011; 66: 185-90.
92) Jagannathan N, et al. A clinical evaluation of the intubating laryngeal airway as a conduit for tracheal intubation in children. Anesth Analg 2011; 112: 176-82.
93) Galgon RE, et al. The air-Q® intubating laryngeal airway vs the LMA-ProSeal™: A prospective, randomised trial of airway seal pressure. Anaesthesia 2011; 66: 1093-100.
94) Jagannathan N, et al. A randomized trial comparing the Ambu® Aura-i™ with the air-Q™ intubating laryngeal airway as conduits for tracheal intubation in children. Paediatr Anaesth 2012; 22: 1197-204.
95) Theiler L, et al. Randomized clinical trial of the i-gel™ and Magill tracheal tube or single-use ILMA™ and ILMA™ tracheal tube for blind intubation in anaesthetized patients with a predicted difficult airway. Br J Anaesth 2011; 107: 243-50.
96) Asai T, et al. Awake insertion of the cuffed oropharyngeal airway for nasotracheal intubation. Anaesthesia 1999; 54: 492-3.
97) Asai T, Shingu K. Use of the laryngeal tube for nasotracheal intubation. Br J Anaesth 2001; 87: 157-8.
98) Asai T. Use of the laryngeal tube for difficult fibreoptic tracheal intubation. Anaesthesia 2005; 60: 826.

2-8 頸部観血的気管挿管

❶ 頸部観血的気管挿管の定義と区分

- 頸部観血的気管挿管は，頸部の皮膚から観血的に喉頭・気管壁を穿孔し，気管内にチューブを挿入する方法である．
- 頸部観血的気管挿管は，主に気管切開（tracheotomy, tracheostomy）によるチューブ挿入と，輪状甲状間膜穿刺（cricothyroid puncture, cricothyrotomy）による挿入とに区分される．

❷ 気管切開

a. 歴史

- 気管切開の歴史は古く，紀元前3600年にまでさかのぼることが可能といわれ[1,2]，当時エジプトでは治療目的で気管切開が行われていたといわれている．また，アレキサンダー大王が喉にものを詰まらせた兵士の気管を剣で切って助けた，という逸話が伝えられている．ただし，16～17世紀まで気管切開は危険を伴う処置で，生存者はほとんどいなかったという．"医学の父"ヒポクラテスは，気管切開は頸部の血管を誤って切断し，出血死するため，できる限り避けるべき処置であるとの記述を残しているという．
- 気管切開はこのように長い歴史をもつが，切開口にチューブを挿入して換気を試みたのは，16世紀のVesaliusがブタで施行した記述が最古のものとされている．
- 気管切開はその合併症発生頻度の高さから，歴史上で現れたり消え去ったりを繰り返してきた[1,2]．現在行われている気管切開術は19世紀から始まり，Trendelenburgがカフ付きの気管切開チューブを1870年ごろに使用，その後，小児でのジフテリアや急性灰白髄炎（ポリオ）の蔓延により，気管切開が行われることが増加した．
- 気管挿管の基礎を築いたJacksonは，気管切開術に関しても大きく貢献したといえる[3]．Jacksonは，気管切開は頸部気管下部で行うべきであり，輪状甲状間膜穿刺や切開は喉頭狭窄を起こすためすべきではないとした[3]．
- Jacksonのこの考えは1970年代まで踏襲され，輪状甲状間膜穿刺は長らく行われなくなっていた．しかし，彼の弟子であるGrowは緊急事態にのみ輪状甲状間膜穿刺を再び行い始めた．その後Growは，通常の気管切開術が適応の症例に対しても輪状甲状間膜穿刺を行い，その安全性を示すことにより[3]，現在の輪状甲状間膜穿刺が受け入れられることとなった．

▶本章「2-3 気管挿管法」(p.28) 参照．

b. 気管切開の区分

- 気管切開は，広義の気管切開と狭義の気管切開とに区分される（**表1**）．広義には，輪状甲状間膜穿刺などの，頸部から喉頭に換気アクセスをつくるものを含める．
- 従来からの外科的気管切開（surgical tracheostomy）と経皮的気管切開（percutaneous tracheotomy）に区分される．
- 外科的気管切開は耳鼻科により行われる手術による気管切開である．

c. 経皮的気管切開

- 経皮的気管切開は，1969年ToyとWeinsteinにより考えられた方法である[4]．1985年にCiagliaらが，外科的気管切開の代用として，拡張法による気管切開法を報告した[5]．1989年にSchachnerら[6]により，その翌年にはGriggsら[7]により鉗子を用いた経皮的気管切開法が提唱された．
- 現在，主に拡張（ダイレータ）法と鉗子法がある．
- 注意すべきこととして，経皮的気管切開は緊急気道確保法としての適応はない．

> 経皮的気管切開は緊急気道確保法としての適応はない

■ チャリアブルーライノ経皮的気管切開用ダイレーターセット

- チャリアブルーライノ経皮的気管切開用ダイレーターセット（Ciaglia Blue Rhino® Percutaneous Tracheostomy Introducer Set）（**図1**）は，気管切開チューブを経皮的に気管内に挿入する器具である．
- 通常のダイレータを使用する場合は，細いものから太いものまで順に数本交

表1 気管切開の種類
・狭義の気管切開 　外科的気管切開（surgical tracheostomy） 　経皮的気管切開（percutaneous tracheotomy）
・外科的輪状甲状間膜切開
・輪状甲状間膜穿刺 　静脈留置カニューレの挿入 　クイックトラック（QuickTrach）
・輪状甲状間膜切開 　メルカー緊急用輪状甲状膜切開用カテーテルセット 　(Melker Emergency Cricothyrotomy Catheter Set) 　ミニトラックⅡ（Mini TrachⅡ） 　トラヘルパー

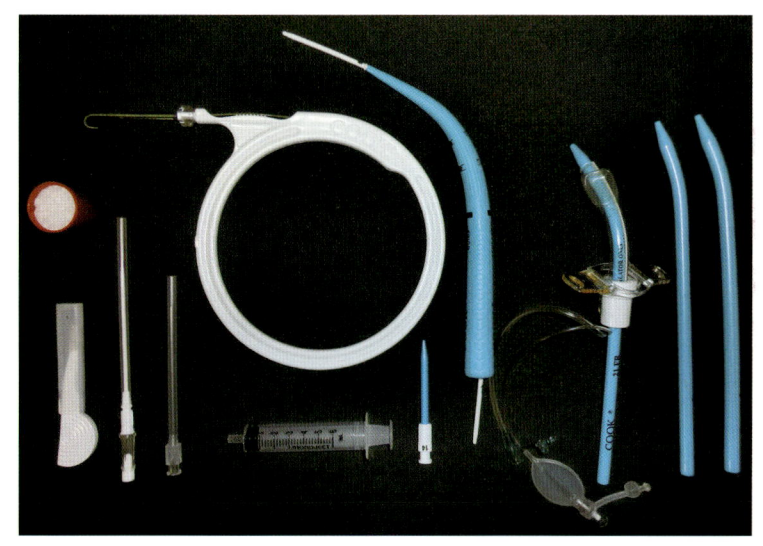

図1 チャリアブルーライノ経皮的気管切開用ダイレーターセット
気管切開チューブを経皮的に気管に挿入する．ダイレータがサイ（rhino）の角のようにテーパー状を呈している．
（画像提供：クックジャパン）

換しながら切開孔を広げていく必要がある．一方，チャリアブルーライノはサイ（rhino）の角のように，テーパー状になっているため，ガイドワイヤー越しに，一度挿入することにより適切な気管切開孔の形成が可能となり，円滑に気管切開チューブの挿入を施行することができる．

❸ 輪状甲状間膜穿刺および切開

a．定義と適応

- 輪状甲状間膜切開および穿刺は，気道閉塞の緊急事態の際に，輪状甲状間膜を切開あるいは穿刺し，換気を可能とする方法である．
- 輪状甲状間膜切開あるいは穿刺は，自発呼吸がある場合にも自発呼吸がない場合にも適応がある．切開は蜂に刺されてアナフィラキシーショックとなり，声門部の浮腫による気道閉塞が起こった場合などに施行される．穿刺は，全身麻酔の導入後や心肺蘇生時にフェイスマスク換気ができず，また気管挿管も不可能な場合（いわゆる"cannot ventilate, cannot intubate"状態）に適応となる．緊急気道確保としての輪状甲状間膜穿刺および切開は1970年代に始まる[3,8]．

b．原理

- 声門は甲状軟骨の高さに位置するため，頸部から穿刺あるいは切開によって気管内に到達するには，甲状軟骨より尾側で行う必要がある．
- 輪状甲状間膜は，甲状軟骨と輪状軟骨の間に存在する組織である．緊急時にはこの部位を穿刺するのがよいとされている．それは，この間膜は触診で見つけやすく，また正中部には重要な血管，神経がないためである．
- また，この位置から尾側（たとえば第1，第2気管輪間）を穿刺すると，気胸を起こす危険性が高くなるのも，輪状甲状間膜の位置で緊急気道確保をすべき根拠となっている．
- 輪状甲状間膜は実際には膜（membrane）ではなく靱帯のため，正式には輪状甲状靱帯（ligament）である．しかし，靱帯といっても薄い膜のような組織なので，一般には甲状輪状間膜とよばれることが多い．
- 輪状甲状間膜の縦幅は約1 cm，横幅は約3 cmある．
- 皮膚から輪状甲状間膜までは約3～5 mmである．

c．種類

- 輪状甲状間膜を介して換気をするには，穿刺法と切開法の2種類がある（**表1**）．
- 14～16ゲージ（G）の静脈留置カニューレで経皮的に輪状甲状間膜を穿刺し，それを介してジェット換気をする方法も報告されている（**表1**）．しかし，静脈留置針での成功率は低いと推測される[9]．
- 経皮的輪状甲状間膜穿刺および切開用キットは日本では4種類ある（**表1**）．

これらは，換気困難などの緊急時の使用が適応となっている．一方，注意すべきこととして，経皮気管切開キットはどれも緊急時の使用は禁忌となっている．そのため，挿管困難，換気困難なときに適応とならない．

- 麻酔導入後にマスク換気が困難となった場合，経皮的輪状甲状間膜穿刺キットを用いた気道確保は，一般的に外科的気管切開に比べて短時間で，また侵襲が少なく施行できるので選択肢となる．
- ジェット換気は，ジェットによる気胸などの合併症が起こる危険性が高いという問題がある．
- 経験を積んでいないと，外科的気管切開のみならず，経皮的輪状甲状間膜穿刺は成功率が低いことが示されている[10]．一方，経験を積むと，経皮的輪状甲状間膜穿刺は輪状甲状間膜切開と同様の高い成功率を得ることができると報告されている[11]．そのため，マネキンや生体モデルを用いて練習をしておく必要がある．
- 緊急輪状甲状間膜穿刺をする場合に，通常どおりに経皮的に針を刺す前に，メスで皮膚を切開しておくと，より迅速に穿刺が可能であることが実験モデルで報告された[12]．この方法が臨床で役立つかどうかについての検討が期待される．

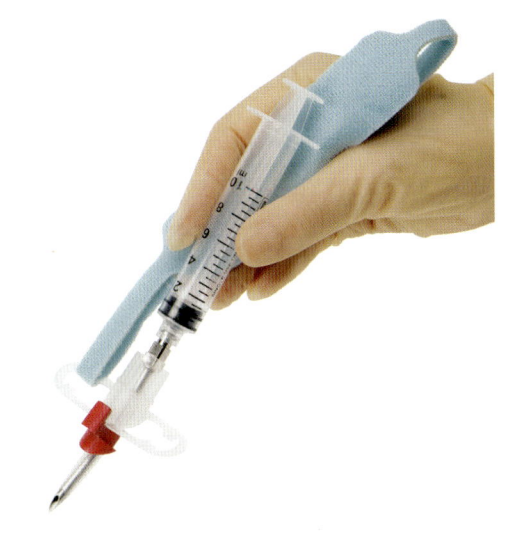

クイックトラック

- クイックトラック（QuickTrach）（図2）は，輪状甲状間膜穿刺キットで，注射器付きのカニューレ針である．クイックトラックはすべてのパーツがすでに組み立ててあるため，緊急時にパッケージを開けるとすぐに使える利点がある．
- 成人用のカニューレは内径が 4.0 mm，小児用は 2.0 mm である．
- クイックトラックは輪状甲状間膜部を穿刺する器具であるが，穿刺前にメスで切開を加えておくと，より迅速に挿入することが可能であると報告されている[13]．

メルカー緊急用輪状甲状膜切開用キット

- メルカー緊急用輪状甲状膜切開用カテーテルセット（Melker Emergency Cricothyrotomy Catheter Set）（図3）は，ガイドワイヤーを用いたセルジンガー（Seldinger）法による，輪状甲状間膜切開キットである[14]．
- メルカーキットの使用法は図4のとおりである．

図2 クイックトラック
輪状甲状間膜穿刺キットで，注射器付きのカニューレ針をもつ．緊急時にパッケージを開けてすぐに使える．

（画像提供：スミスメディカル・ジャパン）

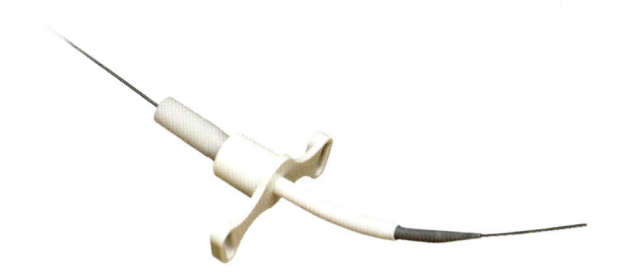

図3 メルカー緊急用輪状甲状膜切開用キット
ガイドワイヤーを用いたセルジンガー法による，輪状甲状間膜切開キット．

（画像提供：クックジャパン）

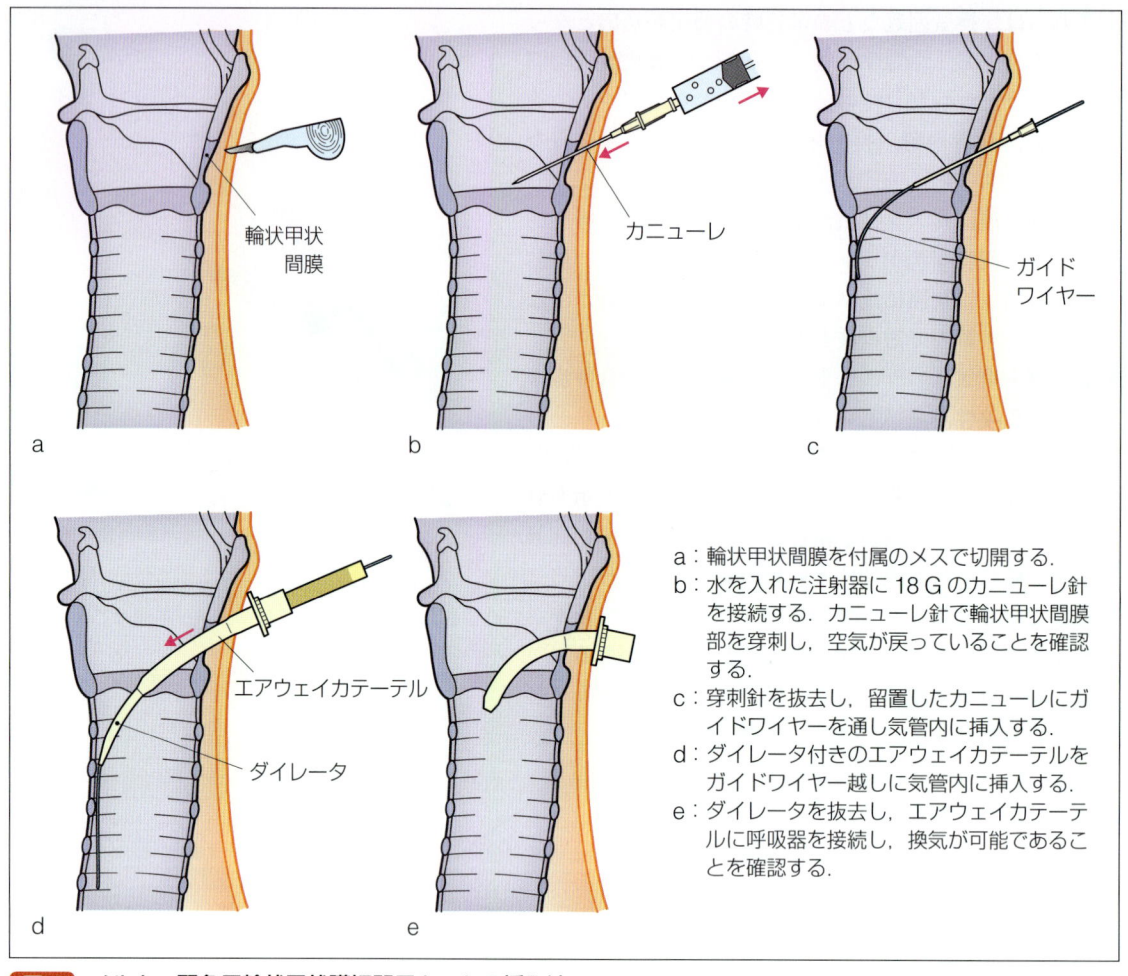

図4 メルカー緊急用輪状甲状膜切開用キットの挿入法

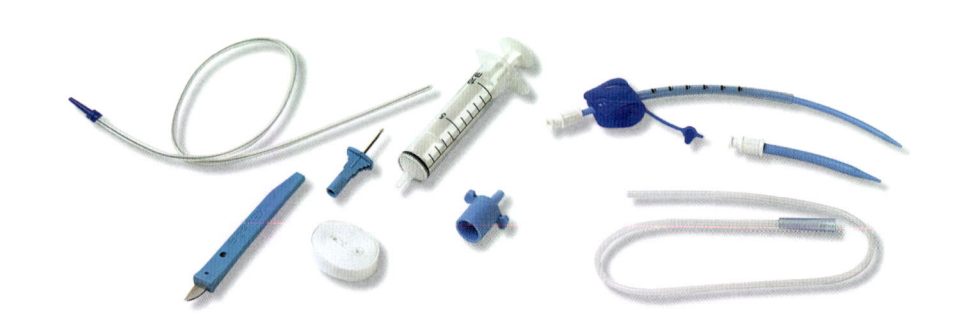

a：輪状甲状間膜を付属のメスで切開する．
b：水を入れた注射器に18Gのカニューレ針を接続する．カニューレ針で輪状甲状間膜部を穿刺し，空気が戻っていることを確認する．
c：穿刺針を抜去し，留置したカニューレにガイドワイヤーを通し気管内に挿入する．
d：ダイレータ付きのエアウェイカテーテルをガイドワイヤー越しに気管内に挿入する．
e：ダイレータを抜去し，エアウェイカテーテルに呼吸器を接続し，換気が可能であることを確認する．

図5 ミニトラックⅡ
経皮的輪状甲状間膜切開キット．
（画像提供：スミスメディカル・ジャパン）

図6 トラヘルパー
経皮的輪状甲状間膜切開キット．
（画像提供：株式会社トップ）

■ ミニトラックⅡ

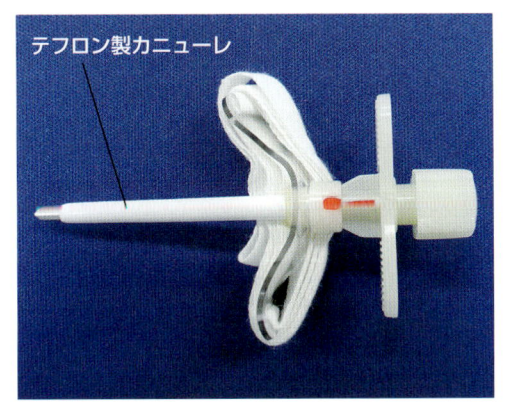

- ミニトラックⅡ（Mini Trach Ⅱ）（図5）は経皮的輪状甲状間膜切開キットである．内径4mmのチューブ，メスと吸引チューブで構成されている．
- ミニトラックⅡセルジンガーキット（Mini Trach Ⅱ Seldinger）は，ミニトラックⅡキットにセルジンガー法を用いることを可能とするガイドワイヤーなどが追加されたものである．

■ トラヘルパー

- トラヘルパー（図6）は経皮的輪状甲状間膜切開キットである．メスで切開を加えた後，テフロン製のカニューレに金属製の内針を通し，これらを経皮的に気管に挿入する．内針を抜去し，換気が可能であることを確認する．

〈浅井　隆〉

文献

1) Szmuk P, et al. A brief history of tracheostomy and tracheal intubation, from the Bronze Age to the Space Age. Intensive Care Med 2008; 34; 222-8.
2) Brandt L, Goerig M. The history of tracheotomy. I. Anaesthesist 1986; 35; 279-83.
3) Brantigan CO, Grow JB Sr. Cricothyroidotomy; Elective use in respiratory problems requiring tracheotomy. J Thorac Cardiovasc Surg 1976; 71: 72-81.
4) Toy FJ, Weinstein JD. A percutaneous tracheostomy device. Surgery 1969; 65; 384-9.
5) Ciaglia P, et al. Elective percutaneous dilatational tracheostomy. A new simple bedside procedure; preliminary report. Chest 1985; 87; 715-9.
6) Schachner A, et al. Percutaneous tracheostomy--a new method. Crit Care Med 1989; 17; 1052-6.
7) Griggs WM, et al. A simple percutaneous tracheostomy technique. Surg Gynecol Obstet 1990; 170; 543-5.
8) Oppenheimer RP. Airway--instantly. JAMA 1974; 230; 76.
9) Cook TM, et al. Major complications of airway management in the UK: Results of the 4th National Audit Project of the Royal College of Anaesthetists and the Difficult Airway Society. Part 1 Anaesthesia. Br J Anaesth 2011; 106: 632-42.

10) Eisenburger P, et al. Comparison of conventional surgical versus Seldinger technique emergency cricothyrotomy performed by inexperienced clinicians. Anesthesiology 2000; 92: 687-90.
11) Schaumann N, et al. Evaluation of Seldinger technique emergency cricothyroidotomy versus standard surgical cricothyroidotomy in 200 cadavers. Anesthesiology 2005; 102: 7-11.
12) Kanji H, et al. Emergency cricothyroidotomy: A randomized crossover trial comparing percutaneous techniques: Classic needle first versus "incision first". Acad Emerg Med 2012; 19: E1061-7.
13) Frei FJ, et al. Cricothyreotomy using the Quicktrach coniotomy instrument set. Anasth Intensivther Notfallmed 1990; 25 (Suppl 1): 44-9.
14) Melker JS, Gabrielli A. Melker cricothyrotomy kit: An alternative to the surgical technique. Ann Otol Rhinol Laryngol 2005; 114: 525-8.

3

全身麻酔時気道管理の新戦略

3章 全身麻酔時気道管理の新戦略

3-1 術前気道評価と気道管理計画

❶ 術前評価の重要性

- 2009〜2011年の5年間の症例に対する日本麻酔科学会「麻酔関連偶発症例調査」によると，麻酔管理が原因で生じた偶発症の発生頻度（対1万症例）は，高度低酸素血症が0.84件，高度低血圧0.38件，心停止0.23件，高度不整脈0.15件と，高度低酸素血症が最も多い（全体の48.2％）．

▶http://www.anesth.or.jp（会員専用ページ）

- 高度低酸素血症のうち導入時気道確保操作不適切と判断されるものが17.9％と最も多く，他の不適切な気道管理にかかわるものも含めると54.2％を占める（図1）．

- 麻酔が原因で死亡した症例の最大の原因は気道管理不適切であるが，その発生頻度は1万症例に対し0.015件である．つまり，気道管理不適切は，ヒューマンファクターに分類される偶発症であり，（おそらく偶発症に対しては適切に対処されたため）救命できる可能性が高い．

▶CVCI：
cannot ventilate, cannot intubate（換気不能，挿管不能）

- 導入時気道確保操作不適切の偶発症も，心停止に至るのは約5％にすぎない．しかし一方で2004〜2008年の調査では，いったん心停止に至ってしまうと死亡率は21％と救命率は低下し，29％には中枢神経系の後遺症が残存してしまうと報告された．

- 以上の事実から得られるメッセージとしては，気道管理のトラブルは，①決してまれではない，②麻酔科医個人あるいは施設レベルでの改善の余地がある，③早めに適切な対処を行うことが重要である，ということである．

- このような全身麻酔導入時の重篤な偶発症は氷山の一角であり，水面下には低酸素血症には至らなかったCVCI（0.001〜0.03％）[1]，気管挿管困難（5.8％）[2]，マスク換気困難（5％）[3]などの合併症が存在するのである．

- したがって，起きてしまった偶発症の対策も重要であるが，これら水面下の気道管理困難への対策のほうがむしろ重要で，これらが生じやすい患者を事前に察知し適切な対応を行うことが，重篤な偶発症への進展を防ぐことになる．この意味では，術前の気道評価とそれに基づく適切な周術期気道管理計画は，すべての麻酔科医が実践すべきことである．

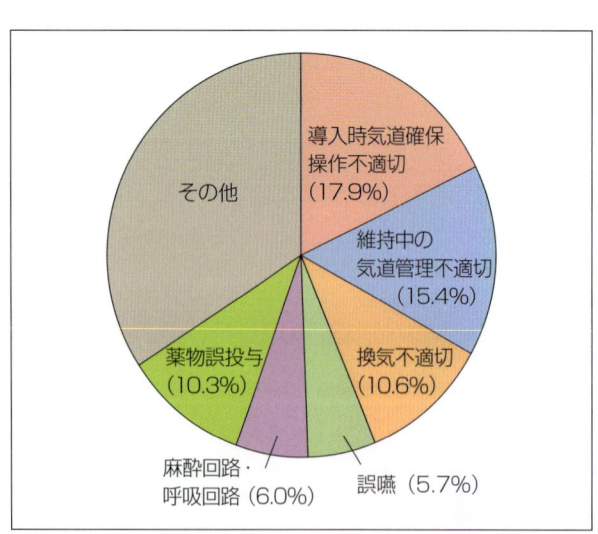

図1 麻酔管理が原因で生じた高度低酸素血症（心停止以外）の原因別頻度
日本麻酔科学会麻酔関連偶発症例調査（2009〜2011年）より．

- 導入時気道確保操作不適切 (17.9％)
- 維持中の気道管理不適切 (15.4％)
- 換気不適切 (10.6％)
- 誤嚥 (5.7％)
- 麻酔回路・呼吸回路 (6.0％)
- 薬物誤投与 (10.3％)
- その他

❷ 術前気道評価の実際

- 麻酔前気道評価は，気管挿管困難の予測に限定されてはならない．かつては気道確保困難イコール気管挿管困難であった，あるいは現在でも多くの麻酔科医はそう考えているが，この認識を改めることがまず重要である．
- 全身麻酔導入後に気管挿管が不可能であっても，マスク換気が可能であれば酸素化を維持し患者を危機的状況に陥らせることはないのである．さらにマスク換気が不可能となっても，声門上器具を挿入すればやはり危機的状況は回避できるのである．気道評価は，これら一連の気道管理を気道管理アルゴリズムに沿って行うことができるかどうかを評価すべきなのである．
- したがって，"気道確保困難歴" 確認に加えて，マスク換気・気管挿管・声門上器具の挿入・輪状甲状膜穿刺の難易度と低酸素血症や誤嚥の危険性を評価するとともに，麻酔環境（人的・物的資源）も考慮し気道管理を計画すべきである．
- また，術前気道評価によって完全に気道管理困難を予測することは不可能であり，予期せぬ気道確保困難に対処できる能力も同様に重要であるという認識も必要である．

> 術前気道評価と適切な周術期気道管理計画を実践する

> ▶本章「3-2 安全な気管挿管方法」の「②気道管理アルゴリズム」(p.137) 参照

a. 気道確保困難の既往

- 麻酔記録には，導入時気道管理の難易度を記載すべきである．気管挿管の難易度（多くは Cormack-Lehane 分類）ばかりでなく，マスク換気の難易度も容易であっても明確に記載すべきである．
- 気道管理が困難であった場合は，行った気道管理のすべてを難易度・成否，呼吸循環動態も含めて詳しく記録すべきである．後述するように，これらの情報は患者に文書として渡すか，他施設の求めに応じて伝達できることが望ましい．
- 全身麻酔の既往がある患者については，過去の麻酔記録を可能な限り参照すべきである．気道確保困難の既往があれば，麻酔科医はその情報を元に気道管理計画を立てるべきである．自らの気道管理能力を過信し，この情報を軽視あるいは無視することは決してすべきではない．

> 「麻酔記録」には難易度を記録，管理が困難であった場合は詳細に

> 過去の麻酔記録を参照したうえで麻酔計画を立てる

b. マスク換気困難の予測

■ マスク換気困難・不可能の頻度と危険因子

- マスク換気困難の定義はさまざまであるが，Han の分類のように，より客観的な指標を用いるべきである[4]．この分類では，不十分あるいは不安定なマスク換気状態や，両手あるいは 2 人以上を必要とする場合をマスク換気困難（Grade III）とよぶ．
- Langeron らは，1,502 例の全身麻酔導入の前向き研究で 75 例（5％）に臨床的にマスク換気困難を認め，①年齢（55 歳以上），②肥満（BMI 26 kg/m^2 以上），③いびき，④あごひげ，⑤歯の欠落がその独立危険因子であると報告している[3]．前者 3 つの危険因子の特徴は，後述の睡眠時無呼吸症の危険

表1　全身麻酔導入時のマスク換気困難を予測する方法

1. 全身麻酔導入後に咽頭は完全閉塞するか？（睡眠時無呼吸が存在するか？）
   - 問診：STOP-Bang
     習慣性いびき，倦怠感，睡眠時無呼吸の指摘，高血圧
     BMI > 35 kg/m², 年齢（50歳以上），首周り（40 cm以上），性別（男性）
   - 理学所見：Mallampati III・IV，横顔（顎下部過剰軟部組織）
   - sleep study：ポリソムノグラフィー，夜間簡易睡眠時呼吸モニタリング，夜間パスルオキシメトリ
     AHI ≦ 5：正常，5 < AHI ≦ 15：軽症，15 < AHI ≦ 30：中等症，AHI > 30：重症

2. triple airway maneuvers（下顎前方移動，頭部後屈，開口）での気道確保は可能か？
   - upper lip bite test（下顎前歯で上唇が噛めない）
   - 下顎前歯を上顎前歯より前方に位置できない
   - 頭部後屈が制限されている（頚部瘢痕など）
   - 頭部後屈が望ましくない（頚椎症など）
   - 開口が制限され経口エアウェイ挿入が困難
   - 鼻閉チェック（「ミッキーマウス」テスト）

3. マスクは密着できるか？
   - 顔面奇形，顔面外傷，顔面熱傷，顔面装具，入れ歯，ひげ

AHI：無呼吸低換気指数．

> 55歳以上，BMI 26以上，いびきがマスク換気困難の危険因子．これは睡眠時無呼吸症の危険因子の特徴と一致している

因子に一致する点は注目すべきである．

- つまり，これら3つの危険因子をもつ者は全身麻酔導入後確実に咽頭閉塞する患者群であり，triple airway maneuver（下顎挙上・頭部後屈・開口）を確実に行う必要がある．そして，それには両手あるいは他者の介助が必要となる．一方，あごひげや歯の欠損はマスクフィットが悪く，陽圧マスク換気が困難になっていると考えられる．

- さらにKheterpalらは，約50,000例を対象とした後向き研究で，マスク換気不可能の頻度は0.15%であり，その独立危険因子は，頚部放射線後，男性，睡眠時無呼吸，Mallampati分類クラスIII・IV，あごひげであると報告している[5]．

- ここでも睡眠時無呼吸関連の危険因子とマスクフィットに関する危険因子が同定されている．咽頭閉塞をtriple airway maneuverで解除できない場合にマスク換気ができなくなるのである．つまり，これらの患者は重症睡眠時無呼吸患者であり，頭部後屈制限や下顎前方移動制限，開口不能の条件が加わるとマスク換気が不可能になると考えられる．

- 肥満患者では下顎前方移動に対する軟口蓋後壁気道の開通性が改善しないことが明らかとなっており[6]，肥満重症睡眠時無呼吸患者で頭部後屈制限がある場合には，マスク換気不能の可能性は高くなると予想される．

■ マスク換気困難のメカニズム

- マスク換気困難あるいは不可能の予測には，①全身麻酔導入後の咽頭閉塞の可能性と，②それを改善させる方法が制限されていないかどうか，③マスクがフィットするかどうか，を検討する必要がある（表1）．

- 睡眠時の咽頭閉塞つまり睡眠時無呼吸が存在する患者は，全身麻酔導入後に

咽頭気道が完全閉塞する．したがって，睡眠時無呼吸の存在を評価することは重要な術前気道評価である[7,8]．

▶本項「② c. 閉塞性睡眠時無呼吸（OSA）の評価」（p. 118）参照

■ 下顎前方移動制限と頭部後屈制限の評価

- 下顎前方移動が十分可能かどうかは，患者に下顎を最大限に前方移動してもらい，移動距離を測定する（通常10～15 mm）．受け口が可能かどうか，下顎前歯で上唇がすべて噛めるかどうか（upper lip bite test），などにより判断する．
- 下顎前歯が上顎前歯より前に出ない場合は，小下顎あるいは顎関節可動制限を意味し，下顎前方移動による気道確保は困難が予想される．咽頭閉塞性が高い重症睡眠時無呼吸患者ほど大きな下顎前方移動が必要である．
- 頭部後屈に制限があるかどうかを評価するには，座位で閉口し最大後屈したときの角度（通常35°以上）を測定する．気管挿管にも気道確保にも重要と考えられるC0–C2の可動性のみを評価しているわけではないので，この角度が異常値を示さなくともC0–C2の可動制限が存在することがありうる．
- 後屈により手のしびれなどの症状が悪化する頸椎症患者や頸椎の不安定性を有する患者などでは，時には積極的に頸椎の後屈を制限しmanual-in-line stabilizationとよばれる頭頸部の固定方法によって頸髄を保護する必要がある．
- ハローベスト装着患者では，あらゆる気道確保手技が困難であり，気管挿管ばかりでなく気道確保も技術的に困難であり，覚醒時気管挿管を考慮すべきである．

■ 開口制限の評価

- 気道確保のための開口は，気管挿管困難の基準とされる35 mm以下でも十分であるが，口狭部で口腔気道を開通させるためには同時に下顎を前方移動させる必要があることも知るべきである．
- 開口はマスク換気を口腔経路で行うための手技であり，開口そのものはむしろ気道開通性を悪くする[9]．開口制限は鼻閉が存在する患者ではとくに注意する必要がある．
- ベッドサイドで鼻閉の存在を推測する方法として，ミッキーマウステストを覚えておくと有用である．これは，患者に鼻をつまんだ状態・つままない状態で「ミッキーマウス」と言ってもらい，音程に差がなければ鼻閉が存在すると推定する方法である．とくに慢性副鼻腔炎の患者やアデノイド肥大の患者ではチェックすべきである．
- 顔面の手術後，関節リウマチなどによる顎関節の破壊や変形，重度の顎関節症，長期間の経口摂取不能による咬筋群の拘縮などでは開口制限がみられる．患者の意識があるときには開口可能でも，麻酔導入後に受動的には開口不能となることもある．
- 経口エアウェイ挿入が困難な場合は，経鼻エアウェイ挿入でマスク換気可能となることもあるが，鼻出血をさせないように最大限努力すべきである．

■ マスクフィットの評価

- マスク換気困難の危険因子としての入れ歯，あごひげは，おそらくマスクそのものの密着性に問題があるものと思われる．顔面熱傷・外傷，顔面変形・奇形，頭頸部術後患者もマスクがフィットするかどうか検討すべきである．マスクがフィットしない場合に筋弛緩薬が投与されれば，気道閉塞の有無にかかわらず無呼吸のため低酸素血症に陥る．
- 麻酔導入時のマスクはできる限り密着性の高いものを常に使用すべきである．経験上柔らかい高容量のカフを有するマスクは，さまざまな顔面形態や顔面の凹凸にフィットする[★1]．死腔を考慮して小さめのマスクを選択するよりは，麻酔導入時のみに使用するマスクは大きめのほうが triple airway maneuver（とくに開口）もやりやすく，フィットもしやすい．

c. 閉塞性睡眠時無呼吸（OSA）の評価

■ 睡眠時無呼吸スクリーニング：STOP-Bang

- 睡眠は麻酔薬同様気道維持のための神経性調節機構を抑制するので，睡眠時の呼吸状態は麻酔導入時の気道開通性を推測するのに参考となる．
- STOP-Bang questionnaire[★2]（表1）は，術前の問診と理学所見から閉塞性睡眠時無呼吸（obstructive sleep apnea：OSA）を疑う有用な指標である[10]．
- STOPのうち2項目，STOP-Bangのうち3項目以上が存在した場合には，睡眠時無呼吸の存在を疑い，可能であれば後述のように sleep study（睡眠検査）を行うべきである．STOP-Bangの特徴は，感度（sensitivity）が高いことである．とくに，STOPあるいはSTOP-Bangが陰性であった場合は，重症睡眠時無呼吸である確率は非常に低い．

■ 睡眠時無呼吸スクリーニング：解剖学的アンバランスの発見

- 睡眠時に咽頭気道が閉塞することで閉塞性睡眠時無呼吸が生ずる．咽頭気道は，その周囲を舌や軟口蓋，口蓋扁桃などの軟部組織で囲まれ，さらにその外側は上顎や下顎で囲まれている．
- つまり咽頭気道は，骨構造物で制限された"容器"の中に軟部組織"肉"を詰め込んで，余った空間である[11]．したがって，"容器"と"肉"のバランス（咽頭の解剖学的バランス）が咽頭気道の大きさを決定する（図2）．
- 咽頭周囲の解剖学的バランスが崩れると，咽頭に気道の空間を確保できなくなり咽頭閉塞が生ずる．"容器"が小さい小顎の患者，過剰な"肉"の原因となる肥満，巨舌，口蓋扁桃肥大，アデノイド増殖などの患者は，咽頭の解剖学的バランスが崩れ，睡眠時無呼吸を発症しやすくなる．
- しかし，肥満が存在しても，上顎・下顎が大きければバランスは崩れにくく，小顎であっても肥満がなければバランスは崩れにくい．つまり解剖学的バランスを評価することが，睡眠時無呼吸の存在を疑うポイントである．
- 咽頭周囲で解剖学的バランスが崩れた場合，軟部組織は咽頭気道を圧迫するばかりでなく，骨構造物のない顎下部からはみ出すことになる．"容器"か

[★1] カフ圧は十分低くすべきである．

[★2] STOP-Bang
STOPは，Snoring（習慣性いびき：隣室まで聞こえるほどの大きないびき．疲れたときや飲酒時のいびきは病的と考えない），Tiredness（熟眠感欠如や日中傾眠，倦怠感の存在），Observed apnea（睡眠時無呼吸の指摘），high blood Pressure（高血圧）の4つの臨床症状であり，Bangは，BMI>35 kg/m²，age（50歳以上），neck circumference（首周り）40 cm以上，gender（性別）男性，の4項目から成る．

解剖学的バランスを評価して睡眠時無呼吸を疑う

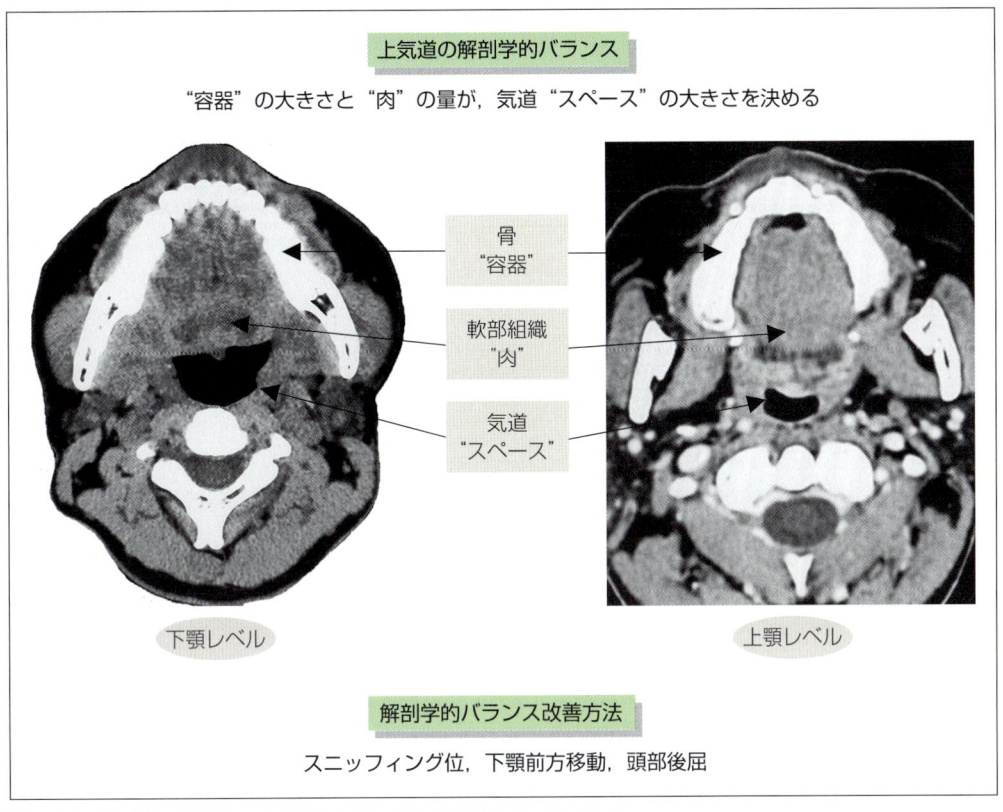

図2 上気道（咽頭）の開通性を決める解剖学的バランス理論

> 上気道の解剖学的バランス
> "容器"の大きさと"肉"の量が，気道"スペース"の大きさを決める
>
> 骨　"容器"
> 軟部組織　"肉"
> 気道　"スペース"
>
> 下顎レベル　　　上顎レベル
>
> 解剖学的バランス改善方法
> スニッフィング位，下顎前方移動，頭部後屈

らはみ出たこの過剰な軟部組織は，いわゆる"二重あご"を形成する．患者の横顔を見て肥満の有無にかかわらず"二重あご"を認めたらOSAを疑うべきである．

- 麻酔科医にとって慣れ親しんだMallampati分類は口腔内での舌の相対的大きさ，つまり咽頭の解剖学的バランスを評価するもので，クラスIII・IVでは睡眠時無呼吸症を疑うべきである[12]．
- 舌骨は舌の最下端に位置するので，解剖学的バランスが崩れた場合は，下顎骨からの距離が大きくなる．術前に頭頸部側面X線が撮影されている場合には，この距離を測定し20 mmを超える場合には睡眠時無呼吸を疑うべきである★3．

ポリソムノグラフィーによる睡眠時無呼吸の診断

- sleep studyには，ポリソムノグラフィー，簡易睡眠時呼吸モニタリング，夜間パルスオキシメトリを行う方法がある．ポリソムノグラフィーは，閉塞性睡眠時無呼吸確定診断のスタンダードである．睡眠・呼吸・動脈血酸素飽和度を同時にかつ連続的に計測する検査であり，睡眠分断の程度，閉塞性と中枢性の鑑別診断，それらの重症度の確定診断に用いられる．
- 睡眠1時間あたりの無呼吸低呼吸の回数（apnea hypopnea index：AHI

★3
千葉大学では，術前患者でSTOP 2項目以上陽性または解剖学的アンバランスから睡眠時無呼吸が疑われる場合には，麻酔科医が積極的にsleep studyを行っている．

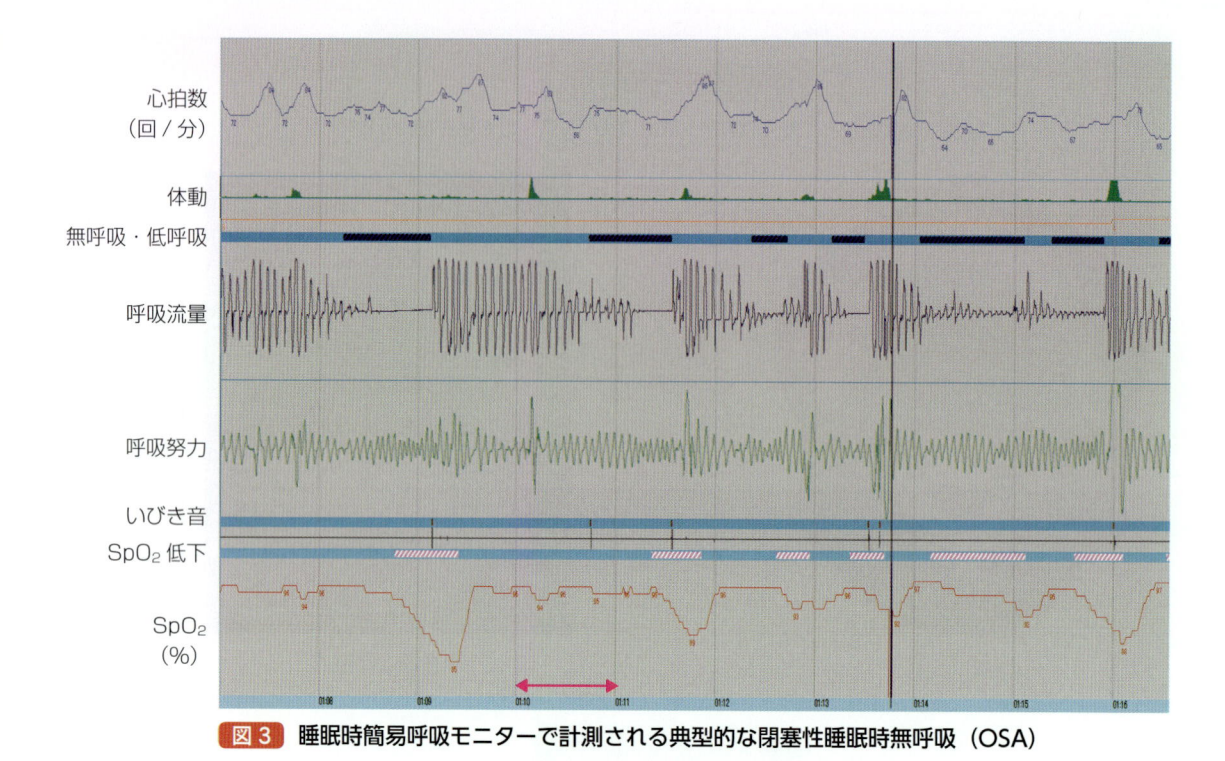

図3 睡眠時簡易呼吸モニターで計測される典型的な閉塞性睡眠時無呼吸（OSA）

〈無呼吸低換気指数〉）によって，睡眠時無呼吸の診断と重症度が決定される．AHI≦5は正常，5＜AHI≦15は軽症，15＜AHI≦30は中等症，AHI＞30が重症と定義されている．睡眠センターのある限定された施設で可能な検査であるが，ポリソムノグラフィーの結果を記載したレポートの内容が理解できなければならない．

- AHI以外にも，深睡眠の減少，呼吸異常のパターン，無呼吸と低呼吸のいずれが主体か，呼吸関連覚醒の頻度などは，見逃してはならない所見である．体位によるAHIの違いも術後の体位を考慮するうえで重要な情報である．

簡易診断装置の有用性

- ポリソムノグラフィーが可能な施設は限定され，かつ手術前などは時間的制約のためポリソムノグラフィーが施行不能であることも多い．このような場合には睡眠をモニターしない簡易診断装置を用いるが，診断の限界に留意すべきである．
- 簡易診断装置にはSpO_2のみの夜間パルスオキシメトリや，SpO_2・胸腹部呼吸運動・口鼻気流など数チャンネルを記録するものがある（図3）．いずれもポリソムノグラフィーに比較して医療費が低く，装置も小さく患者が自宅で装着することも可能で，解析も数分で簡単に行うことができる．夜間パルスオキシメトリでは，酸素飽和度低下指数（oxygen desaturation index：ODI）[★4]をAHIの代用とし重症度を判定する．

★4 ODI
ODI＝酸素飽和度（SpO_2）低下回数／記録時間
3％ODI＝SpO_2のbaselineから3％以上の低下回数／記録時間または4％ODI．

- 睡眠をモニターしない簡易診断装置では分母が睡眠時間ではなく記録時間であるため，計算された呼吸異常回数はAHIよりも低くなることに注意する．検査結果が陽性の場合にはOSAである確率は高いが，陰性の場合にはOSAを見逃している可能性も低くはない．

d. 喉頭鏡による挿管が困難である患者

気管挿管困難の予測方法

- マッキントッシュ喉頭鏡以外に成功率の高いさまざまな気管挿管器具が使用可能となり，さらにマスク換気が全身麻酔導入時の酸素化を確保するため重要であることが強調されている現在であっても，喉頭鏡による気管挿管困難予測の意義は大きい．
- 依然として喉頭鏡を気管挿管のスタンダードとして行っている麻酔科医や施設も多く，最新のビデオ喉頭鏡などの気管挿管器具も喉頭鏡との共通点が多く存在している．
- また，フルストマック患者など喉頭鏡で迅速に気管挿管する利点が多い場合もある．マッキントッシュ喉頭鏡による気管挿管が困難な患者を術前に予測するために，Mallampati分類，甲状軟骨切痕オトガイ間距離（thyromental distance：TMD），開口距離などさまざまな方法が推奨されている．
- しかし，Shigaらによれば，これら個々の予測方法の信頼性は低く，2つ以上の予測方法で気管挿管困難が予測された場合には，予測的中率が高くなる[2]．これは気管挿管困難のメカニズムに喉頭展開の過程におけるさまざまな要因が複雑に関与しているためと考えられる．
- Mallampati分類は気管挿管困難も睡眠時無呼吸の存在も予測する方法である．気管挿管困難とマスク換気困難がしばしば同時に発生しやすいのは，共通の解剖学的構造がそれぞれに関与するためと考えられる[12]．

気管挿管困難のメカニズム

- 喉頭展開による気管挿管困難を説明する理論としては，three axes theoryが古くから用いられ多くの教科書にも紹介されてきた．気管挿管は，口軸・咽頭軸・喉頭軸が術者の視線と一直線になることにより可能となるという理論であるが，これは解剖学的に成り立たないばかりでなく，気道（空間）のみを含む理論は気管挿管困難の本質ではないとも考えられる．
- Isonoは，これに代わる理論として空間と物体の相互作用に基づくobstacle理論を提唱した[14]．喉頭展開する術者の目と声門を結ぶ視線を遮る障害物が声門を見えにくくするという考えである．
- 術者の視線は気道を通るので，この視線を遮るのは気道の前方に位置する前方障害物（舌・喉頭蓋・下顎）と気道の後方に位置する後方障害物（上顎・上顎前歯）に大別できる．喉頭展開操作でこれら障害物を視線から遠ざける方向へうまく移動できれば，声門を直視することが可能になるのである．

> **Column** 気管挿管困難患者の予測

千葉大学では，表2に示す8つの予測因子のうち2つ以上が存在する場合には気管挿管困難を予測し，マッキントッシュ喉頭鏡以外の気管挿管方法を準備することとしている．気管挿管困難患者の横顔は特徴的であり，熟練した麻酔科医は術前回診時に直感的に判断できるという．Suzukiらは，図4に示すように顎下部の過剰な軟部組織が判断のポイントであるとしている[13]．この横顔は解剖学的バランスが崩れた睡眠時無呼吸患者の横顔と非常によく似ている（図5）．

表2 千葉大学で用いている8つの気管挿管困難評価項目

1. Mallampati分類	座ったまま正面を向き，口を最大に開けて，ベロをできるだけ前に突き出した状態で口腔内の所見を観察する．クラスIII以上で陽性	
2. thyromental distance (TMD)	口を閉じて首を最大に後屈させたときのオトガイ部と甲状切痕の距離．60 mm以下で陽性	
3. 最大開口距離	頭部後屈しないように最大に開口してもらい，上下門歯間距離を測定．35 mm以下で陽性	
4. 頭部後屈制限	患者に頭部を後屈してもらう．35°以下の後屈制限，痛みや神経症状を伴う場合や，そのまま後ろに倒れるような姿勢をとる場合は陽性である	2項目以上が陽性であれば，喉頭展開による気管挿管は困難と考え，通常の喉頭展開以外の気管挿管方法を準備する．
5. 小顎	横顔を観察する．下顎の後退や歯列不整は小顎の場合が多い	
6. 頸部皮膚の可動性制限	放射線治療後，頭頸部術後，やけどなどによる拘縮患者に多い	
7. 頸椎症	本人の症状やX線所見で評価．必要があれば整形外科に評価を依頼する	
8. 特殊疾患	小顎を伴う特殊疾患（Treacher-Collins症候群，Pierre Robin症候群，Goldenhar症候群，Cornelia de Lange症候群など），巨舌症，関節リウマチ，Down症，先端巨大症，口腔内占拠性病変など	

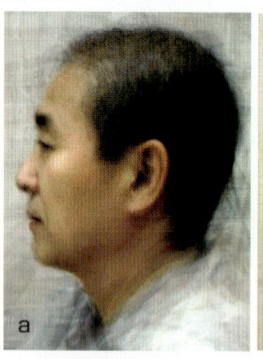

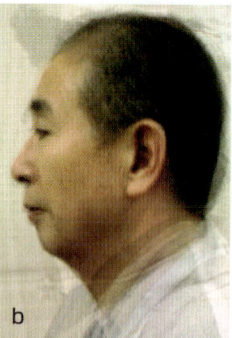

図4 気管挿管が容易であった患者の平均顔（a）と困難であった患者の平均顔（b）
(Suzuki N, et al. Anesthesiology 2007; 106: 916–23[13]より)

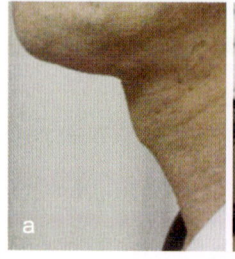

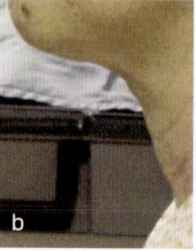

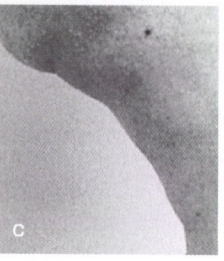

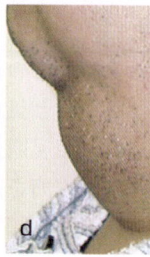

図5 肥満も閉塞性睡眠時無呼吸（OSA）も存在しない男性（a）と女性（b）の横顔と，OSAの存在する非肥満男性（c）と肥満男性（d）

OSA患者に特徴的な横顔と図4の横顔の共通点に注意．輪状甲状膜は，a・cでは容易に同定できるがb・dでは困難である．

obstacle 理論から考える気管挿管困難患者

- 気道の前方に大きな舌が存在する場合は，舌が喉頭展開時の視野を遮る．このような舌が存在するかどうかを評価するのがMallampati分類である．Mallampati分類評価の際には，①正面視する，②口をなるべく大きく開けて舌をできるだけ前に出す，③声を出さないこと，に注意すべきである[15]．
- Mallampati分類クラスIII以上の場合には気管挿管困難が予想されるが，Mallampati分類のみでは陽性的中率は低い[2]．Mallampati分類は舌の絶対的大きさではなく，口腔内での舌の相対的な大きさを評価するので，口腔容積の小さな小下顎患者でも陽性となる．小下顎患者は下顎が上顎より後退していることが多く（咬み合わせが深い），舌も後方に位置するため，喉頭展開時の視野を遮る気道前方障害物となりうる．

頭位

- スニッフィング位や頭部後屈は喉頭展開時の視野を改善するが，これは前方障害物を視線よりもさらに前方に移動させる効果がある[16]．つまり，これらの頭位を取れない患者あるいは取らない麻酔科医の場合は，喉頭展開が困難となる．
- 適切な頭位は気道管理を円滑に成功させる秘訣である．頚椎症患者ばかりでなく，頚部の皮膚コンプライアンス低下，肥満患者の後頭部の過剰な軟部組織なども後屈制限の原因となりうる．
- 開口が制限されると喉頭鏡の挿入が困難となるばかりでなく，上下の歯（前方後方障害物）が術者の視野を狭めることとなり，喉頭展開困難の原因となる．とくに上顎前歯が突出している，いわゆる「出っ歯」の患者は喉頭展開が困難である．逆に総入れ歯の患者の喉頭展開は容易である．

前方障害物

- 喉頭展開時に，舌などの前方障害物は術者の視野左側に移動させるとともに顎下部より前方に押し出し視線を遮らないようにする．顎下部から軟部組織が移動する空間の大きさがthyromental distanceである．つまり，thyromental distanceの短い患者は前方障害物の移動が困難なため喉頭展開による視野が確保されにくいのである．
- 小顎あるいは肥満で口腔内に相対的に大きな舌を有する患者（Mallampati陽性）では，容積の小さな口腔内で舌を移動することが困難で，喉頭展開時の視野を妨げる障害物となる．Kitamuraらはobstacle理論に基づき，喉頭展開困難患者での喉頭展開時の下顎や舌の前方移動制限を報告している[16]．
- 喉頭展開時に気道に垂れ下がっている喉頭蓋も視野を遮る前方障害物である．喉頭鏡先端を適切に喉頭蓋谷に位置させ，喉頭蓋と舌骨を結ぶ"hyoepiglottic ligament"の緊張を高めると，咽頭後壁に倒れかかった喉頭蓋（前方障害物）は後壁より前方に離れ，声門が直視できるようになる．
- マッコイ喉頭鏡や先端を曲げたマッキントッシュ喉頭鏡で視野が改善する一つのメカニズムとして，このhyoepiglottic ligamentの緊張を高めることが考えられる．喉頭蓋の前方に位置する舌根扁桃は，前方障害物として視野を妨げるばかりでなく，この喉頭蓋の前方移動も妨げる可能性がある．

thyromental distanceの短い患者，Mallampati分類クラスIII以上の患者は，前方障害物のため喉頭展開時の視野確保は困難

- obstacle 理論によれば，喉頭が下方に位置するにつれて声門を直視する視線を前方障害物が遮ることになる．喉頭が上方に位置する新生児や小児での気管挿管困難が少なく，喉頭が下方に位置する成人や老人で気管挿管困難の頻度が高くなるのはこのためかもしれない．重症睡眠時無呼吸患者では前述のように喉頭が下方に位置し，これも小顎や巨舌に加えてこれらの患者での気管挿管困難に関与しているものと考えられる．

喉頭視野を改善する

- 喉頭展開による喉頭視野を改善する方法として，いわゆる BURP maneuver がある[17]．これは，喉頭を外側から，後方（Backward），上方（Upward），右側（Rightward）に圧迫（Pressure）を加える方法である．obstacle 理論を用いて考えると喉頭が気道に対し後上方に移動することは，相対的に前方障害物を前方に移動させることと同等であり，喉頭の視野改善につながることが納得できる．
- また，この喉頭圧迫により前述の hyoepiglottic ligament の緊張が高まることも視野改善のメカニズムと考えられる．下顎の前方移動と BURP maneuver を同時に行うと，さらに喉頭視野の改善が得られることが報告されている．これも obstacle 理論で説明可能である．頸部のコンプライアンスが低下していると BURP maneuver による喉頭の移動が制限されるため，喉頭の視野は改善しない．

◼ ビデオ喉頭鏡による気管挿管困難予測

- ビデオ喉頭鏡は，喉頭鏡の先端部分にカメラ（術者の目）が存在するため，obstacle 理論から考えれば理想的な喉頭展開器具である．
- 気管挿管成功率は確かに高くなるが，過信は禁物である★5．声門が見えることと気管チューブが声門に挿入できることの違いを認識すべきである．困難が予想される場合には，ガムエラスティックブジー（gum elastic bougie）を用いると成功率が高くなる．
- さまざまなデザインのビデオ喉頭鏡が存在するため，気管挿管困難な患者もそれぞれ異なるかもしれないが，喉頭を展開するという操作に関しては共通するので，マッキントッシュ型喉頭鏡での気管挿管困難が予測される場合にはビデオ喉頭鏡での挿管困難を予想すべきである．マッキントッシュ型喉頭鏡で視野の得られない患者や upper lip bite test が陽性の患者は，グライドスコープでの気管挿管が困難であったという報告もある[18]．

e. 声門上器具挿入困難の予測

- 声門上器具挿入の成否に最も重要なのは，選択する器具，挿入方法，そして術者の熟練度である．
- 最新の声門上器具は初心者であっても挿入成功率が高いので，とくに緊急時の気道確保器具として準備する場合には，熟練者であってもこれらの器具を準備すべきである．また，声門上器具から気管挿管が可能かどうかも，気道管理計画を立てる際には重要である．

▶2章「2-4 喉頭鏡の種類と気管挿管の性能」図7（p.38）参照

▶ビデオ喉頭鏡については2章「2-4 喉頭鏡の種類と気管挿管の性能」（p.40）参照

★5
カメラが分泌物で覆われ画像を失うこともあり，とくに気道内出血のある患者では困難が予想される．カメラで得られる視界は直視する場合よりも狭く，とくに気管チューブのガイドがない場合には，気管チューブをカメラの視界に入れるのが困難な場合がある．

▶2章「2-7 声門上器具による気道確保と気管挿管」（p.90）参照

- Fastrach® や air-Q® は，チューブ内に気管内チューブを挿入可能である．Aintree® とよばれるガイドを気管支鏡で挿入すれば，ほとんどあらゆる声門上器具で気管挿管することが可能である．
- 声門上器具挿入困難を予測する研究はほとんどなされていないが，15,795 例の後向き研究の結果では，ある声門上器具での管理失敗は 1.1％ であり，手術台の回転，男性，不十分な歯，肥満が失敗の独立危険因子であると報告している[19]．
- 開口が不能であれば，当然，声門上器具の挿入は不可能であるが，この研究では開口制限は危険因子とは同定されていない．一般的には，20 mm 程度の開口が必要と考えられている．
- 注目すべきは，声門上器具挿入失敗患者ではマスク換気困難の確率が 3 倍高くなるという点である．気管挿管困難とマスク換気困難のオーバーラップも報告されており，気道管理困難全般に共通するメカニズムが存在すると考えられる．

f. 輪状甲状膜穿刺困難の予測

- 輪状甲状膜は，甲状軟骨と輪状軟骨のあいだの横約 30 mm，縦約 9 mm の逆三角形状の横長のくぼみである[20]．皮膚から気管までの距離が最も短く，その中心部位には甲状腺や大血管が存在する確率が 10％ 程度と低いので，声門下の気管に大出血のリスクなく容易に到達できる．気管支ファイバースコープなどが気管に挿入されたときには光が透過される部位でもある．
- とくに気道管理困難が予想される場合には，術前から輪状甲状膜を確認しておくべきである．いわゆるノド仏のはっきりしている男性は容易に同定できるが，女性や肥満患者では同定が困難である（図 5）．甲状切痕を輪状甲状膜と誤る場合も多い．超音波を用いての同定も可能である[21]．
- 輪状甲状膜穿刺は日常の麻酔管理では身につけることが困難であるので，術前に場所を確認する習慣とマネキンを用いたワークショップへの積極的参加が必須である．太い静脈留置針などによる穿刺は成功率も低く推奨されない．市販されている多くの輪状甲状膜穿刺キットは，内径が約 4 mm（小児用では 2 mm）ほどあり，穿刺後直ちに麻酔器の呼吸回路に接続可能である．
- 直接穿刺するタイプとガイドワイヤーを用いる Seldinger 方式があるが，所属する施設に常備されているキットの使用方法は熟知しておくべきである．前者は留置までの時間が短く，後者では気管粘膜損傷などの合併症を少なくできる利点がある[22]．
- これらのキットが常備されていない場所では，メスによる輪状甲状膜切開による細めの気管チューブ挿入が推奨される．より侵襲的ではあるが，成功率は高いと報告されている[23]．

g. 無呼吸耐用能の評価

- 気道管理困難が予想される場合，麻酔導入時に換気不能となった場合を想定

し，何分間 SaO_2 を維持できるかを推定することも気道計画を立てる際に考慮すべきである．麻酔導入前に100％酸素吸入することにより，主に肺胞内からの脱窒素が行われ，全身の酸素の貯蔵が増加する（3分間でほぼ達成する）[24]．

- 無呼吸に耐えられる時間は患者により異なる．基本的には，機能的残気量の大きさが酸素化維持に最も重要な因子である．肥満や酸素化障害のない成人では約8分で SaO_2 が90％となるが，肥満を伴った場合には，3分以内に SaO_2 は90％になってしまう[25]．肥満がなくとも術前から酸素化能が障害されている患者や人工呼吸中の患者，新生児・乳児でもこの無呼吸に耐えられる時間は短い．
- 肥満患者では座位やCPAPにより無呼吸に耐えられる時間が延長できることが報告されている[25,26]．約30〜60秒程度の延長にすぎないが，危機的状況においては貴重な時間である．

▶CPAP：continuous positive airway pressure（持続気道陽圧）

h. 誤嚥の可能性

- フルストマックと判断される患者は，導入時誤嚥の可能性が高いと考えるべきである．胃内固形物や水分の胃からの排泄にはそれぞれ約6時間，約2〜3時間かかると考えられている．したがって，この時間以内に相当量を経口摂取した患者はフルストマックと考えるべきである．さらに，この時間内に外傷など強いストレスを受けたため緊急手術となる患者は，それ以降十分な時間が経過していてもフルストマックと考えるべきである．
- 予定手術患者であり，通常の術前経口摂取制限が守られた場合でも，腸閉塞や幽門狭窄など消化管の通過障害，食道裂孔ヘルニアや胃全摘術後など胃食道括約筋の機能障害が存在する場合もフルストマックとして対応すべきである．

約6時間以内に固形物，約2〜3時間以内に水分を経口摂取した患者はフルストマックの可能性

❸ 麻酔導入気道管理計画

a. 術前気道評価に基づく気道管理計画

- 術前の気道評価結果に基づいて，全身麻酔の導入方法，術中気道確保の方法，術後の気道管理方法について具体的に計画を立てるべきである．
- 全身麻酔の導入方法を決定する場合にポイントとなるのは，①胃内容，②マスク換気難易度，③気管挿管難易度，④声門上器具難易度，⑤患者の協力，⑥低酸素血症のリスク，⑦輪状甲状膜の同定，⑧麻酔科医の能力や気道管理器具整備状況，であろう．主に①〜⑤に基づいて麻酔導入方法を決定すべきである（表3）．

b. フルストマックでない患者の気道管理計画

- 胃内容が空である場合，マスク換気難易度の予測が最も重要である．マスク換気が不可能と判断されない限り，気管挿管困難が予想されても急速導入

表3 術前気道評価に基づく麻酔導入方法

a. フルストマックでない場合

Case	1	2	3	4	5
マスク換気は不可能か？	No	Yes	Yes	Yes	Yes
気管挿管は困難か？		No			
声門上器具挿入は困難か？		No	No	Yes	Yes
患者の協力が得られない？		No	Yes	No	Yes
・推奨される導入方法	RI	AI, RI (SGA)	RI (SGA)	AI	なし
・推奨されない導入方法	なし	SI	SI, AI	SI, RI, RSII	SI, RI, RSII

b. フルストマックの場合

Case	6	7	8	9	10
マスク換気は困難か？	No	一方 or 両方 Yes	No	一方 or 両方 Yes	Yes
気管挿管は困難か？	No		Yes	Yes	
声門上器具挿入は困難か？				No	Yes
患者の協力が得られない？		No		Yes	Yes
・推奨される導入方法	RSII	AI	RSII without DL, AI	RSII (SGA)	なし
・推奨されない導入方法	SI	SI	SI	SI	SI, RI, RSII

空欄は，Yes，No いずれでもよいことを示す．詳細は本文参照．
AI：覚醒時気管挿管，RI：急速導入，SI：緩徐導入，RSII：迅速導入・挿管．DL：喉頭鏡による喉頭展開，SGA：声門上器具．

- （RI）の選択が可能である（Case 1）．
- マスク換気が困難つまり両手マスク換気あるいはエアウェイによるマスク換気が必要と予想される場合での，緩徐導入（SI）は気道確保困難となるので推奨されない．声門上器具を準備したうえでの急速導入（RI）が推奨される．急速導入後に直ちに声門上器具を挿入し換気する方法が施行可能であれば，マスク換気や喉頭鏡による気管挿管（DL）が不可能と予想されても全身麻酔導入可能である（Case 2, 3）．
- とくに覚醒時気管挿管（AI）への協力が得られない小児などでは有用な手段である（Case 3）．
- 通常の麻酔用フェイスマスクも声門上器具（SGA）も全身麻酔導入後の気道確保法と考えれば，どちらかが安全に施行できることが患者の安全性を確保することになる．しかし，熟練者であっても他の麻酔科医の援助や必要な気道確保器具の準備が整っている環境で選択すべき導入方法である．マスク換気も声門上器具挿入も不可能な場合は，患者の協力を得て覚醒時気管挿管の絶対適応である（Case 4）．
- 患者の協力が得られない場合は，全身麻酔導入不可能である（Case 5）．

▶RI：rapid induction
▶SI：slow induction
▶DL：direct laryngoscopy
▶AI：awake intubation
▶SGA：supraglottic airway

■ 計画のポイント

- 緩徐導入は，マスク換気困難も気管挿管困難もいずれも予想されない場合にのみ選択すべき方法である．マスク換気困難が予想される患者では選択すべき導入方法ではない．
- 自発呼吸温存時にマスクで気道確保が困難になると，気道内陰圧（呼吸努力）が大きくなり気道はより閉塞しやすくなる．このような患者はむしろ急速導入，筋弛緩薬投与による自発呼吸消失状態のほうが気道確保はしやすくなる．
- 無呼吸耐用時間が短く低酸素血症のリスクが加わる場合や，緊急時に輪状甲状膜にアプローチしにくい患者，非熟練者，援助の得られない環境，麻酔導入方法に迷った場合は，原則として安全性を優先させるべきである．**表 3a**のマスク換気不可能をマスク換気困難と読み替えるとよいだろう．

c. フルストマック患者の気道管理計画

- 胃内容が空でない患者への対応を考えてみよう．マスク換気も気管挿管も困難が予想されなければ，迅速導入・挿管（rapid sequence induction and intubation〈RSII〉，いわゆる crash induction）が適応となる（Case 6）.
- マスク換気困難と気管挿管困難のいずれか片方でも予想される場合，協力の得られる患者では，覚醒時気管挿管（AI）を選択すべきである（Case 7）.
- ただし，通常の喉頭鏡では気管挿管困難と予想されるが他の挿管方法であれば容易に挿管できると考えられ（あるいは以前の麻酔経験から判明している場合），かつマスク換気は容易であると予想される場合には，他の気管挿管方法を用いた RSII を選択することも許容されるだろう（Case 8）.
- マスク換気困難と気管挿管困難のいずれかが予想されるにもかかわらず協力が得られない患者では，声門上器具挿入が可能であれば，迅速導入後に声門上器具を挿入し，声門上器具経由で気管挿管することも可能である（Case 9）.
- しかし，これらの変則的な導入時には誤嚥の可能性が高くなることも念頭におくべきである．マスク換気困難と声門上器具挿入困難が予想される患者で患者の協力が得られない場合には，残念ながら安全に気道確保できる手段はない（Case 10）.

■ 計画のポイント

- 迅速導入時の輪状軟骨圧迫の有用性は疑問視されてはいるが，有効な症例も存在するので行うべきであると考える．ただし，マスク換気や気管挿管が困難な場合には圧迫を解除することも検討すべきである．
- また，迅速導入時は逆 Trendelenburg 位とすべきである．逆流を助長させる可能性があり無呼吸耐用時間を短くする Trendelenburg 位は推奨できない．
- 15～20 cmH$_2$O 以下の最高気道内圧での陽圧人工呼吸は迅速導入であっても許容される．むしろ無呼吸耐用時間が短く短時間で低酸素血症となる患者で

▶RSII（rapid sequence induction and intubation）については，次項「3-2 安全な気管挿管方法」（p.131）参照

輪状軟骨圧迫を行うメリットがある

は，輪状軟骨圧迫をしながら人工呼吸するメリットがある．
- 気管挿管に失敗した場合にもマスク換気を行うべきであるが，このときも最高気道内圧は低く抑えるべきである．用手的に麻酔バッグを押すのではなく，従圧式人工呼吸モードで最高気道内圧を低く設定することを推奨する．

❹ 患者への情報提供

- 次回の全身麻酔，周術期気道管理を行う際には，過去の麻酔経験が大きく役立つ．気管挿管困難に限らず，周術期に気道管理に難渋した患者や特殊な気道管理が要求され成功した患者の場合，カルテあるいは麻酔記録にその事実を記載するばかりでなく，その状況を詳細に記した文書を患者に渡すべきである．
- 気道管理に難易度があることを熟知している麻酔科専門医であるからこそ，次に麻酔を担当する医師（外科医や麻酔科医）へ正確に的確な情報提供ができるのである．次回担当した医師が容易に気管挿管できたとしても，それは決して恥ずべき情報提供ではない．
- 麻酔科専門医に必要な能力は，自分自身の高度な気道管理技術ばかりでなく，個々の患者の気道管理難易度と情報提供の必要性を判断することも含まれる．
- 原則として，①両手マスク換気やエアウェイを挿入してもマスク換気が困難あるいは不可能であった患者，②喉頭展開時に喉頭圧迫しても Cormack-Lehane 分類 Grade III 以上の喉頭展開困難患者，③喉頭展開以外の気管挿管方法が望ましい患者には文書による情報提供が望ましい．

▶2章「2-4 喉頭鏡の種類と気管挿管の性能」図6 (p.37) 参照

（磯野史朗，雨宮めぐみ，石川輝彦）

文献

1) Crosby ET, et al. The unanticipated difficult airway with recommendations for management. Can J Anaesth 1998; 45: 757–76.
2) Shiga T, et al. Predicting difficult intubation in apparently normal patients: A meta-analysis of bedside screening test performance. Anesthesiology 2005; 103: 429–37.
3) Langeron O, et al. Prediction of difficult mask ventilation. Anesthesiology 2000; 92: 1229–36.
4) Han R, et al. Grading scale for mask ventilation. Anesthesiology 2004; 101: 267.
5) Kheterpal S, et al. Prediction and outcomes of impossible mask ventilation: A review of 50,000 anesthetics. Anesthesiology 2009; 110: 891–7.
6) Isono S, et al. Pharyngeal patency in response to advancement of the mandible in obese anesthetized persons. Anesthesiology 1997; 87: 1055–62.
7) Isono S. Obstructive sleep apnea of obese adults: Pathophysiology and perioperative airway management. Anesthesiology 2009; 110: 908–21.
8) Sato Y, et al. How can we improve mask ventilation in patients with obstructive sleep apnea during anesthesia induction? J Anesth 2013; 27: 152–6.
9) Isono S, et al. Influences of head positions and bite opening on collapsibility of the passive pharynx. J Appl Physiol 2004; 97: 339–46.
10) Chung F, et al. STOP questionnaire: A tool to screen patients for obstructive sleep apnea. Anesthesiology 2008; 108: 812–21.

11) Tsuiki S, et al. Anatomical balance of the upper airway and obstructive sleep apnea. Anesthesiology 2008; 108: 1009–15.
12) Isono S. Mallampati classification, an estimate of upper airway anatomical balance, can change rapidly during labor. Anesthesiology 2008; 108: 347–9.
13) Suzuki N, et al. Submandible angle in nonobese patients with difficult tracheal intubation. Anesthesiology 2007; 106: 916–23.
14) Isono S. Common practice and concepts in anesthesia: Time for reassessment: Is sniffing position a "gold standard" for laryngoscopy? Anesthesiology 2001; 95: 825–7.
15) Mallampati SR, et al. A clinical sign to predict difficult tracheal intubation: A prospective study. Can Anaesth Soc J 1985; 32: 429–34.
16) Kitamura Y, et al. Dynamic interaction of craniofacial structures during head positioning and direct laryngoscopy in anesthetized patients with and without difficult laryngoscopy. Anesthesiology 2007; 107: 875–83.
17) Takahata O, et al. The efficacy of the "BURP" maneuver during a difficult laryngoscopy. Anesth Analg 1997; 84: 419–21.
18) Tremblay MH, et al. Poor visualization during direct laryngoscopy and high upper lip bite test score are predictors of difficult intubation with the GlideScope videolaryngoscope. Anesth Analg 2008; 106: 1495–500.
19) Ramachandran SK, et al. Predictors and clinical outcomes from failed Laryngeal Mask Airway Unique™ : A study of 15,795 patients. Anesthesiology 2012; 116: 1217–26.
20) Goumas P, et al. Cricothyroidotomy and the anatomy of the cricothyroid space. An autopsy study. J Laryngol Otol 1997; 111: 354–6.
21) Kleine-Brueggeney M, et al. Ultrasound-guided percutaneous tracheal puncture: A computer-tomographic controlled study in cadavers. Br J Anaesth 2011; 106: 738–42.
22) Benkhadra M, et al. A comparison of two emergency cricothyroidotomy kits in human cadavers. Anesth Analg 2008; 106: 182–5.
23) Stephens CT, et al. The success of emergency endotracheal intubation in trauma patients: A 10-year experience at a major adult trauma referral center. Anesth Analg 2009; 109: 866–72.
24) Baraka AS, et al. Preoxygenation: Comparison of maximal breathing and tidal volume breathing techniques. Anesthesiology 1999; 91: 612–6.
25) Altermatt FR, et al. Pre-oxygenation in the obese patient: Effects of position on tolerance to apnoea. Br J Anaesth 2005; 95: 706–9.
26) Cressey DM, et al. Effectiveness of continuous positive airway pressure to enhance pre-oxygenation in morbidly obese women. Anaesthesia 2001; 56: 680–4.

3-2 安全な気管挿管方法

- 安全に気管挿管する方法とは，より大局的にいえば安全な気道管理方法，危険を回避しうる気道管理の考え方といえる．危険を回避するには，必要最低限の技術を習得することももちろん大切であるが，評価を確実に行うことと，それに対応した気道管理計画をたてるということが最も重要である．
- 現在，通常の喉頭鏡・フェイスマスクでは対応困難な症例に対しても，これまでとは違ったアプローチで気道管理を可能にする器具が多数存在する．これらの器具を一つ一つ解説することはここでは行わず，基本的な考え方を中心に述べていきたい．

❶ 気道評価から得られた情報をもとに気道管理計画をたてる

- 気道管理計画をたてるには，まず気道評価から得られた情報を整理することから始める．すべての評価項目が陰性の場合（リスクが否定された場合）は，通常の準備で麻酔に臨むことが多いが，基本的には後に詳述する気道管理アルゴリズムに沿って気道管理を行えば，リスクが同定された場合でも否定された場合でも対応可能である．

▶本項「②気道管理アルゴリズム」(p.137) 参照

- しかし，これは必要とされる器材が整っていることも前提であり，実際には施設によってどのような器具が使用可能か異なる．とくに特殊な危険因子をもつ症例においては，特別な対応も必要である．以下に"特別な場合"に対して行われる対応について示し，その適応，限界について述べる．

▶気道管理計画の詳細は，前項「3-1 術前気道評価と気道管理計画」(p.126) で詳細に述べられているので参照していただきたい．

a. 輪状軟骨圧迫を併用した迅速導入・挿管 (rapid sequence induction and intubation〈RSII〉; crash induction)

- 適応：イレウス，フルストマック，妊婦，胃食道逆流症の合併，腹部膨満のある症例，食道アカラシア，など．
- 原則として挿管困難が予測されない症例が適応となる．また，導入後の気管挿管となるため，ショック状態など極端に循環系が不安定なときは催眠薬の種類や使用量に注意が必要なこともある．状況によっては，やむを得ず覚醒時気管挿管を選択することもある．

▶本項「① b. 意識下気管挿管」(p.133) 参照

- crash induction の概念は，麻酔下，より具体的には気道防御反射が損なわれた状態で，気道を開放している時間を限りなく短くし，誤嚥のリスクを最小限にすることである．その目的に沿って以下のような手順を踏む★1．

★1
なお，RSII の考え方・施行方法については，議論のあるところで，少なくとも原法で示された方法と現在広く行われている方法には解離がある．

🟦 上体を挙上し，純酸素で酸素化を3分

- 導入前の酸素化はもちろん通常どおり施行する．誤嚥リスクを下げるため当

施設では原則として上体を挙上して麻酔を導入している．これに対して，導入中は頭低位をとることによって逆流した場合でも，気管に逆流物が入らないようにするという考えもある★2．

- 循環動態が不安定と予想される症例では，上体と下肢を挙上した体位（V字型の体位）をとる施設もある．
- 胃管による減圧をあらかじめ試みるときは，この時点で行っておく．導入中に胃管を留置しておくと，かえって逆流を誘発したり，フェイスマスクのシールを損なったり，不利な点も指摘されている．

■ 細めのチューブを選択する

- 当施設ではRSIIでの気管チューブは，通常の症例において適切とされるチューブよりハーフサイズ細いもの（通常 ID 7.5 mm のチューブなら ID 7.0 mm）を選択することを原則としている．
- スタイレットは必ず気管チューブにセットしておき，その使用が不適切と判断されたら，その時点で抜去すればよい，という対応で臨む．

■ 十分量の催眠薬，筋弛緩薬を投与する

- 通常，催眠薬はチオペンタールなら 5 mg/kg 以上，プロポフォールでは 2 mg/kg 以上を投与しているが，年齢・患者の状態に応じて減量して用いているのが実際である．とくに循環系が不安定なとき，プロポフォールは減量して用いる．そのような症例では，ケタラール 2 mg/kg 程度の使用も選択肢の一つである．
- 筋弛緩薬はスキサメトニウムなら 1.5 mg/kg 以上，ロクロニウムなら 1 mg/kg 以上を用いる．スキサメトニウム使用の際は，ロクロニウム 5〜10 mg 程度を前投与し，線維束攣縮を回避する方法もある．
- 最近のRSIIではロクロニウム 1.2 mg/kg ぐらいで行う症例が多い．このとき，ベクロニウムやパンクロニウムで行われていた priming principle★3 は行っていない．ロクロニウム 1.5 mg/kg の投与を行えば，その必要性がない，という報告もある[1]．

■ 輪状軟骨圧迫（cricoid pressure; Sellick maneuver）の適用

- 輪状軟骨を圧迫し，その後方に存在する食道を閉塞させ逆流を防ぐ，という理論である．しかし，輪状軟骨圧迫は適切に行わないと効果がないとされ，その有用性自体をも否定する意見がある[2]．
- 輪状軟骨圧迫の力の大きさは患者が覚醒しているときは 20 N，就眠後は 30〜40 N が適切であるとされる[3]．しかし，圧迫を加えると食道がその位置を変え効果的に食道を閉塞できなかったり，咳などの有害反射を誘発したり，輪状軟骨圧迫の施行には注意が必要である★4．

■ 導入中の換気は低圧で行う

- 従来，RSIIでは換気を行わないとしてきたが，低圧（15 cmH$_2$O 程度）での

★2
当施設では逆流させないことを重要視し，かつ酸素化に有利な上体を挙上する体位を選択している．

▶ ID：内径

★3 priming principle
非脱分極性筋弛緩薬の作用発現を早くする方法．初回 1/5〜1/4 を投与し，3〜5 分後に残り全量を投与する．その 1〜2 分後に挿管可能となる．

★4
しかし，依然として教科書にはRSIIで輪状軟骨圧迫を併用するのが当然，のような記載があるのも事実で，誤嚥したとき輪状軟骨圧迫をしていないと裁判で不利な判決を受ける可能性がある．

換気を行うことが主流となりつつある[1]．とくに妊婦や肥満患者，小児，なかでも腹部膨満のある症例では，RSII 中に換気を行わないと酸素飽和度の低下をきたしやすい．
- このような状況下では，低圧で換気を行うことの利益は，そのリスクを十分相殺していると考えられる．換気の際には，従圧式の麻酔用人工呼吸器を使うと圧がかかりすぎるリスクを回避できる．

喉頭展開と気管挿管
- 従来は通常の喉頭鏡を用いて喉頭展開をしてきたが，これについては，多種多様のビデオ喉頭鏡（video-assisted laryngoscope）が利用可能である．直接あるいは間接に喉頭を観察できれば，特定の器具にこだわる必要はないと考える．トラキライト®などの半盲目的気管挿管，視野の広さに問題のある気管支ファイバースコープ（FOB）を用いた気管挿管は推奨しない．
- 気管挿管を行ったら，気管チューブのカフを十分量の空気で膨張させ，挿管が成功したか確認を行う．カフ容量の調整はチューブが気管内にあることを確認してから，行えばよい．

▶FOB：
fiberoptic bronchoscope
（気管支ファイバースコープ）

気管挿管に失敗した場合
- あわてずに気管挿管の手技をやり直す．必要に応じて（とくに換気を行わず導入した場合）低圧での換気を行う．気管挿管の難度によっては，ビデオ喉頭鏡などの挿管デバイスを用いたり，場合によっては上級医と交代する．

気管挿管に失敗した場合はまず，あわてずにやり直す

b. 意識下気管挿管（awake tracheal intubation）
- 適応：麻酔導入後の気道確保が困難・あるいは好ましくない症例．具体的には以下のような症例が該当する．
    ①循環動態が不安定で RSII が好ましくない症例（本来は循環動態を安定させ RSII を選択するのが好ましい）
    ②誤嚥リスクのきわめて高い症例
    ③マスク換気・気管挿管ともに困難と予測される症例
    ④上気道が原因で高度の呼吸困難を伴う症例
- 上記の場合に相当しても，患者の協力が得られない場合はやむを得ず麻酔導入後の挿管を選択することもある．昨今では，意識下気管挿管の適応が狭まり，RSII が選択される場合が増えている．
- 意識下気管挿管は，患者の状態によってそのアプローチが異なる．誤嚥リスクが非常に高い症例では，嚥下・咳などの気道防御反射を抑制するような薬物投与・処置を一切行わない場合もあるが，そのリスクの低い症例では患者の苦痛を軽減しかつ良好な気管挿管条件を得るため，鎮静，気道粘膜の表面麻酔，上喉頭神経ブロックなどを組み合わせて行う．
- 鎮静，気道粘膜の表面麻酔，上喉頭神経ブロックの3つはいずれも気道防御反射を抑制することに留意する．術前，患者に覚醒時気管挿管の必要性と手順を十分に時間をかけて説明しておくことが，患者自身が納得しつつ患者の

協力を得て成功するために重要である．この方法では，患者は術後に気管挿管時の記憶が残っていることが多いので，その点についても説明し納得してもらう必要がある．

■ 鎮静には意識レベルの低下を目的とする薬剤の使用を避ける

- この表現は矛盾していると思われるが，要は気道確保が成功するまでミダゾラムやプロポフォール，チオペンタールなどの催眠作用の強い薬剤の投与を避けるということである．これは気道開存性が意識レベルに依存するという事実による[4]．
- すなわち，就眠すると気道閉塞が起こりやすくなる．そのため，当施設ではフェンタニル 1～3 μg/kg 程度またはレミフェンタニル 0.1～0.2 μg/kg/分程度を使用している．

■ 気道粘膜の表面麻酔には局所麻酔薬のネブライザーを用いる

- 粒子の細かい超音波ネブライザーのほうが下気道まで届きやすいとされるが，麻酔の目的とされるのは主に上気道または気管までであるので，それにこだわらなくてよい．
- 4％リドカイン 5～10 mL 程度を 15 分くらい吸入・噴霧する．局所麻酔薬なのでその中毒には留意したいが，ネブライザーによる噴霧で実際に体内に吸入される量はその一部にすぎない．経鼻挿管のときは鼻呼吸，経口挿管のときは口呼吸を促す．
- 表面麻酔のその他の方法としては，①コカードガーゼ（1万倍エピネフリン添加 2％リドカインを浸したもの）による鼻内処置，②ジャクソン型噴霧器での気道内直接噴霧，③輪状甲状膜穿刺による局所麻酔薬気管内投与などがあり，必要に応じて施行している．

■ 上喉頭神経ブロック

- 上喉頭神経は喉頭の感覚神経で，ランドマークをおさえれば比較的容易にブロックすることができる．実際にブロックしたいのはその内枝であるが，舌骨大角の直上やや外側に 1％リドカイン 2～3 mL（片側）を浸潤させると，内枝と外枝が分枝するあたりで両方をブロックすることになる．
- ブロックが成功すると，喉頭粘膜を刺激しても咳反射，喉頭閉鎖などが誘発されず挿管が容易になる．ほぼ同等の効果は，ファイバー挿管のときなどに声門部を中心に 1％リドカイン 1 mL 程度を噴霧しても得ることが可能である．

■ 実際の手順

- 通常の喉頭鏡を用いるのは，誤嚥リスクが高いことだけが問題の場合に限られる．それ以外の場合，気管挿管困難かマスク換気困難を伴うことがほとんどあるので，実際の気管挿管に使用する器具は，気管支ファイバースコープかビデオ喉頭鏡となる．

- トラキライト®の使用は，気道反射を完全に抑制できないかぎり推奨しない．
- 同様に，awake blind nasal intubation のように経験やスキルを要求する挿管方法もここでは推奨できない．

患者の負担を軽減するための処置と方針
- 局所麻酔薬ネブライザーの適用と，レミフェンタニルによる鎮静下の気管支ファイバースコープを用いた気管挿管が選択されることが多い．通常，上体を挙上し局所麻酔薬ネブライザーを行うが，レミフェンタニルの血中濃度が上昇するまで10〜15分程度かかるので，同時にレミフェンタニルの持続投与を開始してよい．
- 当施設でのネブライザーは，いわゆるジェット式（霧吹きと同じ原理）で駆動ガスとして酸素を用いるため，酸素投与も同時に行える（図1）．
- 上喉頭神経ブロックは必要ならネブライザー終了時に行えばよい．経鼻挿管のときはネブライザー終了時にコカードガーゼによる鼻内処置を行う．一般的に，上喉頭神経ブロックや後述のジャクソン型噴霧器を用いた表面麻酔より，ネブライザーによる表面麻酔のほうが患者に受け入れられやすい．

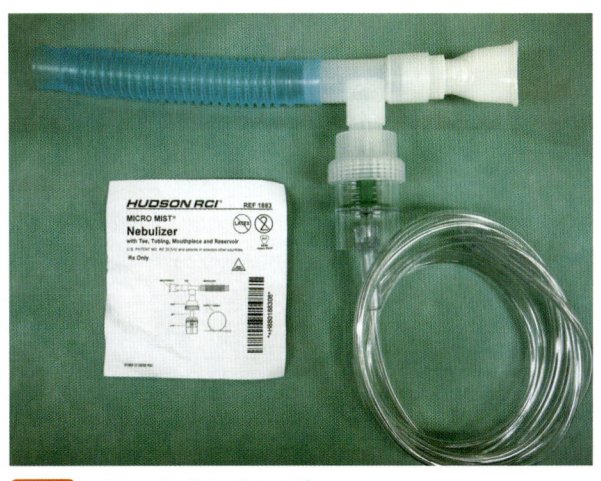

図1 ジェット式ネブライザー
経鼻挿管を予定する場合はマウスピースに代えてマスクを使用する．写真はハドソン社製のもの．

器具の選択
- 気管支ファイバースコープは，チューブとの口径差が最小となるものを選択する．これは声門を越えるときのチューブ挿入をスムーズにするだけでなく，結果として視野の広いものを選択することにもなる．
- 気管チューブは，reinforce型のチューブ（スパイラルチューブ）を選択している．現在では，チューブ先端のくちばし型形状の効果を期待してパーカー（Parker）チューブを使用している．

視野の確保
- 経口挿管では原則としてバーマンエアウェイを使用している．視野の確保を良好にするだけでなく，噛まれることによるチューブやファイバーの損傷を防ぐ役目もある．
- バーマンエアウェイの適用が難しい場合や視野改善の効果がないとき，いわゆるスニッフィング位をとったり，大きく強い吸気を促したりすることでも視野の改善を得られる．頚椎に問題があるときは，頭頚部の体位に制限があるので，下顎の前方移動で視野の改善を試みる．

声門の確認とチューブの挿入
- 声門が確認できたら患者に深吸気を促し声門を開大させ，その間に声門を通過する．反射が強く声門を越えづらい場合，声門に向け1％リドカイン1 mLをファイバースコープの鉗子チャンネルを通して注入する．気管分岐部が確認できたら，ファイバースコープに沿って気管チューブを送り込む

が，その際も患者に深吸気を促したほうが容易となる．声門部にチューブ先端がひっかかるような抵抗を感じたら，チューブをひねるようにして送り込むと解決することが多い．

気管挿管後
- 通常の確認作業を行うが，挿管が成功していれば患者を就眠させ，その後にチューブの位置を決めて固定すればよい．ファイバースコープ挿管の場合，チューブの深さはファイバースコープを使って確認しておくとよい．

エアウェイスコープ（AWS）による気管挿管
- 基本的に挿管器具がAWSに変更になるだけである．AWSを使用する場合，ジャクソン型噴霧器による局所麻酔薬の投与で，効果的に粘膜表面麻酔が可能だったと記載する成書もある．ジャクソン型噴霧器はもちろん，ファイバースコープ挿管にも使用可能である．

逆行性経鼻挿管
- 覚醒時に限られたわけではないが，輪状甲状膜穿刺を併用した逆行性挿管という方法がある．丁寧に行えば，患者への負担は最小限になる．
- 輪状甲状膜同定・局所麻酔薬浸潤後，硬膜外針でベベルを頭側に向けて穿刺する．穿刺成功後，ガイドワイヤーを頭側に向けて挿入すると多くの場合，どちらかの鼻腔から出てくる．
- このガイドワイヤーをあらかじめ気管チューブをセットした気管支ファイバースコープの鉗子孔に通してスコープを進める．スコープはガイドワイヤーをガイドに喉頭まで容易に進めることができるので，喉頭に入ったところでガイドワイヤーを抜去し，後は通常の気管支ファイバースコープによる気管挿管と同じ手順を踏む．
- この方法では，ガイドワイヤーが鼻腔から出てしまえばオリエンテーションが付きにくい場合でも，比較的スムーズに挿管をすることができる．ただし，観血的処置に分類されることになるうえ，ガイドワイヤーが鼻腔から出てこないこともある．口腔内に見つかれば比較的容易に回収可能であるが，その場合は，通常，経口挿管となる．適切な長さのガイドワイヤー，穿刺針がキットになった製品もある．

C. 外科的気道確保

- 外科的気道確保には，通常の気管切開のほか輪状甲状膜穿刺・切開が含まれる．外科的気道確保は，気道管理困難アルゴリズムにおける"最後の手段"と認識される側面が強いが，実際には最初からこれが選択される症例もある．
- **適応**：あらゆる意味で気管挿管が不可能な症例や気管挿管のリスクが高い症例が適応となる．具体的には上気道の腫瘍・著明な浮腫などで気管支ファイバースコープを用いても十分な喉頭の観察ができない，または，その病変のため呼吸困難を呈している症例，上気道からの出血で視野の確保が難しい症例などが対象となる．
- 最初から外科的気道確保が必要と判断された場合，緊急事態でないかぎり耳

鼻科医にそれを任せ，麻酔科医はサポートにまわる．緊急時の外科的気道確保における輪状甲状膜穿刺・切開については後述する．

▶本項「赤のゾーン」(p.140)参照

❷ 気道管理アルゴリズム

- 当施設では早期から American Society of Anesthesiologists (ASA) の Difficult Airway Algorithm を意識し，それをより使いやすくわかりやすい形で使用できないかと模索してきた（図2）．その基本的な概念として，
  - ①換気（酸素化）が十分であるかないかを常に意識する
  - ②できるだけ科学的根拠があるものを採用
  - ③一部の状況を除き，特定の気道確保・挿管方法にはこだわらない
  - ④誰が用いても同じ判断・結果となるような単純なもの

の4点があげられる．

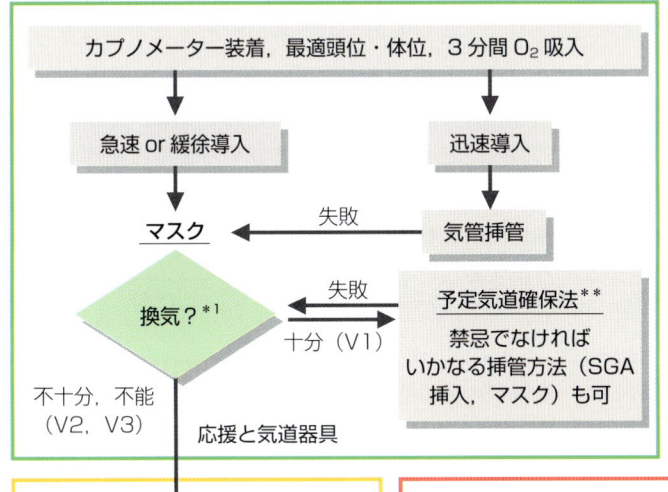

図2 当施設で用いている気道管理アルゴリズム

*1, *2 換気の評価は基本的にカプノメーターによる．リークが多くカプノメーターが十分機能しないときは，胸郭の動きで判断．

** 同一術者，同一手技は2回までを目安とする．

*** 声門上器具（SGA）経由で挿管またはそのまま手術，覚醒を促進させる，外科的気道確保，他のSGAに入れ替える，などさまざまな選択肢がある．

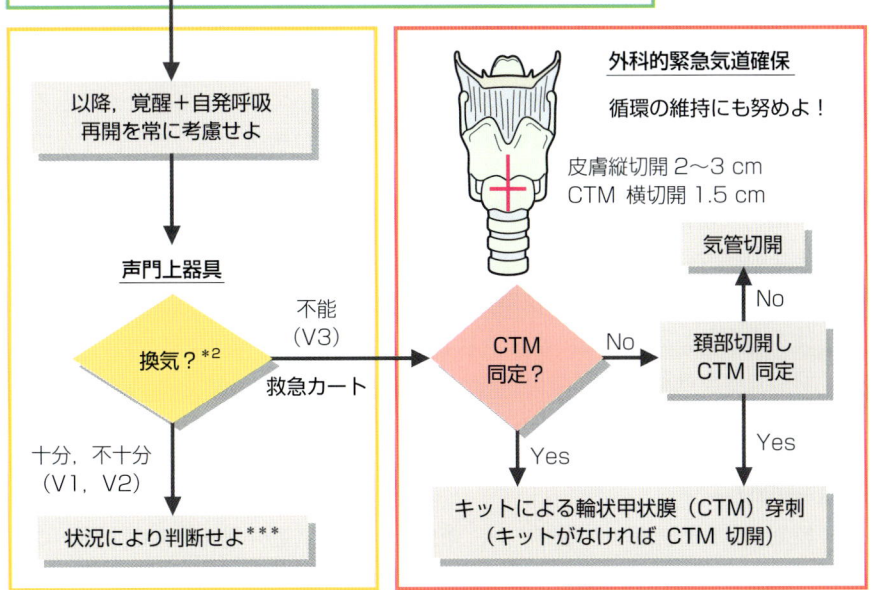

▶SGA：supraglottic airway（声門上器具）

▶CTM：cricothyroid membrane（輪状甲状膜）

> **Column　気管挿管にこだわらない**
>
> 　気道管理イコール気管挿管，と短絡的に考えている麻酔科医はまれだと思われるが，「本当に挿管する必要があるか？」と自問自答が常の麻酔科医もまれだと思われる．近年，気管挿管以外の気道管理デバイスが充実してきた．それらは非侵襲的人工呼吸器や声門上器具に代表される．手術中の気道管理となると，非侵襲的人工呼吸器の適用範囲は決して広くはないが，声門上器具の適応はますます広がっているという印象を受ける．
> 　声門上器具の優れた一面は，気道管理困難症において顕著に現れる．マスク換気が不十分なときも気管挿管困難のときも，その危機の解決を手助けしてくれる．黄色のゾーンではもちろんだが，緑のゾーンでも気管挿管の操作を何回も繰り返す前に，声門上器具でいけないか？　と思ってみることは大切なことである．

- 改良は逐一行われているが，現在使われているものを掲げた．この概念はアルゴリズムというよりはガイドラインという性格のほうが強い．以下，そのアルゴリズムについて詳述する．

a. アルゴリズムの前提

- このアルゴリズムの前提になるのは，術前気道評価と気道管理困難カート（あるいはそれに準じるもの）である．評価に関してはすでに述べているのでここでは繰り返さない．
- ただ一つ強調したいのは，最後の手段としての外科的気道確保，麻酔科医が緊急時に行うのは輪状甲状膜穿刺または切開となるであろうが，その際のランドマークとなる甲状軟骨下端と輪状軟骨を同定しておく，ということである．TMDを測定するときに合わせて確認するように指導している．

▶甲状軟骨下端と輪状軟骨を同定しておくことが重要

▶TMD：
thyromental distance
（甲状切痕オトガイ間距離）

- もう一点は，気道管理困難カートに代表されるように器材をそろえ，いざというときに必ず使えるようにすることである．

b. 換気の評価

- このアルゴリズムでは，換気が十分か否かで対応が分かれる．麻酔導入時における換気が十分か否かを客観的に判断するのは意外に難しい．その中で，かろうじて客観性が保たれるのはカプノメーターの波形であろう．
- カプノメーターの波形は挿管されているときはもちろん，フェイスマスクでも声門上器具でもリークがなければ再現性をもって観察することができる．
- まったく換気ができていないならば二酸化炭素は検出できないし，十分できていればプラトーを形成する波形（第Ⅲ相）が観察できる．不十分ならば二酸化炭素は検出できるが，理想的な波形とはならない（第Ⅲ相が観察できない）．
- このアルゴリズムでは，換気が十分ならV1，不十分だが可能ならV2，不能ならV3と定義する．このV1，V2，V3は胸郭の挙上のしかたなどの主観的判断も許容する．

c. 各ゾーンの説明

■緑のゾーン

- 換気がV1と判断されるゾーン．予定どおりの気道管理を行えばよい．このゾーンでの気道確保法に関しては，特別な気道確保法を推奨することはな

く，他の要因で決めればよい．ただし V1 と判断されても，V2 や V3 に移行することは十分ありうる．1 人の施行者が 1 つの気道確保法で 2 回不成功に終わったときは，他の施行者に代わるか，気道確保法を変更する．

■ 黄色のゾーン

- 換気が V2 または V3 であるが，酸素飽和度の低下は認められず，危機的状況とまではいえない場合．このゾーンでは，どのような判断をするかで緑のゾーンに戻ったり後述の赤のゾーンに陥落したりと最も難しい．
- まずやるべきことは，V2，V3 であることをその時点でその患者の診療に従事するスタッフ共通の認識とし，応援を呼び，器材を準備することである．
- このゾーンでは，V2，V3 の原因を考えることになる．単純に気道確保が困難である，という状況ならば，第一選択は声門上器具とすべきである．当施設では，その扱いやすさから多くの場合 i-gel® が選択されるが，その後予定される手術などによってはそのまま挿管がより容易な他の声門上器具（ILMA，airQ® など）を選択することも推奨できる．ただし，一度も気管挿管が試みられていない場合，挿管を試みる価値がある．
- もう一つの論点は，麻酔を覚醒させ自発呼吸を回復させるか否かである．筋弛緩薬に関しては，もし投与されていないなら投与を試みるべきである．その場合，作用時間または拮抗薬の存在から，スキサメトニウムまたはロクロニウムが適切であると考える．とくにスキサメトニウムは，マスクでの換気を容易にするとの報告もあり第一選択としてもよいかもしれない[5]．
- 一方，すでに筋弛緩薬が投与され効果が得られている状態で V2，V3 であるなら，その拮抗と効果消失を待つことを考慮してもよい．
- 麻酔に関しては，器具による気道確保の方針であれば，一定の麻酔深度を維

「覚醒させたほうがよいのか？」と常に念頭におく

> **Column** 備えあれば憂いなしの気道管理困難カート
>
> 麻酔科医としては，ある程度の規模の手術室には常備したいものの一つとして「気道管理困難カート」（図3）がある．施設によってどのようなものをこのカートに搭載するかはさまざまであるが，筆者らの施設では，以下のようなものを搭載している．
> ① 各種マスク・声門上器具・エアウェイなど（各サイズのフェイスマスク，経口エアウェイ，経鼻エアウェイ，i-gel®，air-Q®，挿管用 LMA）
> ② ビデオ喉頭鏡（エアウェイスコープ®，マックグラス®）
> ③ 輪状甲状膜穿刺キット（QuickTrach®）
> ④ チューブエクスチェンジャー（酸素投与のできるもの），ガムエラスティックブジー
>
> **図3** 気道管理困難カート
> 医師，看護師を含め手術室のスタッフの誰もがこのカート定位置を把握しておくべきである．

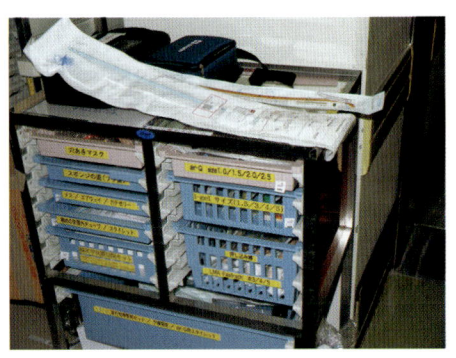

持することが大切であるが，その場合，換気だけでなく循環動態の維持にも気を配りたい．いずれにせよ覚醒させたほうがよいのか？　ということを常に念頭におくことが大事である．

■ 赤のゾーン

- 危機的状況といえる．しかし，対応は外科的気道確保に限られる．もし輪状甲状膜穿刺キットがあれば穿刺，なければ切開となる．キットを使用する場合，それぞれのキットの穿刺方法に従えばよい．
- 切開の場合は，頸部を伸展させた体位をとり，輪状甲状膜を同定，正中で皮膚を縦に2～3 cm，輪状甲状膜に達したら1.5 cm程度の横切開を行う．
- 気管腔を確認したらカフ付き気管チューブ（成人ならID 5.5～6.0 mmぐらい）を切開孔から挿入する．
- 合併症としては，片肺挿管，気管外への誤挿入，出血などが考えられる．
- この処置は技術的には難しくはないものの，決して頻回に行われるものではないため，いざというとき迅速・正確に施行できるかはわからない，という麻酔科医も少なくないだろう[★5]．

★5
当施設では1年に1回，シミュレーターを用い輪状甲状膜穿刺キットを実際に使用するワークショップを開催している．シミュレーターでの試技でも，まったく経験がないことに比べたら大きな相違があると考えている．

▶情報提供の重要性については，前項「3-1 術前気道評価と気道管理計画」(p.129)参照

❸ 術後評価

- 気道管理困難に遭遇した場合，診療録や麻酔記録に詳細を記載するのは当然のことであるが，その結果を患者自身にもフィードバックしたり，他の医療施設にも適切に情報提供したりすることが大切である．

症例　気道管理アルゴリズムに沿った管理で危機を脱出できた症例

患者
　62歳，男性．身長165 cm，体重82 kg．進行歯肉癌の患者．

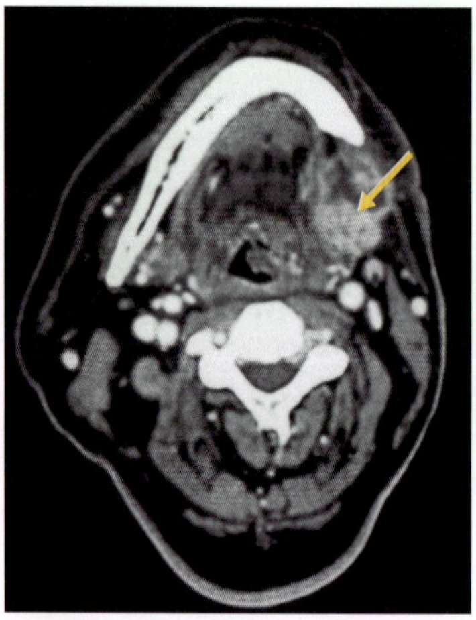

現病歴
　診察中に外頸動脈から大量出血．Grade A（手術申し込み連絡から30分以内の執刀）の緊急止血術が予定された．患者は軽度の知的障害と肥満を合併するが，その他の合併症は明らかではない．**図4**は当日の大量出血前に撮影された頸部CTの1スライス．左側の腫瘍（→）が気道を圧排・浸潤しているのがわかる．食事は6時間前の朝食，2時間前に500 mLペットボトルのジュースを飲んでいる．入室時，外科医が頸部を用手的に圧迫しているが，止血は不完全な状態である．ヘモグロビン濃度は入室直前で8.5 g/dL．

麻酔経過
　入室時，患者は軽度の息苦しさを訴えていたが，意識清明であった．血圧は145/70 mmHg，心拍数96 bpm．専門医2人，研修医1人の計3人の麻酔科医により麻酔導入を行うこととした．
　用手圧迫による止血は限界であり，1分でも早くより近位での外頸動

図4　症例の頸部CT画像

脈結紮を施行すべきと判断．RSII の適応と考え，プロポフォール 50 mg, ロクロニウム（エスラックス®）80 mg で導入．両手でマスクを保持することで，500 mL 程度の 1 回換気量を得ることができた．

通常の喉頭鏡をかけたところ声門は確認できず，バーマンエアウェイを使用した気管支ファイバースコープによる気管挿管を計画したが，やはり声門を確認することはできなかった．マスクで換気を試みたところ，換気は不十分と判断，i-gel®（サイズ 4）を挿入．しかし，換気の改善は認めなかった．i-gel® サイズ 5 に変更しても，換気は著しく不十分，しかも胃内容逆流が生じた．輪状甲状膜穿刺を試みるも，輪状甲状膜の同定不能．気管切開に移行し導入から 20 分後にようやく気道を確保した．

気管切開中の所見では，気管は CT での所見よりさらに健側へ変位していた．その間の最低 SpO_2 は 87％．気道確保中および後も用手圧迫止血は継続して行い，外頸動脈近位での結紮を施行，無事止血を得ており，その後の胸部 X 線写真上，および血液ガス分析上，明らかな誤嚥の影響は認めなかった．

術後評価

結果論的ではあるが，本症例では気道確保前の麻酔導入はすべきではなかった．
その理由を整理すると，
① CT 上，口腔・咽頭に大きな占拠性病変があり換気困難が予期される．換気は可能であっても，正常解剖との相違のため通常のアプローチでは声門の確認が困難の可能性が高い
② もともと肥満があり，気道管理が難しい可能性がある
③ 止血のため，頸部を用手的に圧迫しており，上気道閉塞を助長する可能性がある．すなわちフェイスマスクでの換気困難の可能性がある
④ 呼吸困難を訴えていた（おそらく占拠性病変と頸部圧迫のため）
などがあげられる．

局所麻酔での処置は一つの選択肢であったが，知的障害があるため止血術中の協力性に危惧があった．これらをすべて考慮に入れ，さらに緊急度と確実性を重視すると，覚醒時の外科的気道確保が最初から選択されるべき症例であった．術前の評価は不十分ではあったが，それ以外の対応は気道管理アルゴリズムに沿った内容であり，それが危機を脱出できた要因と考えられる．

（稲田　梓，石川輝彦，磯野史朗）

文献

1) El-Orbany M, Connolly LA. Rapid sequence induction and intubation: Current controversy. Anesth Analg 2010; 110: 1318-25.
2) Priebe HJ. Cricoid pressure: An expert's opinion. Minerva Anestesiol 2009; 75: 710-4.
3) Herman NL, et al. Cricoid pressure: Teaching the recommended level. Anesth Analg 1996; 83: 859-63.
4) Hillman DR, et al. Evolution of changes in upper airway collapsibility during slow induction of anesthesia with propofol. Anesthesiology 2009; 111: 63-71.
5) Ikeda A, et al. Effects of muscle relaxants on mask ventilation in anesthetized persons with normal upper airway anatomy. Anesthesiology 2012; 117: 487-93.

3-3 覚醒下抜管と覚醒前抜管

① 覚醒から抜管への流れ

- 麻酔薬がまだ投与されている，あるいはその効果が残存している状態で，機械換気中に筋弛緩の深度を train-of-four（TOF）刺激により客観的に評価し，その程度に応じて適切な筋弛緩拮抗薬を投与する．
- 筋弛緩作用が残存している状態で麻酔の覚醒を図ったり，無理に自発呼吸を回復させたりするのは好ましくない．必ず，筋弛緩の拮抗（または筋力の自然回復），自発呼吸の出現，麻酔覚醒，気管チューブ抜管の流れ（手順）を踏むように心がける．
- この手順を検証した研究は決して多くない．しかし，筋弛緩の回復が自発呼吸に先立って得られることがより好ましいのは異論のないところであるし，麻酔覚醒前の自発呼吸の出現に関しては，そもそも自発呼吸出現後の気管チューブ抜管が望ましいという前提，そして，意識下でより自発呼吸が出現しやすいことから，安全性を増すためにも麻酔覚醒前の自発呼吸出現がより好ましいという背景がある．
- 麻酔薬の投与を中止した後は，可能な限り穏やかな覚醒を目指すべきであるが，覚醒時に不用意な刺激を与えるべきではない．患者が自然に覚醒するまでは，頭部・顔面・頸部・気管チューブなどに不注意に触れることは慎むべきである．
- 吸入麻酔薬による維持が行われた場合，覚醒に向けて吸入麻酔薬投与を中止すると同時に，プロポフォール 20～30 mg の投与（必要ならさらに 20～30 mg の反復投与）やフェンタニルの投与により覚醒時の興奮を少なくすることができる[1]．ただし，何らかの術後疼痛対策が行われることが必要である★1．

★1 気管内吸引
麻酔覚醒時にしばしば行われてきた気管内吸引はルーチンには行わず，必要が認められた場合のみ行う．

② 筋弛緩の拮抗（リバース）

- TOF 刺激で母指内転筋の収縮が 4 回目視できれば（TOF count 4），アトロピン硫酸塩（アトロピン硫酸塩®）0.02～0.03 mg/kg とネオスチグミン（ワゴスチグミン注®）0.05～0.07 mg/kg の投与で拮抗可能である（アトロピン硫酸塩とネオスチグミンは混ぜて投与してよい）．
- また新しく登場した筋弛緩拮抗薬であるスガマデクス（ブリディオン®）によって，より深い筋弛緩状態からの拮抗が可能となった．スガマデクスは TOF count 2 以上では 2 mg/kg を，深い筋弛緩状態からの拮抗に関しては，post-tetanic count（PTC）1～2 の場合は 4 mg/kg を投与することで筋弛緩の拮抗が可能である．

- リバースができたかどうかは，TOF 比（TOF ratio）0.9 以上（加速度トランスデューサーのとき 1.0 以上）となることを確認するべきである．

> **表1** 覚醒の基準
>
> - 呼びかけ（例：「○○さん聞こえますか？」など）に対し，頷きなどの動作がある
> - 簡単な指示（例：「手を握ってください」「舌を出してください」「目を開いてください」など）に応じられる
> - 自発開眼および追視が認められる

❸ 麻酔覚醒の基準

a．覚醒度の判断

- 表1 に示した徴候を確認して判断する．覚醒は一般的に気管チューブ抜管の必要条件ではあるが，十分条件ではないことに注意する[★2]．
- また，術中の麻酔深度の指標として BIS モニターを用いることができる．麻酔からの覚醒の過程で BIS 値は上昇するが，脳波データから BIS 値を算出するまで約 60 秒間のタイムラグがあるため，必ずしも BIS 値が上昇した後に患者が覚醒するというわけではないことに注意する．

b．覚醒を判断するときの留意点

覚醒と判断するときには，以下にあげることに留意したい．
① 覚醒前には筋弛緩は拮抗されているべきである．
② 呼びかけや指示に無関係な動作・開眼は単に麻酔の興奮期を示す場合がある．
③ 意識障害や聴覚障害，精神疾患，認知症などにより，もともとコミュニケーションに障害のある症例では，表1 に示した徴候にこだわらず個々の症例に応じた判断が要求される．
④ 上記の項目に当てはまらなくても意識なしと断定することはできない．

❹ 覚醒下抜管の基準

a．基本項目

- 表2 に示した覚醒下抜管の基準の各項目を満たしていることを確認したうえで抜管するが，気管支喘息を合併した症例などでは，まれに深麻酔下に抜管することがある．一般的に，上気道維持に問題のある患者の抜管には完全覚醒が必要である．ファウラー（Fowler）位などの頭高位での麻酔覚醒，抜管を原則とする．
- 肥満症例や睡眠時無呼吸症候群を合併している症例では，頭高位により機能的残気量の改善や気道の開存性が見込めるため，とくに有用である．また，手術内容・重症度

▶筋弛緩の拮抗の詳細については，次項「3-4 抜管と残存筋弛緩」（p.150）参照

[★2]
つまり，患者が覚醒しているからといって，すぐに気管チューブを抜管してよいというわけではない．

▶BIS：bispectral index

▶深麻酔下抜管については，本項「⑥ 覚醒前抜管」（p.147）参照

> **表2** 覚醒下抜管の基準
>
> 1. 麻酔覚醒の基準を満たしている
> 2. 低体温になっていない（36℃未満では抜管しない）
> 3. すべてのバイタルサインが安定している
> 4. 筋弛緩薬の作用から回復している
>   （残存する筋弛緩薬を十分に拮抗する）
> 5. 咳反射，嚥下反射などの気道防御反射が認められる（無理に誘発する必要はない）
> 6. 自発呼吸下に十分な換気量がある
> 7. 抜管しても気道閉塞を生じる心配がない

によっては抜管に特別な手順が必要なこともある．

b．抜管後の喉頭機能不全，上気道閉塞が懸念される場合

- 喉頭機能不全は抜管後の誤嚥のリスクを増大させるだけでなく，気道閉塞の原因にもなりうる．喉頭機能不全は，周術期に使用した麻酔薬・筋弛緩薬などの残存効果で起こることが知られているが，これらの効果を無視できるほど回復していても，喉頭機能不全をきたす症例がある．
- 気管挿管の影響で喉頭より誘発される防御反射が損なわれたり[2]，頭頸部手術，開胸手術などでは反回神経損傷による喉頭機能不全も起こりうる．また，頭頸部癌の手術では大きな皮弁で再建が行われることもあり，喉頭機能不全と同様，上気道の狭窄や閉塞のリスクがある．このような症例では，術前評価と同様，抜管前の評価が重要である．

上気道の内視鏡観察が有用なことがある

- 気管チューブ抜管前に，経鼻あるいは経口でのアプローチで上気道を観察する方法である．上気道の気道開存性，声帯浮腫の有無，出血の有無などを評価できる．しかし，反射の有無を含めた喉頭機能を評価するには，一度ラリンジアルマスクなどの声門上器具に入れ替える必要ある．
- 声門上器具への入れ替えのときには，入れ替えの刺激による喉頭痙攣を防止するために一時的に麻酔を深くするべきである．その後で，声門上器具を通して気管支ファイバースコープを挿入する．この方法を用いることによって，声門周囲の粘膜の浮腫の程度を詳細に観察することや，麻酔深度を調節し喉頭反射の出現を確認することで，喉頭機能を評価することが可能となる．
- 浮腫に関しては静的な評価を行えばよいが，反射に関しては動的な評価が必要である．深吸気時に声帯が開大する，少量の蒸留水刺激に声帯が閉鎖することなどを観察するとよい．すべての症例で行う評価ではないが，頚椎前方固定，頭頸部癌の手術，反回神経損傷の可能性がある手術，次節のカフリークプレッシャーが高い症例などの抜管時に行うとよい．

▶CLP：
cuff leak pressure

カフリークプレッシャー（CLP）を測定する

- 腹臥位で行う長時間手術や，頸部操作を伴う手術などでは，抜管後に気道閉塞となるリスクがある．当施設オリジナルの方法である**表3**に示した方法を用いて「カフリークプレッシャー（CLP）」を測定することで，抜管後の気道閉塞のリスクの有無を予測している．
- 具体的には，麻酔導入した直後と手術終了後にCLPを測定し，麻酔導入直後の値と比べて手術終了後の値が著しく増加しているよう

表3 カフリークプレッシャーの測定手順

1. 自発呼吸がないことを確認する
2. 口腔内を吸引する
3. 新鮮ガス流量を酸素6Lに設定する
4. 麻酔器のAPL弁を完全に閉鎖する
5. 人工呼吸を止める
6. 回路内圧10 cmH_2O まで上昇したところで気管チューブのカフを脱気する
7. 回路内圧が安定したときの数値を測定する

APL弁：調節式圧制御弁

であれば，咽頭・喉頭粘膜の浮腫，舌の腫脹などの原因で上気道が狭窄している可能性が高く，手術終了直後の抜管は気道閉塞の危険性が高いため避けたほうがよいと予測できる．
- CLPの値に関しては，蓄積したデータが存在しないが，20 cmH$_2$O程度を一つの目安としている．これ以上の値をとるとき「抜管リスクあり」と判断し，抜管を見合わせたり，上述の内視鏡による検査を施行したり，場合によっては気管切開などを行っている．
- CLPはカフリークテストの原法に代わって筆者らが提唱している抜管前評価の一つである．カフリークテストはもともと気管挿管されている患者に対して，自発呼吸下に抜管前に気管チューブのカフを虚脱させ，チューブの外側に気流が生じるか否か（リークを生じるか否か）で，声帯の浮腫などによる術後の上気道閉塞・再挿管のリスクなどを予測するのに使用されてきた[3]．
- 抜管後の上気道閉塞に関して，Ochoaらによるメタ解析ではカフリークテストが陽性のとき（リークが認められないとき），オッズ比は18.78（95％信頼区間：7.35–47.92），特異度は0.92（95％信頼区間：0.90–0.93）ときわめて高い値が報告されている．その一方で感度は，0.56（95％信頼区間：0.48–0.63）にとどまっている[4]．このことは，リークがないとき抜管の危険性がきわめて高いことを示していると同時に，リークがあっても安心できないことも意味する．

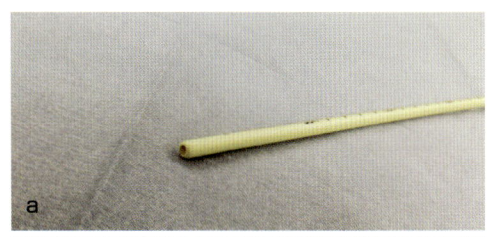

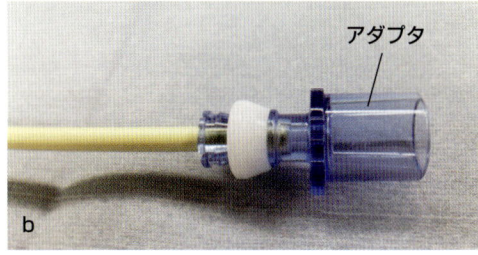

図1 チューブエクスチェンジャー
中空構造になっており，専用のアダプタを接続すればチューブエクスチェンジャーから酸素投与が可能になる．

チューブエクスチェンジャーの活用

- American Society of Anesthesiologists（ASA）のDifficult Airway Algorithmでは，抜管後の気道の開通が不確実な状況や，再挿管が困難であると予測される症例では，抜管の際にチューブエクスチェンジャーの使用が推奨されている[5]．
- 具体的には，抜管の前にチューブエクスチェンジャーを気管チューブ内に通しておき，チューブエクスチェンジャーを気管に残したまま気管内チューブだけを抜管する．抜管した後もしばらくチューブエクスチェンジャーを気管内に留置しておき，必要であればチューブエクスチェンジャーを通して再挿管を行うことができる．
- また，Cook Medical社の気管内チューブ交換用カテーテル（チューブエクスチェンジャー）は中空構造になっており，付属しているRapi-Fit®アダプタを用いて麻酔回路からチューブエクスチェンジャーを通して酸素を投与したり（図1），マニュアルジェットベンチレーターを用いたジェット換気を行ったりすることも可能である．
- なお，コネクターがないときには小児用挿管チューブのスリップジョイント

で代用することも可能である．その際には事前にチューブエクスチェンジャーにフィットするスリップジョイントのサイズを確認しておく必要がある．

❺ 覚醒下抜管後の管理

- 抜管直後から帰室までの時間は，残存する麻酔薬の影響・疼痛による体動・不十分なモニター・周りの医療スタッフの緊張が取れてしまうことなどが重なり，最も危険な時間帯と考えられる．抜管後もしばらくは患者の状態を注意深く観察するよう心がける．
- とくに抜管リスクの存在した症例，たとえばCLP高値を示した症例では気管チューブ抜管後，即一般病棟へ帰室というのは危険であり，最低でも10分程度の観察時間を設けるべきである．
- 声帯浮腫のある場合，抜管直後は呼吸状態が許容範囲でも比較的短時間で呼吸困難を訴え，再挿管が必要になることがある．

> 抜管直後から帰室までの時間は最も危険な時間帯

a. 呼吸状態の観察

- 患者に酸素投与を続けながら，胸腹部の動きが閉塞性パターンになっておらず，十分な換気量があることを確認する．とくに意識が十分に覚醒していないと，帰室後に上気道閉塞を生じる危険があるのでよく確認する．抜管やその際に行われる気管内吸引などの刺激が落ち着くと，意識レベルが低下し，低換気や気道閉塞に陥ることがあるので注意が必要である．
- また，誤嚥，気道閉塞などの合併症なく覚醒した場合でも，一般に全身麻酔からの覚醒直後は低酸素血症に陥りやすい．手術操作や術中に行っていた陽圧換気によって機能的残気量が減少して無気肺が形成されやすくなったり，手術中に使用した麻酔薬，鎮痛薬の効果が残存していて呼吸中枢が抑制されたり，残存筋弛緩薬の影響によって低換気となりやすいためである．

症例　手術室での抜管が危険な症例

患者，既往歴
　67歳，男性．身長158 cm，体重67 kg．高血圧の既往がある．

現病歴と経過
　頚椎後縦靱帯骨化症に対して腹臥位でのC2–C6の頚椎後方除圧固定術が予定された．術前に施行した夜間パルスオキシメータによるsleep studyで，4% ODI 14と中等度の睡眠時無呼吸症候群が疑われた．
　手術は予定どおり行われ，手術時間6時間43分，出血量887 mL．手術終了直前の血液ガス分析では酸素濃度40%でPaO_2 180 mmHg，$PaCO_2$ 43 mmHgであった．また，カフリークプレッシャーは麻酔導入直後が12 cmH_2O，手術終了時が26 cmH_2Oであった．執刀医からは手術時間が長すぎるわけでもないし，大量に出血したわけでもないから手術室で抜管してほしいと言われている．
　本症例では手術室での抜管は安全だろうか？

▶ODI：oxygen desaturation index

管理方針

執刀医には，脊髄の手術では術後の四肢の運動機能を早く評価したいという思惑があるため，このような症例では執刀医から手術室で覚醒・抜管してほしいと言われることが多々あると思う．しかし，この症例では手術終了時のカフリークプレッシャーが麻酔導入直後から大きく増加している．これはもともと睡眠時無呼吸症候群があり咽頭周囲軟部組織量が多く咽頭気道の開存性が悪くなっているところに，数時間の腹臥位による上気道の粘膜の浮腫・舌の腫脹が重なって，さらに上気道が狭窄したためと考えられる．このような状況では，抜管後気道閉塞の危険が高いこと，また後方固定術により頚部の可動性が制限されているため再挿管も困難である可能性があることから，手術終了後すぐに抜管するのは危険であると考えられる．

執刀医に上記の事情を説明し，どうしても四肢の動きを手術室退室前に確認する必要がある場合には，挿管した状態でいったん麻酔から覚醒させて四肢の動きを確認した後に再び鎮静するとよい．

ここで提示した症例に合併していた睡眠時無呼吸症候群は，麻酔導入時はもちろん，麻酔覚醒時の気道管理にも影響を与える因子である．確定診断にはポリソムノグラフィーが必要であるが，簡便な検査として夜間パルスオキシメータを用いたsleep studyを施行したり，STOP-Bang Scoring Modelを用いた問診を行うことで，睡眠時無呼吸症候群の有無を予測することができる．

一般的に，後方アプローチより前方アプローチのほうがより気道管理リスクが高いといわれている．頚椎前方固定では，手技上，気管の圧排が不可避で，それが気道の浮腫を助長したり，傍気管走行の反回神経の機能不全を起こしたりすることがあるからとされる．しかし，後方アプローチでも決して油断できない．

▶STOP-Bangについては，本章「3-1 術前気道評価と気道管理計画」（p.114）参照

▶COPD：
慢性閉塞性肺疾患

❻ 覚醒前抜管

a. 利点と欠点

- 抜管は深い麻酔状態かほぼ完全に覚醒したときに行われるが，覚醒前抜管は深い麻酔状態のときに行う抜管である．

■ 利点

- 深麻酔下に抜管することにより，抜管時の刺激による咳反射などの不都合な影響を避けることができるのが利点である．
- 重症気管支喘息を合併した症例では，抜管時の刺激による気管支平滑筋の収縮を避けることが可能であり，覚醒前抜管の適応となるかもしれない．
- また中耳手術，眼科手術，腹壁・鼠径ヘルニアなどの手術後は抜管時の咳反射・いきみが好ましくないため，覚醒前抜管が有用なことがある．
- 重症のCOPDや巨大ブラを合併している

> **Advice** 覚醒後抜管と深麻酔下抜管を比較すると…
>
> 深麻酔下での気管チューブ抜管を積極的に取り入れている施設もある．Patelらが小児の比較的小さな手術を受ける患児を対象に，覚醒後抜管と深麻酔下抜管における抜管後の合併症を比較したところ，抜管後1～5分でSpO_2が有意に深麻酔下抜管群で低かったものの，酸素投与が必要（$SpO_2<90\%$）な症例はいずれの群にも認めず，その他の合併症に関しても有意な差は認めなかったと報告している[6]．この結果から著者らは，どちらの方法をとるかは，麻酔科医の好みや，手術の内容によって決めてもよいのではないか，と結論している．
>
> 一方，同じく小児を対象とした研究で，Pounderらは深麻酔下抜管によりSpO_2の低下が少なかった[7]と，一部Patelらと相反した結果を報告している．これらの結果から，利便性と危険性を相対的に判断したとき，小児では成人に比較して深麻酔下での抜管の適応がより広い可能性もある．ただし，いずれの研究も比較的少ない症例数で検討しており，安全性にかかわる検討はより大きな集団で行うべきであろう．

表4 覚醒前抜管が好ましくない状況

1. 覚醒後の抜管が望ましい場合
   - 軽度または中等度の睡眠時無呼吸患者など上気道閉塞の中等度以下のリスクを有する症例
   - 上気道あるいはその周辺の手術後
2. 必ずよく覚醒していることを確認してから抜管すべき場合
   - 重症睡眠時無呼吸患者など上気道閉塞のハイリスク患者
   - 麻酔導入時にマスク換気困難であった症例
   - 短時間の無呼吸で急速に低酸素血症となる症例
   - 誤嚥のリスクを有する患者
   - 手術操作による気道閉塞の可能性がある状態
3. そもそも抜管すべきでない場合
   - 著明な上気道の浮腫が生じた症例
   - 麻酔導入時にCVCI (can not ventilation, can not intubation) となった症例
   - カフリークプレッシャーが高値を示す症例

症例でも，抜管時の咳反射による肺の圧損傷のリスクを低下させることが期待できるため，覚醒前抜管のよい適応となるかもしれない．
- 小児麻酔においても覚醒時の不穏状態がより強くみられることが多く，覚醒前抜管を行うことがある．さらに，喉頭軟化症や気管軟化症では，強すぎる吸気努力や啼泣は，気道閉塞そのものを助長することがあり，深麻酔下での抜管が選択される可能性がある．

◼ 欠点
- 一般的には気道閉塞や誤嚥の危険性があるため，抜管後も気道の開存性に細心の注意を払う必要がある．
- また，麻酔から覚醒していく過程ではどうしても喉頭痙攣や咳が起こる可能性があることにも留意する必要がある（覚醒前抜管を行えば，喉頭痙攣や咳反射を絶対に避けられるというわけではない[★3]）．

★3
当施設では，実際には，気道閉塞や誤嚥の危険性のため成人の症例では覚醒前抜管は通常は行われておらず，重症気管支喘息合併症例などで考慮される程度である．

b. 禁忌
- 覚醒前抜管を行ううえで，それが可能な状況であるかを把握しておくことは非常に重要である．表4に覚醒前抜管の好ましくない状況を示した．

c. 抜管操作
- あらかじめ抜管後に再挿管が必要になったときにそなえて気道確保に必要な器具を準備しておく．上気道が閉塞しない体位をとり，また頭部を自由に動かせることを確認しておく．
- そのうえで以下に示す手順に沿って愛護的かつスムーズに抜管する．なお，挿管前の気道の開存に問題がなければ，自発呼吸は必ずしも回復している必要はない．
  ① 100%酸素を数分以上投与し，肺胞気を十分酸素化しておく．これにより抜管操作中の低酸素血症が予防される．さらに抜管後に気道のトラブルが生じた場合でも酸素飽和度が低下するまでの時間が長くなり，対応する時間を稼げる．
  ② 抜管した際に喉頭痙攣や気管支痙攣を起こさないために，抜管前に吸入麻酔薬の濃度を一時的に高くする，もしくは静脈麻酔薬を追加投与して麻酔を深くする．具体的な麻酔深度としては，口腔内を吸引したり気管チューブのカフを抜いても何の反応もないことを確認するべきである．
  ③ 胃管を十分に吸引して胃内容を空にする．さらに口腔内，必要に応じて鼻腔内（とくに新生児などでは鼻呼吸が重要なため）を吸引し分泌物を入念

に取り除いて，抜管後の口腔内分泌物の流れ込みによる喉頭痙攣，誤嚥などの合併症を防ぐ．
④気管内チューブは必要時にのみ吸引する（肺野の呼吸音をよく聴診する）．
⑤抜管後に声門外へ分泌物を呼出させるために，バッグを加圧して陽圧をかけながら，介助者に気管チューブのカフを抜いてもらい抜管する（加圧抜管）．口腔内分泌物をサクションカテーテルと喉頭鏡を用いて十分吸引してから抜管してもよいが，血圧上昇や歯牙・口唇などの損傷に気をつける．
⑥抜管した後はマスクで100％酸素を投与して気道確保しつつ，吸入麻酔薬またはプロポフォールの投与を中止して麻酔を覚醒させていく．

d. 覚醒前抜管後の管理

- 抜管してから麻酔を覚醒させる際には喉頭痙攣などの上気道閉塞や，口腔内分泌物の誤嚥に注意する．気道閉塞に関しては，聴診よりも，まず視診で抜管直後の呼吸パターンに注目することが重要である．抜管後，口腔・咽頭の分泌物が多ければ吸引する必要があるが，吸引の刺激で喉頭痙攣などの気道閉塞を起こす可能性もあるので注意が必要である．
- 麻酔覚醒の判断や手術室退室基準に関しては，前述の「覚醒下抜管の基準」の項目で示したものと同様である．

▶本項「④覚醒下抜管の基準」（p.143）参照

（齊藤　渓，石川輝彦，磯野史朗）

文献

1) Kim MS, et al. Comparison of propofol and fentanyl administered at the end of anaesthesia for prevention of emergence agitation after sevoflurane anaesthesia in children. Br J Anaesth 2013. ; 110: 274-80.
2) Tanaka A, et al. Laryngeal reflex before and after placement of airway interventions: Endotracheal tube and laryngeal mask airway. Anesthesiology 2005; 102: 20-5.
3) Fisher MM, Raper RF. The 'cuff-leak' test for extubation. Anaesthesia 1992; 47: 10-2.
4) Ochoa ME, et al. Cuff-leak test for the diagnosis of upper airway obstruction in adults: A systematic review and meta-analysis. Intensive Care Med 2009; 35: 1171-9.
5) American Society of Anesthesiologists Task Force on Management of the Difficult Airway. Practice guidelines for management of the difficult airway: An updated report by the American Society of Anesthesiologists Task Force on Management of the Difficult Airway. Anesthesiology 2003; 98: 1269-77.
6) Patel RI, et al. Emergence airway complications in children: A comparison of tracheal extubation in awake and deeply anesthetized patients. Anesth Analg 1991; 73: 266-70.
7) Pounder DR, et al. Tracheal extubation in children: Halothane versus isoflurane, anesthetized versus awake. Anesthesiology 1991; 74: 653-5.

3-4 抜管と残存筋弛緩

❶ 筋弛緩薬使用の原則

- 筋弛緩薬は，全身麻酔導入時の気管挿管を容易にし，手術野を拡大するだけでなく，手術中の危険な体動を抑制するなど麻酔や手術を安全に遂行するためには非常に効果的で必須の薬剤である．
- 一方，筋弛緩薬による気道閉塞や呼吸停止のため，患者の命は麻酔科医の行う気道管理や呼吸管理に委ねられることになるが，これが困難あるいは不可能になることもある．また，筋弛緩薬は術中に使用される麻酔薬の中でも比較的アレルギー反応を起しやすい薬剤である．つまり筋弛緩薬は生体にとっては生命を脅かす非常に危険な薬剤である．このことから，麻酔科医は，筋弛緩薬の使用を控えたり投与量を不必要に制限することも多いが，これでは筋弛緩薬のメリットを十分に生かせない．
- 麻酔科医は，筋弛緩状態が必要と判断すれば筋弛緩薬のリスクを十分認識しつつ，必要十分な筋弛緩状態を維持すべきである．しかし，手術が終了し患者を手術室から退出させる前には筋弛緩状態を部分的にも残存させるべきではなく，完全に回復させるべきである．
- 筋弛緩からの回復は個人差も大きく，麻酔導入時のロクロニウム単回投与のみで数時間の手術後であっても筋弛緩は残存するという認識が必要である．

❷ 残存筋弛緩の評価方法と定義

- 表1に古典的な残存筋弛緩の評価方法と神経筋接合部アセチルコリン受容体占拠率の関係を示す．神経筋接合部は筋弛緩薬に対して安全域が大きく，80％のアセチルコリン受容体が占拠されても（気道確保された状態での）1回換気量は正常に維持できるのである．
- また，尺骨神経電気刺激に対する母指内転筋の収縮を目視あるいは触知で判断する筋弛緩モニターで，減衰を麻酔科医が触知できない程度であっても，受容体の50～80％が依然として占拠されている[1]．
- TOF刺激の場合，麻酔科医の触覚や視覚で判断すると，TOFR 0.4までの筋弛緩回復を完全回復と判断してしまう[2]．つまり，目視や触知での筋弛緩モニターでは残存筋弛緩状態を見逃すこととなる（図1）．
- 臨床的な判断方法としては，頭部挙上を5秒以上維持できることが筋弛緩回復の指標として推奨されていた時代もある．しかし，これはTOFR 0.7まで回復したことを支持する指標ではあるが，現在，臨床的に問題と考えられるTOFR<0.9の残存筋弛緩を正確に判断することはできない．つまり，臨床的に残存筋弛緩を判断することは不可能なのである．

▶TOFR：
train-of-four ratio

表1 古典的な筋弛緩からの回復を評価する方法

評価項目	機能正常と判断できる指標	受容体占有率（％）
1回換気量	≧5 mL/kg	80
単収縮	減衰触知なし	75～80
TOF	減衰触知なし	70～75
50 Hz，5秒のテタヌス刺激	減衰触知なし	70
肺活量	≧20 mL/kg	70
DBS	減衰触知なし	60～70
100 Hzのテタヌス刺激	減衰触知なし	50
吸気力	≧－40 cmH$_2$O	50
頭部挙上	仰臥位で180°5秒以上	50
手を握る	麻酔前と同程度の維持	50
咬筋力	舌圧子をかみ続ける	50

DBS：double burst stimulation.
(Naguib M, ほか，ミラー麻酔科学，原著第6版．メディカル・サイエンス・インターナショナル；2007, p.387[1]より)

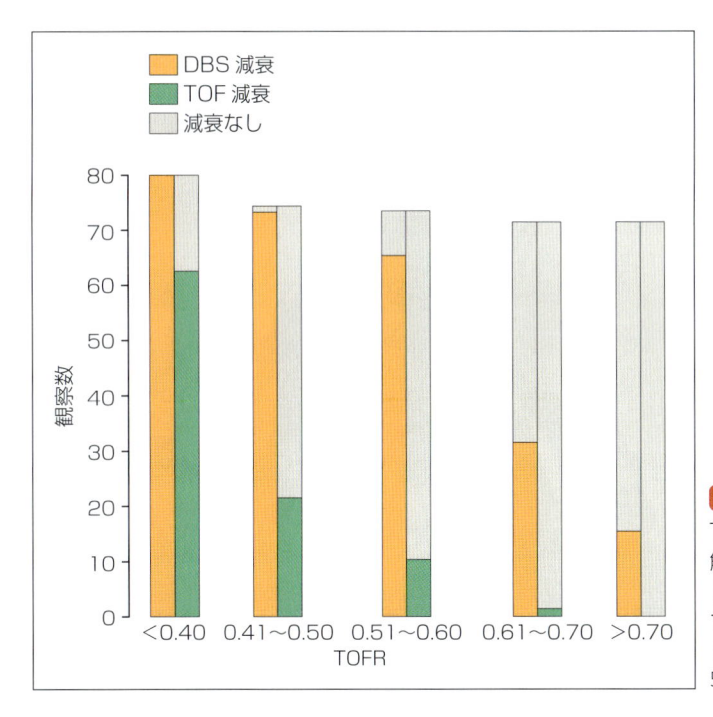

図1 残存筋弛緩状態の評価
TOFR 0.4以上ではTOFの減衰は視診あるいは触知のみでは正しく判断できない．DBS (double burst stimulation) のほうがより正確ではあるが，TOFR 0.6以上では不正確である．
(Drenck NE, et al. Anesthesiology 1989; 70: 578-81[2]より)

- 現在，残存筋弛緩を正確に評価する方法としては，TOFRの定量的評価以外にはない．定量的筋弛緩モニターは，幸い臨床の現場でも容易に使用できるようになったのでこれを積極的に使用すべきである．

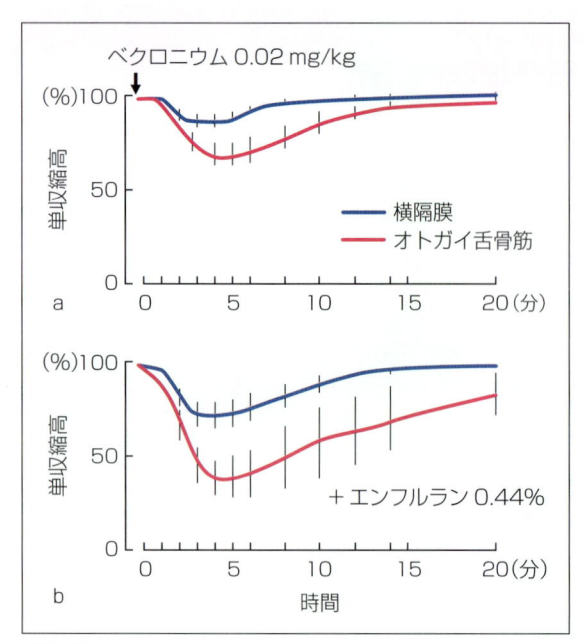

図2 ベクロニウム少量投与による筋収縮力の定量化

ベクロニウム 0.01 mg/kg 投与による末梢神経 Twitch 刺激に対するオトガイ舌骨筋と横隔膜の等尺性張力の変化を示す（全身麻酔下のイヌ）．筋弛緩薬に対する感受性は，横隔膜よりオトガイ舌骨筋がより高く（a），麻酔濃度以下の吸入麻酔薬が存在する場合には感受性の違いが増強された（b）．

(Isono S, et al. Br J Anaesth 1992; 68: 239-43[4]より)

3 部分筋弛緩による上気道機能障害

- 非脱分極性筋弛緩薬に対する筋肉の感受性は一様でないことは周知の事実である．横隔膜や内喉頭筋は抵抗性であり，咽頭筋群や眼瞼挙筋などは感受性が高く，筋弛緩モニターに最も使用される母指内転筋と同様な性質をもつ．臨床的には，咽頭筋力低下による嚥下障害や咽頭気道閉塞が問題となる．

- Pavlinらは，咽頭筋群の部分筋弛緩によって嚥下障害や咽頭閉塞が生ずることを初めて半定量的に示した[3]．Isonoらは，横隔膜に比較してオトガイ舌骨筋はベクロニウム少量投与後の収縮力がより早く低下し回復が遅いことを，全身麻酔下のイヌで初めて定量的に示した（図2）[4]．

- 興味深いことに，術後に残存していると考えられる程度の吸入麻酔薬によってこの感受性の違いがさらに増強した．このことは，術後の咽頭筋収縮低下による嚥下障害や咽頭閉塞

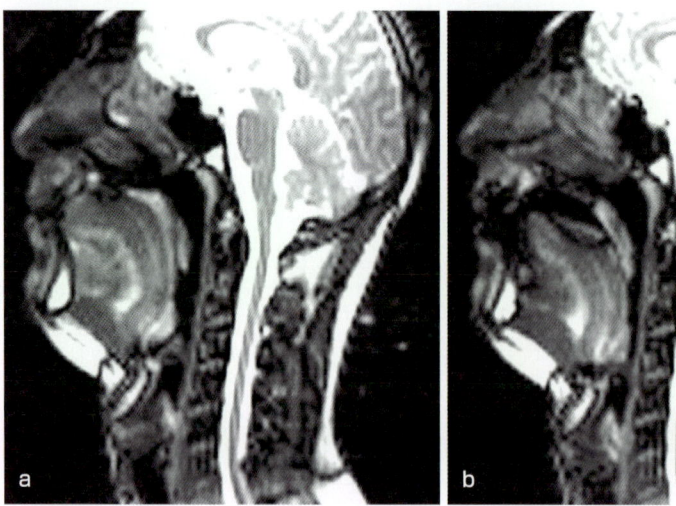

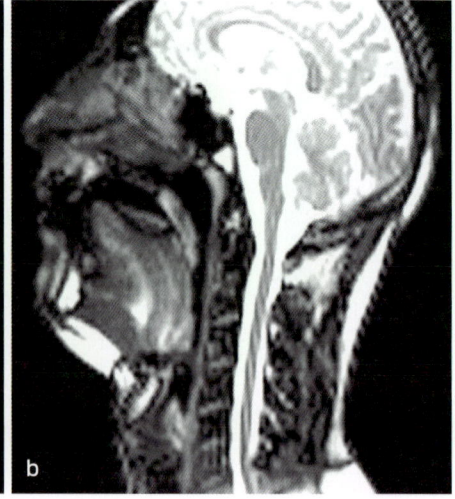

図3 部分筋弛緩時の上気道開通性の変化

a：健常成人の MRI 測定．ベースライン，b：TOFR 80％，手握力はベースラインの 65％．上気道が狭窄している．

(Eikermann M, et al. Am J Respir Crit Care Med 2007; 175: 9-15[7]より)

に残存筋弛緩薬と吸入麻酔薬が関与することを示唆するものである．
- さらに Isono らは，TOFR 0.8 であっても反射的に誘発した嚥下時の咽頭筋活動や咽頭内圧が低下することを健常成人で定量的に示した[5]．同様の結果は他の筋弛緩薬でも確認され，さらに TOFR 0.8 であっても誤嚥が 20％の被験者で起きてしまうことも確認されている[6]．
- Eikermann らは，MRI を用いて上気道の容積が部分筋弛緩によって影響するかどうかを健常成人で検証した．図3 に示したように，TOFR 0.8 であっても咽頭気道容量が減少し，とくに気道内が陰圧になる吸気時には咽頭が閉塞することを明らかにした[7]．彼らは，動物実験においても気道内陰圧に対するオトガイ舌筋の代償作用低下やそれによる咽頭閉塞圧の増加を確認し，そのメカニズムをさらに解明している[8]．

❹ 部分筋弛緩による低酸素換気応答抑制

- 頚動脈小体は，低酸素血症を検知して活動を高め呼吸中枢を刺激する重要な呼吸調節臓器である．アセチルコリンは頚動脈小体における重要な神経伝達物質であるが，この部位のアセチルコリン受容体に筋弛緩薬が作用することが明らかとなった．
- 実験動物で d-ツボクラリンを大量に投与すると頚動脈小体の神経活動が低下することは古くから知られていたが，この現象が注目されたのはやはり部分筋弛緩の重要性が認識されてからである．
- 1992 年に Eriksson らは，TOFR 0.7 の部分筋弛緩下では炭酸ガス換気応答は正常であるが低酸素換気応答が低下することを健常成人で報告した[9]．さらに彼らはベクロニウムがウサギの頚動脈小体に直接作用することを示し[10]，Igarashi らは，頚動脈小体の摘出灌流実験でベクロニウムが頚動脈小体のニコチン受容体へ作用することを証明した[11]．最近では，神経筋接合部以外のアセチルコリン受容体への筋弛緩薬の影響が注目されている．

❺ 残存筋弛緩の臨床的インパクト

- かつては，横隔膜の筋弛緩薬抵抗性を安全の根拠とし，血液ガスは正常で肺活量などの呼吸機能もほぼ正常に維持されるので，TOFR 0.7 以上の部分筋弛緩は臨床的には受け入れられると考えられていた．
- しかし，近年の研究の進歩により，TOFR 0.8〜0.9 程度の部分筋弛緩でも，咽頭気道閉塞，嚥下機能障害，低酸素換気応答低下をきたし，臨床的にも術後呼吸合併症との関連が明らかとなった現在では，麻酔科医には全身の筋力を完全に回復させてから手術室を退室させることが求められているのである．

❻ 残存筋弛緩薬の危険性

- 日本で使用可能な非脱分極性筋弛緩薬の代謝・排泄は薬剤ごとに異なる．ベクロニウム，パンクロニウムの代謝物は活性があるとされる．肝機能，腎機能に障害があると薬物の代謝，排泄において不利であるため，効果が遷延しやすくなる．
- 低体温では，筋自体の収縮力が低下することに加えて，薬物の代謝・排泄が低下するため，非脱分極性筋弛緩薬の効果は遷延する．揮発性吸入麻酔薬は，それ自体にも筋弛緩作用があるうえに，非脱分極性筋弛緩薬の効果を増強する作用がある．
- 筋弛緩薬の作用時間は，それぞれの薬剤によって異なり，パンクロニウム＞ベクロニウム＞ロクロニウムの順となる．
- パンクロニウムを使用した場合は20〜50％の患者に術後残存筋弛緩（TOFR＜0.7）を認めたのに対し，ロクロニウムを使用した場合には10％以下まで低下させることができる[12]．PACUでの低酸素血症の頻度もパンクロニウムよりもロクロニウムを使用することで減少している．
- ロクロニウムは作用時間，代謝活性の観点から，他の非脱分極性筋弛緩薬よりも残存しにくく，より安全であるといえる．しかし，導入時のロクロニウム単回使用の場合でも，TOFR＜0.9の基準での術後残存筋弛緩は30％以上の患者に存在することは認識すべきである[13]．
- Murphyらは，全身麻酔症例7,459例のうち，61例（0.8％）に危機的な呼吸合併症が起きたと報告している[14]．上気道閉塞（34％）と低酸素血症（酸素吸入下でSpO_2＜90％：59％，酸素吸入下でSpO_2＜90〜93％：20％）が主な合併症であった．これらの患者は，背景因子を一致させた呼吸器合併症を起こさなかった患者と比較すると，PACU到着時のTOFRが有意に低値であった（TOFR 0.62±0.20 vs TOFR 0.98±0.07）．筋弛緩からの回復が不完全な状態で退室することが危険であることを強く示唆する研究結果である．
- 残存筋弛緩が関与する呼吸器合併症の発生頻度はせいぜい0.8％にすぎないので，多くの麻酔科医はこの重要性を認識しない．しかし，この合併症は麻酔科医が使用した薬剤によって引き起こされる重篤な合併症であり，かつ拮抗薬を適切に使用すれば防ぎうる合併症であるので，麻酔科医には筋弛緩を残存させない管理が求められる．
- 現時点では，どのような患者がどの程度の残存筋弛緩のため上気道閉塞や低酸素血症をきたすか不明であるが，筆者らは咽頭閉塞性が解剖学的に高く，かつ咽頭気道維持のため咽頭気道拡大筋の活動増加が必要な睡眠時無呼吸患者は最重要患者群であると考える[15]．

▶PACU：
postanesthesia care unit（麻酔〈後〉回復室）

睡眠時無呼吸の患者は，残存筋弛緩による上気道閉塞のリスクが高い

❼ 完全筋弛緩回復の目安と適切な筋弛緩モニター

- Murphyらの研究結果および過去の臨床生理学的研究からは，筋弛緩薬を投与した麻酔科医が目指すべきは，TOFR＞0.9である．前述のように臨床的

に残存筋弛緩を評価することは不可能である．また，目視や触知に頼る反定量的筋弛緩モニターも残存筋弛緩を正確に評価することはできない．だが，果たして，それほどまでに筋弛緩を正確に評価する必要があるのだろうか？

- Murphyらは，さらに通常のTOF刺激を目視で確認し筋弛緩状態をモニターした場合と，残存筋弛緩を定量的に評価できる加速度筋弛緩モニター（acceleromyography：AMG, TOF-Watch®）を使用した場合で，術後呼吸器合併症の発生頻度に差が生じるかどうかを検討している[16]．PACU入室時のTOFRを比較した場合，加速度筋弛緩モニターの群（AMG群）では，TOFR 1.0付近に多くの症例が集まる傾向にあるが，目視で確認を行う筋弛緩モニター群（conventional TOF群）では，筋弛緩が残存していると考えられる状態の領域も含めてばらつきが多く存在した．

- 当然であるがconventional TOF群では，残存筋弛緩（TOFR＜0.9）の発生頻度がAMG群に比べて有意に多かった（30% vs 4%）．さらに，術中の麻薬使用量や術後の体温に差はなくても，conventional TOF群では酸素飽和度の低下や換気の補助，呼吸を促す刺激を要する，など術後の呼吸器合併症が有意に増加していた（SpO_2＜90%：21% vs 0%）．

- つまり，残存筋弛緩に起因する呼吸器合併症を減らすためには，加速度筋弛緩モニターなど定量的な筋弛緩モニターを使用すべきなのである．AMGでの評価は，従来のMMG（mechanomyography）に比較して，筋弛緩の状態を過少評価しうることが知られているので，AMGでの安全域はTOFRを1.0とすべきとの意見もある．

❽ 筋弛緩のモニタリング部位

- 筋弛緩のモニタリングの詳細は他に譲るが，大切なのはモニタリングされる筋によって，筋弛緩薬の感受性が異なることである．残存筋弛緩の生理学的あるいは臨床的研究は尺骨神経刺激による母指内転筋収縮評価が用いられている．したがって，術後の残存筋弛緩を評価するには，この部位を使用すべきである．

- ただし，外傷，手術部位などにより使用できない場合は，顔面神経-眼輪筋など，その他の部位が用いられる．

- 皺眉筋は筋弛緩薬に対し，横隔膜に近い筋弛緩薬抵抗性を示すと考えられている．そのため，皺眉筋モニターを基準に筋弛緩薬を投与していると，過剰投与になりやすくなり術後の残存筋弛緩のリスクが増すことに留意すべきである．

- この観点から考えると，ネオスチグミンやスガマデクスの添付文書に記載されている気管挿管中の自発呼吸出現は，筋弛緩回復の目安には決してすべきではない．

> 自発呼吸出現を筋弛緩回復の目安にすべきではない

❾ 残存筋弛緩のリバース

a. ネオスチグミン

- スガマデクスが使用できる以前，筋弛緩薬の拮抗には主にネオスチグミンが用いられていた．
- ネオスチグミンの作用機序は，コリンエステラーゼを阻害することによって神経筋接合部に放出されたアセチルコリンの分解を抑制することでアセチルコリンの神経筋接合部での濃度を上昇させ，非脱分極性筋弛緩薬に対して競合的に拮抗，すなわち間接的拮抗を行うということである．この場合，非脱分極性筋弛緩薬の作用がある程度回復しないと，その効果は期待できない．つまり，その効果には天井効果が認められ，投与量を増加させても深い筋弛緩状態を拮抗できるわけではない．
- 投与のタイミングは，自発呼吸やその他の臨床的評価を基に判断すべきでなく，筋弛緩モニターを使用すべきである．当施設では残存筋弛緩の拮抗を行う際には，TOFC（train-of-four count）4の出現を確認してから，アトロピン1 mg，ネオスチグミン2 mgを投与することを基本としていたが，この方法では麻酔科医は手術終了近くで筋弛緩薬投与を制限する必要がある．
- TOFC 2で拮抗する方法もあるが回復するまでに約18分かかり，PTC 2からの回復では約50分かかると報告されている[17, 18]．ネオスチグミン投与後抜管前にこれほど待てる麻酔科医は少ないと考えられ，そのため残存筋弛緩が生じやすくなる．
- 麻酔科医は，ネオスチグミン自体が筋弛緩状態を惹起しうることも認識すべきであり，盲目的に大量のネオスチグミンを投与するのは危険である[19]．ネオスチグミン投与の際には，不必要な投与を避けるということと同時に，十分な筋弛緩が拮抗されているかを評価することが肝要である．

▶PTC：
post-tetanic count

b. スガマデクス

- スガマデクスはグルコースの六量体であり，作用機序はロクロニウム，ベクロニウムを構造の中に直接的に取り込んで（抱接）不活性化し，筋弛緩作用を拮抗するというユニークな薬剤である．ロクロニウムにより特異的に作用することも特徴の一つである．
- ネオスチグミンと比較して，深い筋弛緩状態にあっても投与量を増やすことで拮抗可能であり，かつ効果発現時間も早く，循環器系の副作用がないというのが特徴的である．
- スガマデクス自体には筋弛緩作用もなく，いったん取り込んだ筋弛緩薬は放出されないと考えられているため，適正量を投与し筋弛緩が十分に拮抗されていれば再び筋弛緩がかかることはないとされている．
- スガマデクスの投与量の目安としては，TOFC 2では2 mg/kg，PTC 1〜2では4 mg/kgの投与が原則である．この原則に従った場合は，投与後3分以内にTOF＞0.9に回復すると報告されている[20-22]．ただし，必ずしも完全

に回復しているとは限らないため，投与後の定量的筋弛緩モニターによる回復確認が必要である．添付文書に記載されている自発呼吸を目安とした投与方法には科学的根拠はなく，筋弛緩薬の感受性を考慮すれば過小投与になる可能性が高いので行うべきではない．

- 価格はネオスチグミンよりも高価ではあるが，安全性や使いやすさはスガマデクスのほうが優れているといえる．ただし，スガマデクス投与患者が術後数時間以内に再手術となる場合は，筋弛緩薬の適正投与量の推測は難しく筋弛緩モニターは必須である．拮抗時に過量投与を避け，適正量を投与することが望ましい．
- また，腎不全患者では，排泄が健常者と異なるため，過量投与によって体内に蓄積する可能性がある．他の薬剤にもいえることだが，重篤なアレルギー反応の報告もある．

> 再手術の場合は，適正量投与のため筋弛緩モニターが必須

症例　ロクロニウム投与後に再クラーレ化した症例

患者
55歳，男性．大腸癌に対して横行結腸切除術を施行した．

麻酔経過
麻酔時間は5時間で，硬膜外麻酔とセボフルラン・レミフェンタニル・ロクロニウムで麻酔管理をした．ロクロニウムの総投与量は150 mg，抜管前の最終投与は55分であった．自発呼吸確認後，スガマデクス4 mg/kgを投与し抜管した．帰室後から，意識低下を認めた．再クラーレ化を疑いスガマデクスを追加投与したところ，すみやかに意識が回復した．

考察
この症例の問題点と解決策について考えてみよう．日本で発売されているスガマデクス（ブリディオン®）の添付文書を見てみると，十分な自発呼吸確認後に2 mg/kgを投与すると記されている．TOFRによる評価でなければ，筋弛緩から十分に回復したかを判断するのは困難であることは先ほども述べた．Eleveldらは，ロクロニウムの筋弛緩状態において不十分なスガマデクスの投与によって，一度回復しかけた筋弛緩状態が再び増強することを報告している[23]．Duvaldestinらも，不十分なスガマデクスの投与による再クラーレ化の危険性を指摘している[24]．

この症例では，自発呼吸出現後にスガマデクス4 mg/kgと一見十分と思える量を投与しているが，再クラーレ化している．自発呼吸は深い筋弛緩状態でも出現する可能性があることは否定できない．この場合は，TOFRを測定し残存筋弛緩を評価した後，適切な量を投与し，その後に十分に回復しているか確かめる必要があったのではないかと考えられる．

（奥山陽太，石川輝彦，磯野史朗）

文献

1) Naguib M, Lien CA. Pharmacology of muscle relaxants and their antagonists. In: Miller RD, ed. Miller's Anesthesia, 6th ed. Philadelphia: Elsevier, Churchill Livingstone; 2005.

Naguib M, Lien CA. 筋弛緩薬とその拮抗薬の薬理. 武田純三, 監修. ミラー麻酔科学. 原著第6版. 東京：メディカル・サイエンス・インターナショナル；2007, p.383–452.

2) Drenck NE, et al. Manual evaluation of residual curarization using double burst stimulation: A comparison with train-of-four. Anesthesiology 1989; 70: 578–81.
3) Pavlin EG, et al. Recovery of airway protection compared with ventilation in humans after paralysis with curare. Anesthesiology 1989; 70: 381–5.
4) Isono S, et al. Differential effects of vecuronium on diaphragm and geniohyoid muscle in anaesthetized dogs. Br J Anaesth 1992; 68: 239–43.
5) Isono S, et al. Effects of partial paralysis on the swallowing reflex in conscious humans. Anesthesiology 1991; 75: 980–4.
6) Eriksson LI, et al. Functional assessment of the pharynx at rest and during swallowing in partially paralyzed humans: Simultaneous videomanometry and mechanomyography of awake human volunteers. Anesthesiology 1997; 87: 1035–43.
7) Eikermann M, et al. The predisposition to inspiratory upper airway collapse during partial neuromuscular blockade. Am J Respir Crit Care Med 2007; 175: 9–15.
8) Herbstreit F, et al. Impaired upper airway integrity by residual neuromuscular blockade: Increased airway collapsibility and blunted genioglossus muscle activity in response to negative pharyngeal pressure. Anesthesiology 2009; 110: 1253–60.
9) Eriksson LI, et al. Effect of a vecuronium-induced partial neuromuscular block on hypoxic ventilatory response. Anesthesiology 1993; 78: 693–9.
10) Wyon N, et al. Carotid body chemoreceptor function is impaired by vecuronium during hypoxia. Anesthesiology 1998; 89: 1471–9.
11) Igarashi A, et al. Vecuronium directly inhibits hypoxic neurotransmission of the rat carotid body. Anesth Analg 2002; 94: 117–22.
12) Murphy GS, et al. Postanesthesia care unit recovery times and neuromuscular blocking drugs: A prospective study of orthopedic surgical patients randomized to receive pancuronium or rocuronium. Anesth Analg 2004; 98: 193–200.
13) Murphy GS, et al. Residual paralysis at the time of tracheal extubation. Anesth Analg 2005; 100: 1840–5.
14) Murphy GS, et al. Residual neuromuscular blockade and critical respiratory events in the postanesthesia care unit. Anesth Analg 2008; 107: 130–7.
15) Mezzanotte WS, et al. Waking genioglossal electromyogram in sleep apnea patients versus normal controls (a neuromuscular compensatory mechanism). J Clin Invest 1992; 89: 1571–9.
16) Murphy GS, et al. Intraoperative acceleromyographic monitoring reduces the risk of residual neuromuscular blockade and adverse respiratory events in the postanesthesia care unit. Anesthesiology 2008; 109: 389–98.
17) Khuenl-Brady KS, et al. Sugammadex provides faster reversal of vecuronium-induced neuromuscular blockade compared with neostigmine: A multicenter, randomized, controlled trial. Anesth Analg 2010; 110: 64–73.
18) Jones RK, et al. Reversal of profound rocuronium-induced blockade with sugammadex: A randomized comparison with neostigmine. Anesthesiology 2008; 109: 816–24.
19) Eikermann M, et al. Unwarranted administration of acetylcholinesterase inhibitors can impair genioglossus and diaphragm muscle function. Anesthesiology 2007; 107: 621–9.
20) Sorgenfrei IF, et al. Reversal of rocuronium-induced neuromuscular block by the selective relaxant binding agent sugammadex: A dose-finding and safety study. Anesthesiology 2006; 104: 667–74.
21) Groudine SB, et al. A randomized, dose-finding, phase II study of the selective relaxant binding drug, Sugammadex, capable of safely reversing profound rocuronium-induced neuromuscular block. Anesth Analg 2007; 104: 555–62.
22) de Boer HD, et al. Reversal of rocuronium-induced (1.2 mg/kg) profound neuromuscular block by sugammadex: A multicenter, dose-finding and safety study. Anesthesiology 2007; 107: 239–44.

23) Eleveld DJ, et al. A temporary decrease in twitch response during reversal of rocuronium-induced muscle relaxation with a small dose of sugammadex. Anesth Analg 2007; 104: 582-4.
24) Duvaldestin P, et al. A randomized, dose-response study of sugammadex given for the reversal of deep rocuronium- or vecuronium-induced neuromuscular blockade under sevoflurane anesthesia. Anesth Analg 2010; 110: 74-82.

4

人工呼吸管理の新戦略

4-1 人工呼吸器の換気モード

▶CMV：
continuous mandatory ventilation（持続強制換気）

▶SIMV：
synchronized intermittent mandatory ventilation（p.168 以下に詳述）

▶CSV：
continuous spontaneous ventilation

▶IMV：
intermittent mandatory ventilation（間欠的強制換気）

▶PEEP：
positive end-expiratory pressure（呼気終末陽圧）

▶PSV：
pressure support ventilation（p.171 以下に詳述）

▶APRV：
airway pressure release ventilation（気道圧開放換気）

- 人工呼吸に関する知見の集積の上に，古典的な換気モードの分類方法に収まらない複合化した呼吸器モードが考案されている．さらに，proportional assist ventilation や adaptive servo ventilation といった患者パラメーターをフィードバックして動作するモードが普及するに至り，現在では人工呼吸器モードの数は50種以上に及ぶ．この状況を鑑み，さまざまな換気モードを一元的に分類することが提唱されている[1-3]．

- なかでも，換気モードを分類するうえで圧規定換気（pressure control ventilation：PCV）と量規定換気（volume control ventilation：VCV）は基礎となる換気様式である[1,2]．

- これに加えて，自発呼吸に対する動作[1,2]（CMV，SIMV，CSV）と，phase variables（表1）とよばれる呼吸サイクルの制御因子を把握することが肝要である．

- したがって，理解すべき最低限の換気モードとしては VCV，PCV，IMV，PSV で十分であり，加えて人工呼吸器誘発肺傷害（ventilator induced lung injury：VILI）を防ぐための PEEP と，その応用である APRV を本項では解説する．

❶ continuous mandatory ventilation（CMV）

- 持続強制換気（CMV）とは間欠的強制換気（IMV）や CSV に対する用語であり，人工呼吸のモードを分類するうえでの CMV とは continuous manda-

表1 phase variables

trigger variable	トリガーによって吸気動作を開始（吸気開始相）	time triggered	
		patient triggered	pressure flow
limit variable	患者気道にガスを送出する（吸気相）	flow regurated	constant flow constant pressure
		pressure regurated	
cycle variable	吸気動作を終了して呼気を開始（呼気開始相）	time cycled pressure cycled volume cycled patinet cycled	flow cycled
baseline variable	患者から呼気ガスが呼出される（呼気相）	PEEP	

(Tobin MJ. Principles and Practice of Mechanical Ventilation. 3rd ed. McGraw-Hill Companies, Inc; 2013[1]；Chatburn RL. Expert Rev Respir Med 2010; 4: 809–19[2]；3学会〈日本胸部外科学会・日本呼吸器学会・日本麻酔科学会〉合同呼吸療法認定士認定委員会，編．呼吸療法テキスト．改訂第2版．克誠堂出版；2008[4]を元に作成)

tory ventilation である．
- 機械的強制換気（controlled mechanical ventilation）にも CMV の略語が充てられてしばしば混乱の原因となっている．これは厳密には従量式強制換気法を意味し，麻酔中の呼吸法として現在も繁用されている他に，慢性的な人工呼吸器装着患者に対して利用されている．

a. 量規定換気（volume control ventilation：VCV）

古典的な VCV

- 古典的な VCV では通常，1回換気量（V_T），吸気フロー，換気回数を設定する．吸気開始相は時間トリガー式，すなわち吸気相で一定のフローでガスを設定された時間だけ患者気道に送り込んだのちに，時間サイクル式に呼気開始相に移行する（図1）．治療者が意図する換気量・換気パターンでの人工呼吸が可能なので，controlled mechanical ventilation とよばれ理想的な換気様式であるとされてきた[5]．
- また，時定数の異なる肺胞の存在によって不均等換気が生じるので，吸気フロー終了後に「息こらえ」の時間である1呼吸サイクルの10％程度の吸気終末休止（end inspiratory pause：EIP）を設定する[6]．EIP は通常の自発呼吸パターンにはない要素であり，自発呼吸下での人工呼吸器同調性を損なう因子の一つである．

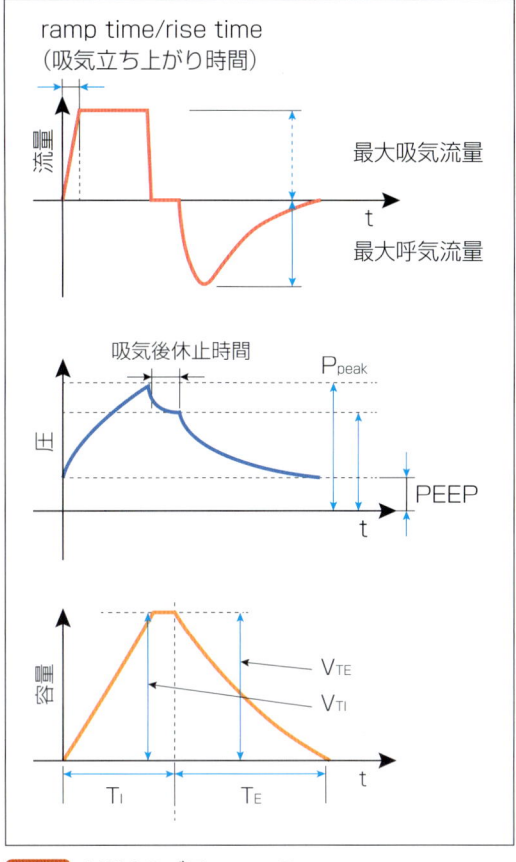

図1 VCV のグラフィック
PEEP：呼気終末陽圧，V_{TI}：吸気1回換気量，V_{TE}：呼気1回換気量，T_I：吸気時間，T_E：呼気時間．

自発呼吸をトリガーする VCV（ACV）

- 麻酔器においては自発呼吸の問題を回避しうるために通常は"continuous mandatory ventilation"であっても問題は少ないが，自発呼吸のある患者に治療用人工呼吸器を装着した場合は人工呼吸器同調性の問題を避けることが不可能である．したがって，自発呼吸をトリガーして吸気動作を行う VCV が開発されるのはごく自然な流れであり，VCV は現在，assist control ventilation（ACV）とよばれて最も広く利用されるモードになっている[1]★1．
- ACV ではすべての自発呼吸に対し補助換気を行うので，ACV における換気回数は自発呼吸がない場合の換気回数である．

フロー制御を行う VCV

- VCV の吸気フローは一定なので吸気フロー波形は square wave（矩形波）であるが，非生理的である．そこで吸気フロー波形を自発呼吸パターンに近い漸減波や自発呼吸でみられるような正弦波となるようなフロー制御を行う

★1
最新のテキストでは VCV で独立した項目はなく，ACV として取り扱われている．

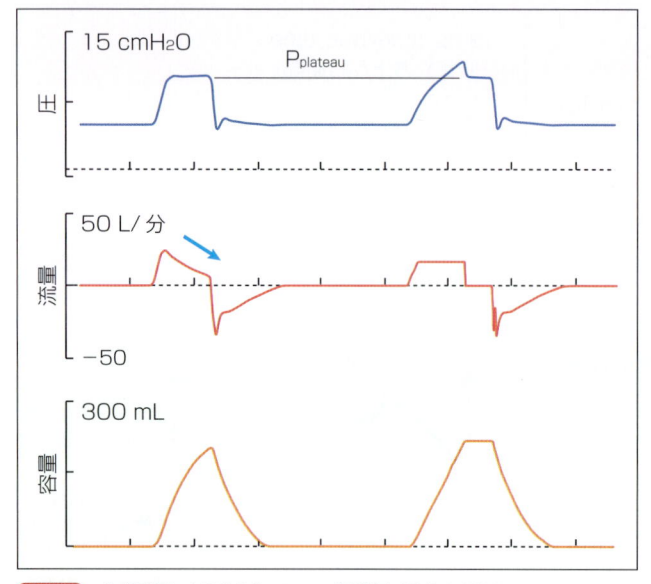

図2 古典的な VCV とフロー制御を行う VCV

左側：漸減波フローの VCV，右側：フロー一定の VCV．
どちらも 1 回換気量 220 mL，プラトー圧，換気量はほぼ同じだが，漸減波（→）の吸気フローを用いることにより最大気道内圧を抑えることができる．
(Macintyre NR. Graphical Analysis of Flow, Pressure and Volume During Mechanical Ventilation. 3rd ed. Bear Medical Systems, Inc; 1998[8]）より）

▶COPD：
chronic obstructive pulmonary disease（慢性閉塞性肺疾患）

VCV が考案された．

- 漸減波フロー波形を用いると量規定換気（VCV）でありながら圧規定換気（PCV）を模倣し，同じ吸気時間であれば PSV や PCV と同様に最大気道内圧を低く保つことで圧外傷（barotrauma）のリスク軽減を期待できる[7]．呼吸パターンの面からも患者快適性が向上するので，漸減波フロー VCV が主流で適切な設定がなされていれば，PCV や SIMV との差は古典的 VCV よりも少ない（図2）．
- 現在の VCV とは「自発呼吸をトリガーしてフロー制御を行い気道内圧に制限をかける」ACV である．ただし，肺胞換気の面で有利であるが患者の快適性を損なう吸気ポーズの有無については設計者により対応が分かれたものの，人工呼吸器の同調性をより重視する流れである．

■ ACV における吸気フローの設定

- ACV においては，患者の呼吸仕事量の軽減と呼吸器同調性の点で適切な吸気フローの設定が重要である．患者の呼吸仕事量は分時換気量よりも吸気フローに依存し，吸気時の横隔膜収縮時間は呼吸器の設定にかかわらず通常 1 秒以内であり，吸気時間の中の非常に早期の速い吸気フローが呼吸筋の負荷を軽減する．
- また，吸気フローが不十分だと呼気努力も強くなる．8 mL/kg 程度の low tidal volume では吸気時間の短縮によって吸気フローを維持すると，呼吸仕事量を減らすことができる[9]．
- 吸気時間の短縮は患者によっては不適切なことがある．速い吸気フローは呼吸中枢での吸気時間を短縮し，逆に吸気時間の延長によって 1 回換気量が増加すると呼吸中枢の吸気時間も延長する．
- COPD 患者では早めの吸気フローを用いて吸気時間を短縮すると自発呼吸数も増加するが，短い吸気によって呼気時間が確保できることで内因性 PEEP が低下し，効率の良い換気ができる．
- ACV に限らず，人工呼吸器が自発呼吸をトリガーしてからの反応時間には機種ごとの差異が大きく，患者やグラフィックモニターを注意深く観察すべきである．

■ VCV/ACV の限界

- ACV の主な限界は吸気フロー・吸気時間・バックアップ換気回数に集約さ

れる．機種ごとに異なる換気量実現のアルゴリズムや最適な吸気フロー・吸気時間・1回換気量の個人差が大きいために，自発呼吸パターンとの同調性においては圧規定換気よりも複雑であり，ACVでは不可能な呼吸器設定もある．

- VCV/ACVに限らず，1回換気量を規定する人工呼吸器モードにおいては，気道内圧が患者の呼吸器系コンプライアンスと気道抵抗に影響されることと患者の望んでいない1回換気量を供給する可能性を念頭においた患者観察・モニタリングと評価，およびリアルタイムでモードやパラメーターの調整を行うことが必要である[1,5]．
- 気管挿管後にACVで人工呼吸するときには，患者は通常鎮静薬を投与され"CMV"されているであろう．この場合，プラトー圧を測定し，コンプライアンスと気道抵抗を求めておくことは強制換気パターンを設定するうえで有用である．また，十分な呼気時間を確保すれば内因性PEEPは発生しない．

疾患ごとのACV設定
- COPD患者におけるACVの設定は肺の過膨張の程度によるが，SpO_2 90%程度，呼吸数12回/分，1回換気量8 mL/kg，吸気フロー60〜90 L/分で開始し，pHは正常下限，$PaCO_2$も高めでよい．
- 喘息患者では吸気フロー80〜100 L/分，1回換気量8 mL/kg，プラトー圧30 cmH_2O以下，呼吸数10〜12回/分とし，肺の過膨張とその結果生じる低血圧を避けることを念頭におき，必要があれば高二酸化炭素血症や呼吸性アシドーシスのための鎮静薬・筋弛緩薬を投与する．
- ARDSにおいては，過大な1回換気量と高いプラトー圧がVILIを引き起こすので，プラトー圧30 cmH_2O以下で管理する．

- ACVは，致死的なガス交換の障害やショック状態，重度の呼吸仕事量増加や呼吸停止もまた良い適応である．絶対禁忌はないが，脳浮腫や脳虚血のある場合には$PaCO_2$を厳密に管理することを優先すること（高二酸化炭素血症は許容されない）．他のモードを選択したほうがbetterであればACV/VCVにこだわる必要はない[1]．

b. 圧規定換気（pressure control ventilation：PCV）

- PCVは最高気道内圧が制限される反面，1回換気量は呼吸器系のインピーダンス（気道抵抗とコンプライアンス）に左右されることが欠点であった．しかし肺保護換気において気道内圧の制限が重視されるようになったことはPCVへの追い風となった[10]．
- PCVは気道内圧を規定（pressure-controlled）した時間サイクル式の人工呼吸モードであり，治療者は吸気圧・呼吸数・吸気時間を設定する（図3）．VCVと同様，近年は自発呼吸に対してフローあるいは圧トリガー方式で補助換気を行うようになっている（assisted PCV, pressure control-SIMV）．APRV，BIPAP（bilevel positive airway pressure），IRV（inverse ratio

▶ARDS：
acute respiratory distress syndrome（急性呼吸促迫症候群）

▶VILI：
ventilator induced lung injury（人工呼吸器誘発肺傷害）

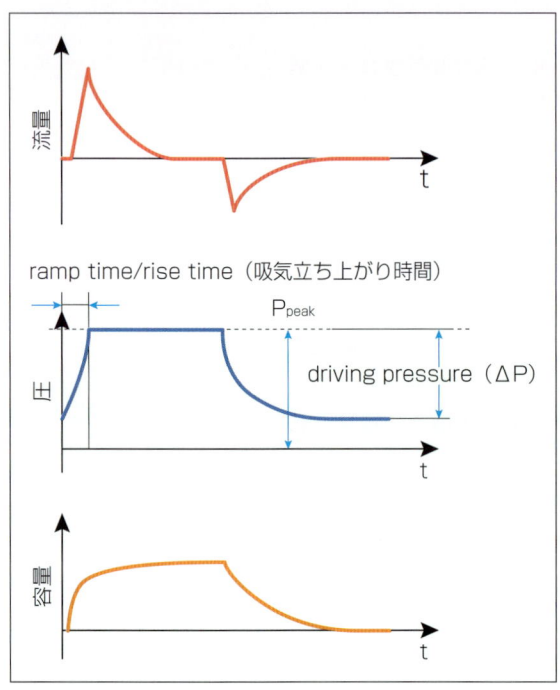

図3　PCVのグラフィック
吸気フローは漸減波である．

★2
above PEEPなどと表現されている．

▶I：E比
吸気時間呼気時間比

ventilation）といったモードもPCVの一種である．

吸気圧の設定

- 多くの人工呼吸器において吸気圧とはPEEPからの圧較差（driving pressure）を意味するが[★2]，絶対値で設定する機種もあるので注意する．
- 通常は吸気圧15～20 cmH$_2$O以下，1回換気量6 mL/kg以下となるように設定するが，実際の肺胞レベルでの圧較差はこれよりも小さい．

吸気時間，呼気時間の設定

- PCVにおける1回換気量は吸気圧だけでなく吸気時間も大きく関係する．人工呼吸器が吸気フローを送り始めて呼吸回路内の圧力が上昇しても，吸気フローのうちの一定量は気道抵抗を相殺するための損失となり，圧力が伝播し肺胞が拡張するための十分な吸気時間を確保することで最大の換気量が得られる．
- 経口挿管された成人では通常1～1.5秒，重度の閉塞性疾患のある患者では2～4秒に延長し，逆にARDSのようにコンプライアンスの低下した状態では0.8～1秒と短縮している．自発呼吸のある場合には短い吸気時間が人工呼吸器への同調性を改善し，通常0.6～1.2秒程度である．
- また，一般的に呼気時間を吸気時間よりも長くとるのは吸気抵抗に比べると呼気抵抗は大きいからである．成人で呼気時間が1.5秒以下であると内因性PEEP（intrinsic PEEP：PEEPi）の発生によって1回換気量が減少している可能性がある．6 mL/kg以下の"low tidal ventilation"であっても呼吸数が40回/分以下であれば，PEEPiについてあまり考慮されることはない．

呼吸回数と分時換気量

- では，呼吸回数を増やしていけば分時換気量は比例して増えるのであろうか．拘束性障害では呼吸数増加と分時換気量の増加はよく相関するが，閉塞性障害では比較的低い呼吸回数で分時換気量は頭打ちとなる（図4）．
- 肺胞換気の観点からも，呼気時間よりも吸気時間が短い状態で呼吸回数を増やして吸気時間が非常に短くなると「（呼吸回路内で測定している）気道内圧」は上昇するものの，肺胞内の圧力は上昇しないという状態となり死腔換気が増える．特に"rise time"が不適切で低いインピーダンスの患者で起こりやすい．
- ベッドサイドにおける目安としては，呼吸回数の増加を（吸気圧とI：E比

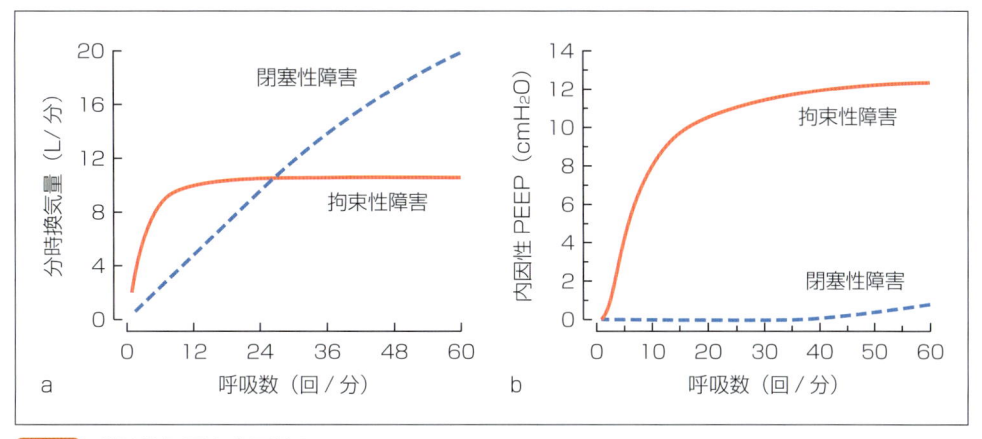

図4　分時換気量と内因性PEEP

a：呼吸数と分時換気量の関係，――は重症拘束性障害，-----は重症閉塞性障害．拘束性障害では呼吸数が増加しても分時換気量はすぐに頭打ちになってしまうが，閉塞性障害では呼吸数と分時換気量はほぼ比例する．

b：呼吸数と内因性PEEPの関係，――は重症拘束性障害，-----は重症閉塞性障害．拘束性障害では呼吸数の増加とともに内因性PEEPが上昇，閉塞性障害では呼吸数の増加に伴う内因性PEEPはほとんど発生しない．いずれも数学的モデル肺によるシミュレーション．

(Marini JJ, et al. Am Rev Respir Dis 1993; 147: 14-24[11]より)

が同じであれば）1回換気量が25～30％低下する程度にとどめておけば，呼吸回数の増加に伴い肺胞換気も増やせる．

■ 吸気フロー波形

- PCVにおける吸気フロー波形は漸減波であり，このフロー波形によって気道内圧波形は矩形波となる．漸減波フロー波形自体は自発呼吸のあるときには，吸気フローが一定の換気モードに比べて患者の吸気努力を減らせるが，ゆっくりとした呼吸パターン下での速いピークフローの立ち上がりは，気道内圧がover shootすることがあり，気道内圧アラーム作動の原因となる．
- このover shootは気管内チューブの抵抗が原因であることが多く，必ずしも肺胞レベルで圧力が上がっているわけではない．逆に患者の要求するフローが非常に大きいときに，吸気フローの立ち上がりが遅いと患者の吸気努力が大きくなるだけでなく肺の拡張が遅れる．
- 吸気圧（［最大気道内圧］と［PEEP］の差，driving pressure）が10 cmH$_2$O以下の設定であるとき，ほとんどの人工呼吸器では最初の300ミリ秒のフローが十分でないので"rise time"を最短にするか，driving pressureを増やす．
- 末梢気道の含気や吸気の再配分の観点からは，吸気フローがゼロになるよりも少しだけ吸気時間を長く取る．このとき，同じプラトー圧のVCVよりも1回換気量が多くなる．

■ 他の換気モードとの比較，PCVの問題点

- 同様の圧規定換気モードであるPSVと比較すると，PCVは時間サイクル式に呼吸回数や吸気時間で呼吸動作を行うために，心不全などの中枢性無呼

▶本項「③ pressure support ventilation (PSV)」(p.171)参照

- や，リークや閉塞性障害のために吸気時間が延長する可能性のある患者に適している．
- 一方で，自発呼吸下でのPCVの問題点としては，吸気時に胸壁が陰圧となるために肺内外の圧較差は増大し，適切に設定されたVCVと比べると過剰な1回換気量（≧6 mL/kg）をとる余地があり"lung protective"ではなくなる可能性もある．しかし，PCVでは1回換気量を患者が選択できる点で自由度が高い[12, 13]．
- 近年のVCVにおける変化と同様に，PCVに換気量補償機能を付加したモードも利用できる（pressure regulated volume controlなど）．
- VCVにフロー制御を付加するか，PCVの気道内圧を調節して従量式換気を創出するか，厳密にはアプローチの違いが存在するものの，PCVとVCVが融合した呼吸器モードであることに変わりない．

- PCVは患者快適性と気道内圧を制限するという"lung protective"なアイディアを両立できるモードであるが，患者の状態の変化に換気量が影響されることに留意する必要がある．

❷ synchronized intermittent mandatory ventilation（SIMV）

- 間欠的強制換気（intermittent mandatory ventilation：IMV）は機械サイクルの強制換気の間に自発呼吸が可能なモードで，1970年代に普及し始めた．
- VCVと同様に強制換気を自発呼吸に同期させるようになるのは自然な流れであり，現在の人工呼吸器におけるIMV（間欠的強制換気）とSIMV（同期式間欠的強制換気）は同義である．
- ACVと異なる点は，ACVはすべての自発呼吸に対して同期するのに対してSIMVは治療者が設定した頻度でのみ自発呼吸を同期補助する点であり，自発呼吸と機械的強制換気の両立のうえで自発吸気努力を軽減し分時換気量を補償することが目的である（図5）．
- また現在では，PCVによるIMVやPCV/VCVの複合したモードによるIMVが可能である．

a. SIMVサイクル時間

- SIMVでは「トリガーウィンドウ時間」とよばれる吸気トリガーに対してIMVを行う時相と，自発呼吸の時相が経時的に交互に存在する．これら2つの時相を合わせた時間がSIMVサイクル時間であり，次式で表される．

$$SIMV サイクル時間 = 60秒/SIMV 回数$$

- このトリガーウィンドウ時間の決定方法の違いによって，実際のSIMV回数が設定値から増減したり，SIMVのタイミングにばらつきが生じたりする（機種により異なる）[14]．

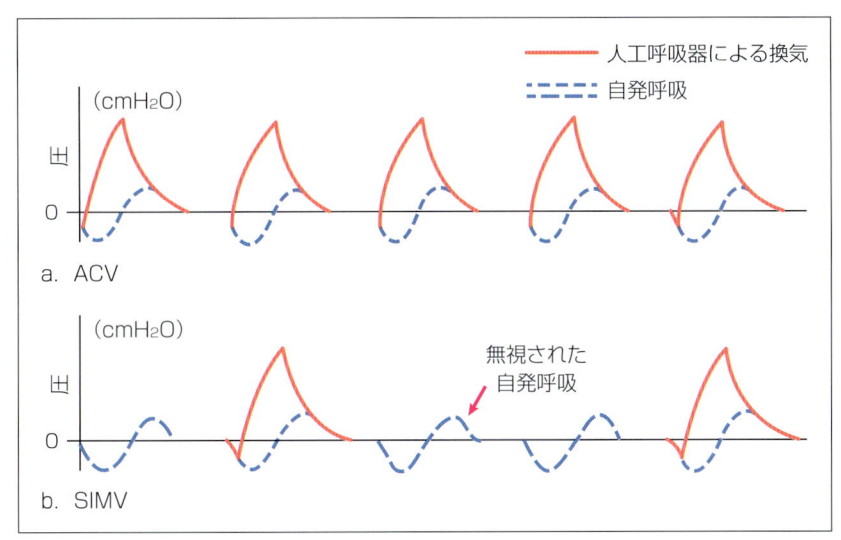

図5 ACV と SIMV の比較
ACV (a) ではすべての自発呼吸に対して補助換気を行うが，SIMV (b) ではあらかじめ定義された IMV 回数以外の自発呼吸は無視する．
(Koh SO. Crit Care Clin 2007; 23: 161-7, viii[5]より)

- 初期の IMV では強制換気の間に定常流を供給することで自発呼吸を可能にしていたが，現在では技術の進歩により新生児であってもデマンドフローで管理することが可能になっている[★3]．
- 自発呼吸に対しては PSV の併用が主流である．自発呼吸のトリガー方法としては圧トリガーとフロートリガーがあるが，SIMV に限らず吸気仕事量の点で反応時間の短いフロートリガーが有利である．
- IMV では強制換気の程度に応じて呼吸筋を休めることができると考えられていたが，実は機械補助の割合が全換気量の 60% 以下では呼吸筋運動に差がなく，機械補助の割合が 75〜80% になると呼吸中枢での呼吸調節も抑制される[15, 16]．
- 呼吸仕事量に関して ACV と比較した場合にも，やはり ACV 換気回数の 80% 未満に SIMV 呼吸数を減らすと呼吸仕事量が増大するが[17]，自発呼吸に対して 10 cmH$_2$O の PSV を付加することで，自発呼吸のみならず IMV サイクル中の呼吸筋負荷を軽減することができる．しかし呼吸負荷軽減を目的に IMV の回数を非常に多くすると，CMV と同様に呼吸筋萎縮が生じて人工呼吸期間が延長してしまう．

b. 適切な IMV 設定

- IMV は術後やさまざまな病態の急性呼吸不全に対して使用されており，特に急性呼吸不全に対して PSV を併用した SIMV は最も選択される呼吸器モードであった (4〜50%)．新生児領域においては成人よりもさらに高い比率 (60%) で利用されている．
- 適切な IMV の設定の原則は ACV と同じであるが，呼吸要求の高い患者に対して低いレベルの IMV を設定するのは禁忌であり，IMV による換気補助の程度は患者の呼吸努力に応じて設定されるべきである．高い補助換気レベルでは，PSV と同様に ineffective triggering によって自発呼吸をトリガー

★3
IMV の換気モードは初期においては VCV であったが，現在は VCV から派生した換気モードや PCV あるいは両者の複合的なモードが用いられている．

しなくなることがある．
- 急性期の人工呼吸モードとして CMV と比較すると，ファイティングが起きにくく，患者自身による呼吸調節が可能なので呼吸性アルカローシスの頻度も低い．自発呼吸を温存することにより換気効率が改善し平均気道内圧を下げられるので，圧外傷や心抑制の軽減，臓器灌流の改善が期待できること，呼吸筋萎縮が起こりにくく筋運動の協調性が失われないこと，などが利点としてあげられる．
- しかし，他の自発呼吸を温存した換気モードと比較すると，同程度の補助換気レベルを目指すのであれば，SIMV は患者快適性や鎮静薬の使用量では PSV や APRV にやや劣る．
- 新生児においては，ACV，PRVC（pressure regulated volume control），VSV（volume support ventilation）などの 1 回換気量を規定する換気モードのほうが安全である[18]．

c. ウィーニング手段としての SIMV

- IMV は成人の人工呼吸器からのウィーニング手段としての利用から始まった換気モードであるが，ウィーニング手段としては PSV や T ピーストライアルに劣る[19]．
- 呼吸回路抵抗の存在は SIMV に PSV を併用する理由であり，そして 4〜5 回/分程度の少ない IMV 回数の SIMV＋PSV と PSV 単独の差は小さく見える．ところが，SIMV＋PSV では，吸気トリガーに対して SIMV による強制換気と PSV による補助換気のいずれかで換気が行われるが，患者に選択権はないうえに患者自身の人工呼吸器へのアプローチも正反対のものとなる．
- すなわち，PSV に対してはトリガー後も一定の吸気努力が必要である一方，IMV に対しては人工呼吸器から送られてくるフローに同調したほうが楽に自発呼吸が行えるからである[14]．
- したがって，人工呼吸器に同調しようとする患者にとって人工呼吸器の換気動作が一定しない SIMV（＋PSV）は適応の難しいモードとなる可能性がある．
- 一方で抜管後の呼吸不全だけでなくウィーニング手段としての NIV が利用可能であれば[20]，侵襲的人工呼吸からのウィーニングのハードルはさらに低くなり，抜管直前の呼吸器モードが問題になることは少なくなるであろう．

▶NIV：
non-invasive ventilation
（非侵襲的換気）

- SIMV の設定はトリガー方法と感度および量規定換気では VCV の，圧規定換気であれば PCV と同様の設定を行い，自発呼吸に対しては気管チューブと人工呼吸回路の抵抗を代償するための PSV を最低 5 cmH$_2$O 程度付加する．
- 強制換気については自発呼吸パターンとの同調性を，患者とグラフィックモニターを観察して調整する必要がある．適切な 1 回換気量と呼吸回数や呼吸パターンを指標にして補助換気のレベルを調節するのは，他の自発呼吸を温

存する換気モードと同様である．

❸ pressure support ventilation（PSV）

- PSVは，人工呼吸回路を接続された患者の全自発呼吸に同期して1呼吸ごとに吸気相の間，気道内圧が設定値に保たれるように気道流速を調節する換気様式である．spontaneous breathing trial（SBT）の手段として，主にウィーニングのための呼吸器モードとして利用されている．
- PSVでは，患者の吸気努力によって生じる気道内圧またはフローの変化を人工呼吸器がトリガーして吸気フローを送る．これに要する時間は最新のもので100ミリ秒以下である．
- 吸気相において治療者が設定した吸気圧を維持するために，吸気フローは急速に立ち上がったのちにすみやかに減少していくので，気道内圧波形は矩形波に近くなる．気道内圧の立ち上がりを調節可能な機種が多い．

a. PSVレベルの設定

- PSVレベル（［最大気道内圧］−［PEEP］）は通常0〜30 cmH$_2$Oであり，30 cmH$_2$O以上で使用されることはまれである．
- 呼気開始（吸気終了）は吸気フローの減少を条件とすることが多く，フローの絶対値（2〜6 L/分）や最大吸気フローに対するパーセンテージを設定する（最大で80％，設定できない機種もある）．
- ほかには，［PSVレベル＋1〜3］cmH$_2$O程度の気道内圧上昇を感知する方式もあり，単独あるいは前述のフローサイクルと組み合わせて利用されている．また，回路リークによる吸気時間の延長を回避するために吸気時間を制限する．
- PSVは呼吸数・吸気時間・換気量の調節を患者が行い，一見すると非常に生理的なモードである．PSVの換気−血流分布はSIMVやAPRVと同様であるが，死腔はAPRVよりやや増える．
- 同等のサポートレベルであれば，血行動態，血液ガス，換気−血流分布にACVとの差はないとされるが，ALIモデルにおいてはPCVよりも人工呼吸器関連肺傷害（ventilator-associated lung injury：VALI）は軽度で酸素化も良いという研究もある[21]．
- 呼気開始条件は吸気時間・換気量に影響し，PSVレベルの変更は自発呼吸パターンに影響を与える．PSVレベルの変化はむしろ呼吸パターンに現れやすく，PSVレベルの上昇で1回換気量は増加して多くの場合，1〜2分以内に呼吸数が減少する．
- 分時換気量はあまり変化せずに，肺胞換気は増加し酸素需給比は改善するものの，PSVレベルが高すぎると過換気による無呼吸や，自発呼吸をトリガーしなくなることがある．
- 浅い頻呼吸（rapid shallow breath）や慢性的な高二酸化炭素血症患者ではPSVにより簡単に呼吸性アルカローシスに陥るので，適切なPSVレベルの

▶ALI：
acute lung injury（急性肺傷害）

調節が必要となる．

- PSV レベルを上げていくと，ある限度までは呼吸仕事量（work of breath：WOB）が減少する．しかし，呼吸数が少なければよいというわけではなく，ガス交換の観点からは PSV で目標とする 1 回換気量は 6 mL/kg 程度，呼吸数は 30 回/分以下であればよい[22,23]．
- 呼吸筋疲労については，呼吸仕事量よりも呼吸に伴う酸素消費量を指標としたほうがよいようである[22,24,25]．
- 呼吸に伴う酸素消費は呼吸筋の収縮力と収縮の持続時間の積（pressure-time product：PTP）によく相関するといわれている．しかし，日常の臨床で横隔膜電位や食道内圧測定を行うことは日本では一般的ではなく，ベッドサイドでは，とくに胸鎖乳突筋の動きを観察するとよい．
- PSV では呼吸回路の抵抗成分についても考慮が必要である．気管内チューブによる抵抗は抜管後の上気道抵抗にかなり近いとされるが，トリガー機構を含めた人工呼吸回路全体を 5〜10 cmH$_2$O PSV によって代償しなくてはいけない．
- PSV に特有の血行動態に対する影響はないが，とくに心疾患患者においては T ピーストライアルよりも PSV による SBT が望ましい[26]．
- また，人工鼻使用時は加温加湿器よりも呼吸仕事量が多くなるので，やはり 5 cmH$_2$O 程度の PSV が必要となる．

> PSV の目標は，1 回換気量 6 mL/kg 程度，呼吸数 30 回/分以下

b. PSV の問題点

無呼吸

- PSV における最大の問題点は無呼吸であり，このことは人工呼吸患者の睡眠の質にも影響する．
- 一定時間，自発呼吸をトリガーしなかった場合に行われる強制換気を（アプネア換気など）回避するために，ACV や SIMV＋PSV のような複合的なモードを利用するのもよい．呼吸回路抵抗の存在は，SIMV に PSV を併用することのもう一つの理由である．
- 適切に設定された PSV，ACV，automatically adjusted PSV[★4] のあいだでは睡眠の質に差はなく，睡眠の質という点では PAV（proportional assist ventilation）のほうが優れている[27,28]．

人工呼吸器への非同調性

- PSV における人工呼吸器への非同調性は治療効果と患者快適性の点で大きな問題であり，人工呼吸器との非同調性と人工呼吸期間の延長には強い相関がある．
- PSV 中にみられるいくつかのパターンはグラフィックモニターで気道内圧とフローを観察することで対処できるが，食道内圧や横隔膜電位測定が必要なケースもある．
- PSV における自発呼吸への同調性のポイントは以下のとおりであるが，SIMV や ACV などの自発呼吸に同期する換気モードでも起こりうるので，グラフィックモニターと患者の呼吸パターンの観察は必須である．

★4 1 回換気量，呼吸数，呼気終末二酸化炭素分圧を計測し，自動的に PSV レベルに反映する．

①吸気開始相：不適切な閾値設定による吸気トリガーの遅れ，過剰なPS（pressure support）レベルと吸気時間延長による吸気トリガー不能，自発吸気以外で吸気動作を行う（auto triggering）など
②吸気相：過剰／過小なPSレベル／吸気フロー
③呼気開始相：人工呼吸器の呼気動作の早期開始／遅延

c. PSVから派生した換気モード

- PSVから派生したモードとして，PSVレベルをランダムに変化させるnoisy PSVは，一見不規則に変化する1回換気量がlung recruitmentを促進し，従来のPSVよりもVALIの程度や酸素化の点で有利であるとされる[21,29]．
- また，サーボ機構によってPSVレベルを自動調整する呼吸モード（volume-support ventilationなど）では，呼吸数や1回換気量をフィードバックして，呼吸数や1回換気量を設定された範囲でPSVレベルを自動制御する（closed-loop control system）．ただし，この換気モードは状態の変化に対して患者が適応する前に人工呼吸器が反応する可能性を孕んでおり，一般的には患者の変化に対応することができないとされる[30]．
- これに対して，より多くの患者パラメーターを指標にしたより複雑なアルゴリズムをもつ"knowledge-based system"でPSVレベルを自動調節するシステム（SmartCare® など）も，臨床で使用可能となっている[31]．横隔膜筋電位を指標にして換気補助を行うNAVA（neurally adjusted ventilatory assist）[12]も実用化されている．

4 positive end-expiratory pressure（PEEP）

- PEEP（呼気終末陽圧）という用語自体は呼吸器モードではなく他の呼吸器モードに併用して用いられるものであり，半世紀近くにわたりARDSの呼吸管理の基礎であり続けた[32]．
- ARDS，肺炎といった呼吸不全の多くは，間質／肺胞の浮腫・肺胞への細胞浸潤・末梢気道閉塞による無気肺が特徴である．
- ARDS肺では低酸素性肺血管収縮が障害されていたり肺血管拡張による換気血流分布の変化で肺内シャントが増加している．これらの病態は高濃度酸素を投与してもPaO_2は反応しにくく，さらに高濃度酸素の吸入による肺胞の脱窒素化も無気肺生成に関与している．
- CTでは背側に無気肺の広がりがみられ，浮腫肺は正常肺の2倍以上の重量となり，この重くなった肺によって血流の多い背側肺野"dependent lung"はさらに潰れ（compression atelectasis），換気肺野の縮小（baby lung concept）をきたす．また心臓や腹腔内臓器による圧迫によって下肺野とdependent lungの無気肺が生じる．
- これらさまざまな要因で生じる無気肺は外部からのPEEP付加によって機能的残気量が増加し，肺内シャントを減じ酸素化が改善する．それとともに，肺コンプライアンス改善により呼吸仕事量が減少する．

- 急性心原性肺水腫に対しても外部からの PEEP の付加が，心機能と換気メカニクスを改善する標準的治療の一つとして確立している[33]．
- また，COPD 急性増悪や喘息発作などの閉塞性障害における呼気フロー制限のある過膨張した肺に対しては，外部からの PEEP 付加は内因性 PEEP による吸気努力を軽減し呼吸仕事量を減らし人工呼吸器同調性を改善する．

a. 肺に対する PEEP の作用

- PEEP は肺毛細管静水圧が高いときには肺血管外水分量を増加させる[34]．つまり，PEEP は肺胞内の水分を間質に押し戻して肺胞をリクルートメントするだけであって，肺全体の水分量が即座に減るわけではない[35]．胸腔内圧上昇に起因する迷走神経反射で起こる血管収縮による肺血流の低下や[36]胸管によるリンパドレナージを障害して浮腫除去に悪影響を及ぼすなど[37]，PEEP には肺水腫を増強する側面もある．
- また，過去においては「PEEP による高い気道内圧の生成」が肺胞の過伸展や破裂とエアリーク，微細構造の破壊，肺浮腫（volutrauma〈容量損傷〉）増強，局所および全身性炎症を誘発すると考えられていた．
- しかし，PEEP は volutrauma による浮腫形成に影響せず，実は「過大な 1 回換気量と肺内外圧較差による肺胞と気管支の過伸展（barotrauma〈圧外傷〉）」および「肺胞と末梢気道の虚脱−開通を繰り返す（atelectrauma）」ことによる，気管壁・肺胞壁に加わる機械的ストレスが人工呼吸器誘発肺傷害（VILI）の原因で[38]ある．
- PEEP はリクルートメントされた肺胞の安定化と shear stress 減少に寄与し，肺胞の機械的ストレスを減らすことで，サーファクタントの産生と保持，人工呼吸による肺の炎症，リモデリング，炎症性メディエータの産生と全身性の炎症反応（biotrauma），肺から血流への bacterial translocation，遠隔臓器障害を抑制し予後を改善する[39]．
- VILI による多臓器不全（multiple organ failure：MOF）発生の一因として 2 型肺胞細胞のアポトーシスの関与が指摘され，前アポトーシス因子の Fas リガンドが肺保護換気によって抑制されることが示されている[40,41]．

b. PEEP の肺以外の臓器への影響

- 胸腔内の陽圧による右房−静脈の圧較差は静脈還流を減少させるが，PEEP による胸腔内圧上昇は，神経血管反射による血管容量の減少[42]・肺血流の体循環へのシフトなどの要因で平均体血圧を上昇させる．さらに横隔膜の下方移動でもたらされる腹腔内圧上昇による下大静脈圧上昇は静脈還流を増やすように作用するので，静脈還流の減少はある程度は相殺される[43]．
- また，高い PEEP による肺血管抵抗と右室後負荷の増大は心室中隔を左方移動させることも心拍出量低下に寄与する．
- 左室充満圧は心外膜の圧迫によって上昇するが，十分な血管内容量が確保されていれば右房圧が上昇しても PEEP 20 cmH$_2$O までは右室拍出量は変わらず，左心室拡張能と駆出率（ejection fraction）に影響を与えない[44]．前負

4-1 人工呼吸器の換気モード

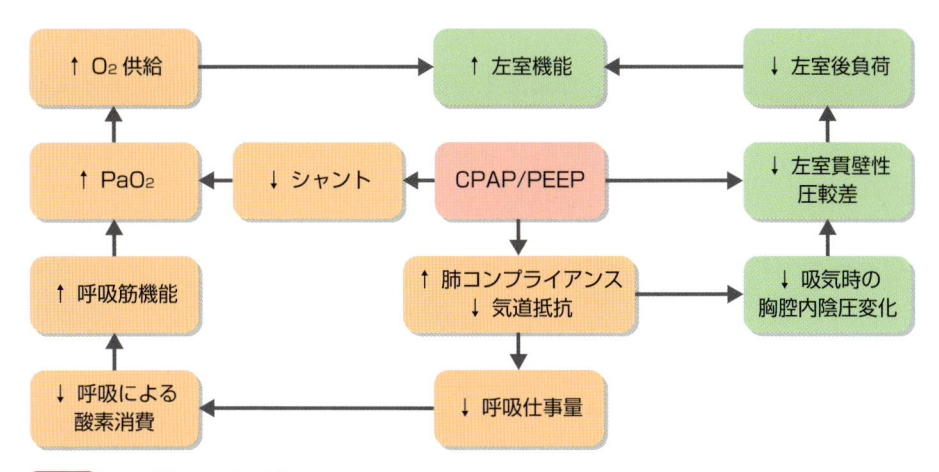

図6 心原性肺水腫に対するPEEP

心原性肺水腫に対するPEEPは，心臓・ガス交換・換気メカニクスに対する相乗効果である．
CPAP/PEEP：持続気道陽圧／呼気終末陽圧．
(Tobin, MJ. Principles and Practice of Mechanical Ventilation. 3rd ed. The McGraw-Hill Companies, Inc; 2013[1])より)

荷の減少が心拍出量低下の主因である．
- ただし，上昇した気道内圧はそのまま心囊および胸壁へ伝播するわけではなく，とくに障害肺においては伝播する圧力の低下は顕著である．健常肺とALI肺で比べると，その割合は胸腔へは62％から34％，心囊へは54％から36％である[45]．したがって，障害肺に対するhigh PEEPは健常肺に比べると血行動態への影響は少ないといえる．しかし，胸壁コンプライアンスは気道内圧による心拍出量への影響が大きい[46]．
- ところで，左室後負荷は体血管抵抗と左室貫壁性の圧較差によって決まる．正常心機能の健常者では胸腔内圧上昇による前負荷の減少で心拍出量は低下するが，左室貫壁性圧較差の影響は軽度である．
- 左室機能低下例（うっ血性心不全）では，左室充満圧と左室拡張容量が増大しているために静脈還流の減少に対する反応は鈍く，左室貫壁性の圧較差減少による左室後負荷の減少が大きくなる[44]．
- 心原性肺水腫に対する5〜10 cmH$_2$OのPEEPは吸気努力による胸腔内圧低下に伴って増大する後負荷（左室貫壁性圧較差）と前負荷（静脈還流量）を軽減し，結果として左室機能を改善する（図6）．
- PEEPによる心機能改善に伴う肺水腫の軽減と肺胞リクルートメントの結果，気道抵抗と肺コンプライアンスが改善し呼吸仕事量は減少，自覚症状の改善は内分泌環境にも好ましい影響を及ぼし，心機能改善と相まって全身の酸素需給比も改善する（図6）．
- 正常心機能例においては，胸腔内圧上昇による心拍出量低下に伴い理論的にはSv̄O$_2$も低下するが，実際に全身への酸素供給が減少するか否かは心拍出量の低下と酸素化の改善のバランスのうえで決定される．
- PEEPによる心拍出量低下と静脈還流の減少は，腎血流量や肝うっ血による膵・肝血流低下をきたす．しかし，肝移植後の呼吸器合併症に対して10 cmH$_2$O以上のPEEPを用いても移植肝は障害されず[47]，これらの臓器不

▶ALI：
acute lung injury（急性肺傷害）

障害肺に対するhigh PEEPの血行動態への影響は少ない

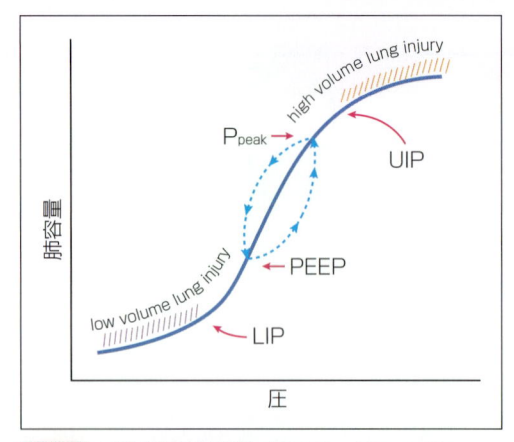

図7 静的圧容量曲線（PVC），LIP，UIP
換気サイクル中の圧較差を LIP（下変曲点）と UIP（上変曲点）のあいだに設定することは肺保護換気の基本的な考えの一つであった．
(Frawley PM, et al. AACN Clin Issues 2001; 12: 234–46; quiz 328–9[51])より P_{peak} と PEEP を追加して掲載）

頭蓋内圧亢進患者に対する PEEP は慎重に行う

ARDS 肺に対する少なくとも 15～20 cmH₂O の PEEP は有用

全に対する適正な PEEP の使用は有用であることを示唆している．
- しかし，頭蓋内圧が亢進した患者に対する PEEP は慎重にならざるをえない．ARDS を併発した頭蓋内圧亢進症例では肺胞リクルートメントを行ったうえで 5～10 cmH₂O の低い PEEP を使用可能であるが[48]，脳灌流圧を下げるのは事実なので神経学的・呼吸モニタリングを行い，症例ごとに risk-benefit を慎重に評価する．

c. ARDS 肺に対する適切な PEEP レベルとは？

- high PEEP の適応となる患者の選択と適切な PEEP レベルの設定については結論が出ていないが，少なくとも 15～20 cmH₂O の PEEP は有用である[1]．

■ 圧容量曲線（PVC）を用いた PEEP の設定

- 圧容量曲線（pressure-volume curve：PVC）における下変曲点（lower inflection point：LIP）や上変曲点（upper inflection point：UIP）を利用した Amato らの方法（PEEP＝LIP＋2 cmH₂O）[49]，Ranieri らの方法（LIP と UIP を指標）[50]は，MOF を減らし予後を改善している．
- ARDS 肺に対しては，VILI の原因となる虚脱再開通のサイクルと吸気時の過伸展を防ぐために，呼吸サイクル中の圧較差を PVC の LIP と UIP のあいだに設定することが理想であるとされてきた（図7）[51]．
- ARDS 肺における PVC の変化は，換気肺の減少に伴う肺コンプライアンスの低下を反映する．つまり，肺コンプライアンスの測定は換気肺の量を測定する間接的手段であり，PEEP は末梢気道の閉塞や不安定な肺胞の虚脱を抑制することで，肺コンプライアンスの低下を防ぎ，PVC を正常なパターンに戻す．
- ARDS 肺における PVC には3つのパターン考えられる．
  ① LIP 付近を境に明らかにコンプライアンスが増加するもの．
  ② UIP を示し，その後コンプライアンスが低下するもの．
  ③ 局所的な肺傷害のときにみられる LIP がない，または非常に低く直線的なもの．
- 肺野全体の状態が比較的均質な肺において，LIP は肺胞が開き始める気道内圧だと考えられ，PEEP レベルの根拠となってきた．しかし③のパターンでは，(a)吸気サイクル中で開通する肺胞，(b)吸気サイクル中に開通できない肺胞，以上2種類の特性をもつ肺胞が存在する．このような肺に対して PVC を描いたとしても，PVC は前者の肺胞（＝"baby lung"）に対する PVC であると考えるのが適当である．これは LIP 測定の問題点の一つで

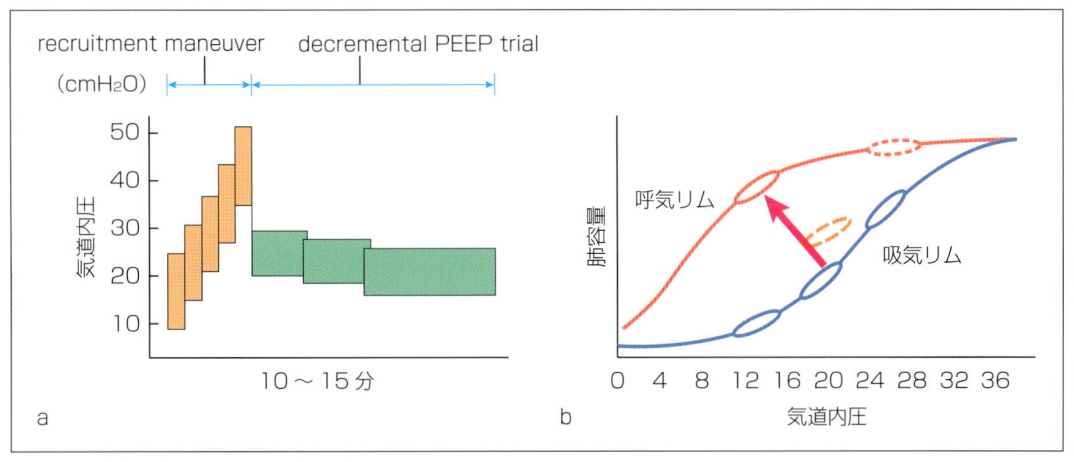

図8 recruitment maneuver＋decremental PEEP trial

a：decremental PEEP trial による PEEP 設定の一例．driving pressure 一定で PEEP を段階的に増加させてリクルートメントを行い，このときに 1 回換気量が最大になる PEEP を記録しておく．リクルートメント終了後に 1 回換気量が最大となった PEEP まで戻す．小刻みに PEEP を下げていき，コンプライアンスまたは酸素化が悪化し始める PEEP を探す．再度リクルートメントを行い，コンプライアンスまたは酸素化が悪化する直前の PEEP レベルを設定する．

b：recruitment maneuver＋decremental PEEP trial による PEEP 設定は，PV カーブの呼気リムで呼吸サイクルを行うことである．呼気リムにおける肺コンプライアンスは吸気リムよりも良いが，PEEP レベルが不適切な場合，直ちに recruitment maneuver の効果は失われる．

(a：Tobin, MJ. Principles and Practice of Mechanical Ventilation. 3rd ed. McGraw-Hill Companies, Inc; 2013[1] より；b：Lapinsky SE, et al. Crit Care 2005; 9: 60–5[52] より矢印を加えて掲載)

ある．

decremental PEEP trial

- 20 cmH$_2$O 以上の高い PEEP レベルから段階的に PEEP レベルを下げつつ（decremental PEEP trial）コンプライアンス測定を行うと，PVC の呼気リムが描ける．そして，decremental PEEP trial で測定したコンプライアンスのピークを occlusion pressure あるいは clinical closing pressure（CCP）とよぶ（図 8b）．
- 当然のことながら LIP≠CCP であり，また decremental PEEP trial で LIP に相当する PEEP レベルに至った肺のコンプライアンスは吸気リム上の LIP におけるコンプライアンスよりも高く[53]，一度開いた肺胞は閉じにくいことを示している．
- しかし，この方法単独ではリクルートメントされない肺胞が存在する可能性や，局所的な肺傷害が主病態である場合には過伸展した肺胞の存在により CCP を過小評価する恐れがある．

recruitmentability の評価

- 一方，PEEP によるリクルートメントに対する反応性（recruitmentability）の評価をもとに「ARDS を分類」する方法も提唱されている[54]．胸部 X 線または CT による診断を行い，異なる PEEP レベルにおいてリクルートメ

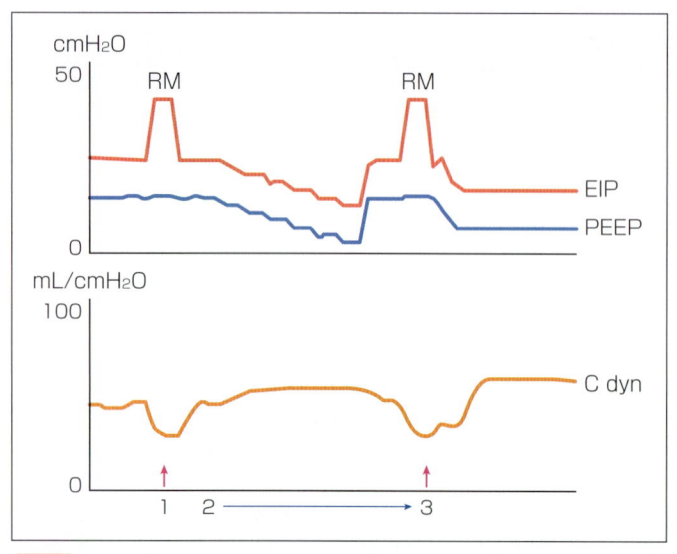

図9 recruitment maneuver＋decremental PEEP trial で得られた動的コンプライアンス

① PEEP を上げておいて recruitment maneuver を行う．
② 続けて C dyn を測定しながら decremental PEEP trial（2 cmH$_2$O 刻み）を行うと，C dyn は上に凸な曲線となる．
③ PEEP を上げて再度 recruitment maneuver を行い，C dyn 最大となる PEEP＋2 cmH$_2$O で設定を行った．

なお，この例では recruitment maneuver を時間短縮のために 3 breath method で行い，decremental PEEP trial を開始する PEEP レベルは肺傷害の種類や程度に応じてある程度予想しながら決定している．
EIP：end inspiratory pressure，PEEP：呼気終末陽圧，C dyn：dynamic compliance，RM：recruitment maneuver．

表2 PEEP の合併症と禁忌

合併症	・肺の過伸展（barotraumas，VILI，死腔の増加，肺胞換気の低下） ・横隔膜運動の制限 ・心拍出量と酸素供給の低下 ・腎機能障害 ・膵血流低下 ・肝うっ血 ・胸管のリンパドレナージ能低下
絶対禁忌	・命に関わる循環血液量減少性ショック ・ドレナージされていない緊張性気胸
相対禁忌	・気管支瘻 ・慢性の胸壁拘束性障害 ・急性閉塞性障害

(Tobin MJ. Principles and Practice of Mechanical Ventilation. 3rd ed. McGraw-Hill Companies, Inc; 2013[1] より)

PEEP の絶対的禁忌は循環血液量減少性ショックと緊張性気胸

ントによって獲得された換気量と呼気終末肺容量の変化を測定し，PEEP レベルを決定する．
- この方法ではプラトー圧を 30～35 cmH$_2$O 以内に制限している点で recruitmentability を過小評価している可能性がある[55]．

■ **recruitment maneuver＋decremental PEEP trial**

- recruitment maneuver に連続して decremental PEEP trial を行うことは，最大限の肺胞リクルートメントを期待し肺胞の安定性を維持するのに好都合にみえる（図8，9）[55, 56]．decremental PEEP trial による CCP は PEEP 設定の指標となる理論的な裏づけがあるにもかかわらず[57]，臨床データは多くない[1, 58]．
- しかし，この方法による CCP は無気肺の減少によるコンプライアンス改善と過伸展した肺胞の増加によるコンプライアンス低下の最大公約数的な圧力であり，臨床においても受け入れやすい妥協点である．

d. 合併症と禁忌（表2）

- 合併症の程度は PEEP レベルに依存する．
- 絶対的禁忌としては致死的な循環血液量減少性ショック（hypovolemic shock）とドレナージされていない緊張性気胸である．
- 通常は 5 cmH$_2$O までの低い PEEP はリスクが少なく 10 cmH$_2$O までの PEEP は心抑制が軽度であるが，10 cmH$_2$O 以上の PEEP は症例ごとに risk-benefit を考慮する．
- COPD 急性増悪や喘息重積などの閉塞性障害に対しては，内因性 PEEP を越えない程度の外部からの PEEP 付加は有効である．

⑤ airway pressure release ventilation（APRV）

▶APRV：
気道圧開放換気

- APRVは1987年に紹介された換気モードである[59]．時間トリガー式・時間サイクル式に2相性の気道内圧を利用する点ではBIPAP（bilevel positive airway pressure），逆転したI：E比を利用する点ではIRV（inverse ratio ventilation）であるが，自発呼吸を前提とした換気モードで，その基本的な考え方は持続気道陽圧（continuous positive airway pressure：CPAP）である[51, 59]．
- 自発呼吸に対してはPSVやATC（automatic tube compensation）などを併用し，なんらかの換気補助を行っている．
- また近年は呼吸仕事量の減少とより効果的な換気補助を目的に，自発呼吸に同期して気道内圧の移行を行うようになっている[60]．
- 類似した気道内圧パターンをもつBIPAPと混同されているとの指摘もありI：E比やT_{low}の長さによる議論がなされているが，$P_{low}=0$ cmH$_2$Oかつ時定数を考慮したT_{low}の設定を行うことがAPRVとBIPAPの違いである[1, 51, 60, 61]（図10）．
- 実際の人工呼吸器に搭載されているモード名にかかわらず，この観点からはAPRVはBIPAPやIRVの一種であるが，BIPAP＝APRVあるいはIRV＝APRVではない．

a. APRVの特徴

- 完全な調節呼吸に対する自発呼吸の最大の利点は，横隔膜が動くことにより"dependent lung region"換気が改善し，換気−血流比が改善することが知られている．
- APRVで換気している患者においても同様に同部位のself recruitmentが起こり，含気の改善・換気が促進される．ただし，APRVによるARDS肺の酸素化の改善にはやや時間を要し，24時間以上かかることもある．ARDSを発症するリスクのある症例では，早期から自発呼吸下でAPRVを選択する．
- APRV同様に自発呼吸を温存するPSVとの比較では，PSVにおける吸気フロー減少による吸気終了によって時定数の遅い肺野の換気が低下した結果，1回換気量が減少し代償性の呼吸数上昇が観察された[62]．
- IMVやACVとの比較では，より低いプラトー圧で酸素化を改善しているものの，予後についてAPRVの優位性は報告され

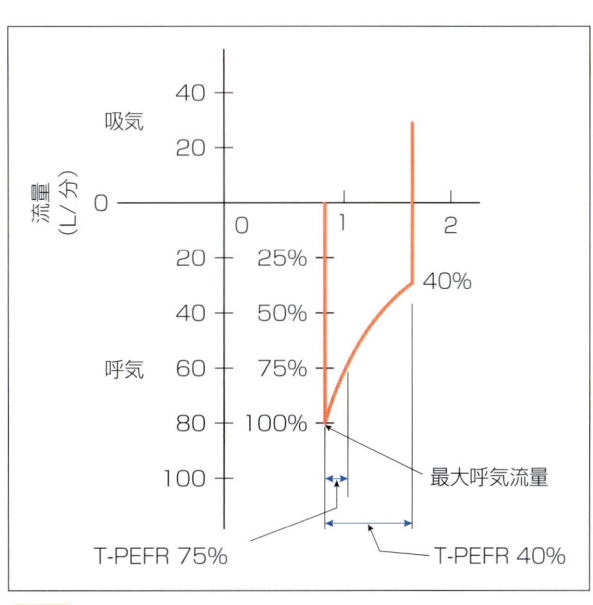

図10 APRVのグラフィック，T_{low}時定数
T-PEFR：peak expiratory flow rate termination.
（Frawley PM, et al. AACN Clin Issues 2001; 12: 234–46; quiz 328–9[51]より抜粋，注釈を加えて掲載）

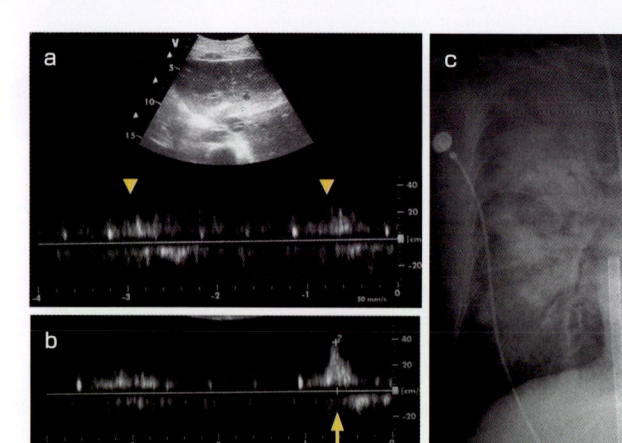

図11 APRV中のIVC超音波ドプラ画像＋胸部X線

a：PCV（ΔPC15 cmH$_2$O＋PEEP 15 cmH$_2$O）での下大静脈ドプラエコー．呼吸に伴う周期性の変化がみられる（aの▼は自発呼吸の呼気相，bの→はAPRVの呼気相）．

b：APRV（P$_{high}$ 30 cmH$_2$O，P$_{low}$ 0 cmH$_2$O）における同一患者の下大静脈ドプラエコー．T$_{low}$での気道内圧の開放によって胸腔内へ向かう鋭いフローの立ち上がり（→）がみられる．急性心原性肺水腫ではこの急激な前負荷の増加に耐えられずに肺水腫が増悪する可能性がある．

c：72歳女性，特発性僧帽弁腱索断裂による心原性ショック，大動脈バルーン・パンピング補助下にPCV 15 cmH$_2$O＋PEEP 15 cmH$_2$Oで肺水腫を改善できずにAPRV（P$_{high}$ 30 cmH$_2$O）による換気を試みたが，さらに増悪，経皮的心肺補助に移行，緊急僧帽弁置換術を行い2週間後に独歩退院した．

ていない[63-66]．

- 循環血液量が正常〜低下した患者においては，陽圧換気によって胸腔内圧が上昇すると静脈還流が減少し，心拍出量が減少することはよく知られている．
- 自発呼吸下では吸気時の胸腔内圧低下によって静脈還流量が増加すると，両心室の充満圧の上昇と心拍出量増加，酸素供給も改善することが示されている．APRVにおいても1回換気量や気道内圧に影響せず心拍出量が増加，CMVに比して臓器灌流も改善する．
- これらの好ましい効果は，自発呼吸と気道内圧の制限による前負荷増大，lung recruitmentによる肺コンプライアンス改善・肺血管抵抗の減少によってもたらされるのであるが，さらにAPRV特有の気道内圧パターンも大きく関係している．
- APRV換気中の患者の下大静脈を超音波ドプラで観察すると，気道内圧の開放に同期して流量が増加していることがわかる（図11）．
- 多くの場合，この一時的な容量負荷を代償可能である[62]．しかし，左心不全例においてはAPRVの呼吸サイクルに伴う一時的な前負荷・後負荷の増大に耐えられず，急性心原性肺水腫には適さない[1]．
- APRVは自発呼吸を温存するモードなので，CMVと比較して鎮静薬の減量が可能である．そのため，適応としてはARDSとALIだけでなく周術期の人工呼吸モードに適しているものの，頭蓋内圧亢進など深い鎮静を必要とする病態にも適さない．

APRVは自発呼吸を温存する

表3 APRVの初期設定の目安

P_{high}	挿管直後	成人	20〜35 cm H$_2$O	胸壁・腹壁のコンプライアンスの低下あるいは病的肥満例では35 cmH$_2$O以上必要なこともある
		小児	20〜30 cm H$_2$O	胸壁・腹壁のコンプライアンスの低下あるいは病的肥満例では30 cmH$_2$O以上必要なこともある
		新生児	10〜25 cm H$_2$O	胸壁・腹壁のコンプライアンスの低下例では25 cmH$_2$O以上必要なこともある
	他の換気モードから移行		VCVにおけるプラトー圧 PCVにおける最高気道内圧	
	HFOVから移行		[HFOVでの平均気道内圧] +2〜4 cmH$_2$O	
P_{low}			0 cmH$_2$O	
T_{high}	成人		4〜6秒	
	小児		3〜5秒	
	新生児		2〜3秒	
T_{low}	成人	RLD	0.2〜0.8秒	
		OLD	0.8〜1.5秒	
	小児		0.2〜0.8秒	
	新生児		0.2〜0.4秒	

(Habashi NM. Crit Care Med 2005; 33 (3 Suppl): S228-40[67]より抜粋)

b. APRVの設定

- APRVで基本となるのはP_{high}, P_{low}, T_{high}, T_{low}の4つのパラメーターである。P_{high}はCPAPレベルに相当する。T_{high}で設定した時間が経過すると（タイムトリガー）、P_{high}からごく短時間（T_{low}）だけ気道内圧を解放（P_{low}）することにより換気を行う。
- P_{high}は、一般的な換気モードにおけるPEEPであり詳細は既述のとおりである。
- 他のアプローチとしては、APRVに移行する前の換気モードにおける気道内圧を指標にする方法がある（**表3**）[60,67]。すなわち、P_{high}をVCVでのプラトー圧あるいはPCVでの最高気道内圧に合わせるという方法であるが、30〜35 cmH$_2$Oを超えないようにする。気管挿管直後からAPRVで人工呼吸を開始した場合には状態に応じて20〜35 cmH$_2$O（成人）の間で設定する。呼気流量を最大限にするためにP_{low}は0 cmH$_2$Oとする。
- よりCPAPに近い状態を作り出し、lung recruitmentを行うためにT_{high}は最短で4秒程度（成人）、呼吸サイクルの80〜95%程度に設定する。T_{high}を短くすると平均気道内圧が低下してしまう。
- T_{low}はAPRVで最も重要なパラメーターであり、グラフィックモニターの呼気フローを参考に設定する。すなわち、呼気流量が呼気最大流量（peak expiratory flow rate：PEFR）の一定の割合に減少する時間（PEFR

▶ 本項「④ positive end-expiratory pressure (PEEP)」(p.173) 参照

急性左心不全には注意

termination：T-PEFR）を T_{low} とする（図10）．成人では0.2〜0.8秒が一般的である．
- 短い T_{low} は内因性PEEPを意図的に作り出すのが目的で，気道内圧の解放により気道内のガス交換を促進して不足する分時換気量を補う時間でもある．肺保護の観点からも，肺胞の虚脱を防ぎ，平均気道内圧を上げつつ最高気道内圧を低く維持できる点で理にかなっている[68]．
- COPD急性増悪や喘息重積などの急性閉塞性障害では，高くなった内因性PEEPのために呼気延長し，すでに肺は過膨張しているので，P_{high} は［内因性PEEP＋1〜2 cmH$_2$O］が目標となり，T_{low} はT-PEFRの25〜50％，頻呼吸に対して最初の24時間以内は麻薬，筋弛緩薬を投与してもよい．

c．トラブルシューティング

- APRVで換気中に酸素化が改善しない場合は，T_{low} が長く"derecruitment"が起きているか，リクルートメントに必要な気道内圧が足りないことが考えられる．
- T_{low} がT-PEFRの50〜75％であるか確認し，T_{low} がT-PEFRの50％であればT-PEFRの75％まで T_{low} を短縮する．後者の場合は P_{high} を高くする，T_{high} を延長する，あるいは両方同時に行うことで平均気道内圧を上げる．
- 換気量が少ないときはまず鎮静レベルの評価（自発呼吸数）を行う．
- T_{low} がT-PEFRの50〜75％であるか確認し，T_{low} ＝T-PEFRの75％以上で酸素化に問題なければ0.05〜0.1秒刻みで T_{low} を延長する．T_{low} ＝T-PEFR 50％以下であればT-PEFRの50％に T_{low} を短縮する．
- 肺胞換気を促進するために P_{high}，または P_{high} と T_{high} を同時に増やす．分時換気量を増やす目的で T_{high} を短縮する場合は，平均気道内圧を下げないために同時に P_{high} を上げなくてはいけない．
- T_{low} の設定は必ずグラフィックモニターを確認しながら行う．
- APRVのウィーニングは P_{high} を2〜3 cmH$_2$O 下げるたびに，平均気道内圧を緩徐に低下させ自発呼吸の割合を増やすため T_{high} を0.5〜2秒ずつ延長する．P_{high} 14〜16 cmH$_2$O，T_{high} 12〜15秒程度でCPAP 12 cmH$_2$O（＋ATCまたはPSV）に移行する．

（三井誠司，小林克也，竹田晋浩）

> APRVのウィーニングは T_{high} と P_{high} セットで行う

文献

1) Tobin MJ. Principles and Practice of Mechanical Ventilation. 3rd ed. New York: McGraw-Hill Companies, Inc; 2013.
2) Chatburn RL. Understanding mechanical ventilators. Expert Rev Respir Med 2010; 4: 809–19.
3) Chatburn RL, Mireles-Cabodevila E. Closed-loop control of mechanical ventilation: Description and classification of targeting schemes. Respir Care 2011; 56: 85–102.
4) 3学会（日本胸部外科学会・日本呼吸器学会・日本麻酔科学会）合同呼吸療法認定士認定委員会, 編. 呼吸療法テキスト. 改訂第2版. 東京：克誠堂出版；2008.
5) Koh SO. Mode of mechanical ventilation: Volume controlled mode. Crit Care Clin 2007; 23: 161–7, viii.

6) Fuleihan SF, et al. Effect of mechanical ventilation with end-inspiratory pause on blood-gas exchange. Anesth Analg 1976; 55: 122–30.
7) Ravenscraft SA, et al. Volume-cycled decelerating flow. An alternative form of mechanical ventilation. Chest 1992; 101: 1342–51.
8) Macintyre NR. Graphical Analysis of Flow, Pressure and Volume During Mechanical Ventilation. 3rd ed. California: Bear Medical Systems, Inc; 1998.
9) Cinnella G, et al. Effects of assisted ventilation on the work of breathing: Volume-controlled versus pressure-controlled ventilation. Am J Respir Crit Care Med 1996; 153: 1025–33.
10) Nichols D, Haranath S. Pressure control ventilation. Crit Care Clin 2007; 23: 183–99, viii-ix.
11) Marini JJ, Crooke PS 3rd. A general mathematical model for respiratory dynamics relevant to the clinical setting. Am Rev Respir Dis 1993; 147: 14–24.
12) Sinderby C, et al. Neural control of mechanical ventilation in respiratory failure. Nat Med 1999; 5: 1433–6.
13) Kallet RH, et al. Work of breathing during lung-protective ventilation in patients with acute lung injury and acute respiratory distress syndrome: A comparison between volume and pressure-regulated breathing modes. Respir Care 2005; 50: 1623–31.
14) 丸川征四郎, 福山　学. 人工呼吸器ハンドブック 2008. 東京：医学図書出版；2008.
15) Imsand C, et al. Regulation of inspiratory neuromuscular output during synchronized intermittent mechanical ventilation. Anesthesiology 1994; 80: 13–22.
16) Uchiyama A, et al. Comparative evaluation of diaphragmatic activity during pressure support ventilation and intermittent mandatory ventilation in animal model. Am J Respir Crit Care Med 1994; 150: 1564–8.
17) Marini JJ, et al. External work output and force generation during synchronized intermittent mechanical ventilation. Effect of machine assistance on breathing effort. Am Rev Respir Dis 1988; 138: 1169–79.
18) Wheeler K, et al. Volume-targeted versus pressure-limited ventilation in the neonate. Cochrane Database Syst Rev 2010;（11）: CD003666.
19) Alía, I, Esteban A. Weaning from mechanical ventilation. Crit Care 2000; 4: 72–80.
20) Nava S, et al. Noninvasive mechanical ventilation in the weaning of patients with respiratory failure due to chronic obstructive pulmonary disease. Ann Intern Med 1998; 128: 721–8.
21) Spieth PM, et al. Pressure support improves oxygenation and lung protection compared to pressure-controlled ventilation and is further improved by random variation of pressure support. Crit Care Med 2011; 39: 746–55.
22) Jubran A, et al. Variability of patient-ventilator interaction with pressure support ventilation in patients with chronic obstructive pulmonary disease. Am J Respir Crit Care Med 1995; 152: 129–36.
23) Pinto Da Costa N, et al. Effect of pressure support on end-expiratory lung volume and lung diffusion for carbon monoxide. Crit Care Med 2005; 39: 2283–9.
24) Bellemare F, Grassino A. Effect of pressure and timing of contraction on human diaphragm fatigue. J Appl Physiol 1982; 53: 1190–5.
25) Vassilakopoulos T, et al. The tension-time index and the frequency/tidal volume ratio are the major pathophysiologic determinants of weaning failure and success. Am J Respir Crit Care Med 1998; 158: 378–85.
26) Cabello B, et al. Physiological comparison of three spontaneous breathing trials in difficult-to-wean patients. Intensive Care Med 2010; 36: 1171–9.
27) Bosma K, et al. Patient-ventilator interaction and sleep in mechanically ventilated patients: Pressure support versus proportional assist ventilation. Crit Care Med 2007; 35: 1048–54.
28) Parthasarathy S, Tobin MJ. Effect of ventilator mode on sleep quality in critically ill patients. Am J Respir Crit Care Med 2002; 166: 1423–9.

29) Mutch WA, et al. Biologically variable or naturally noisy mechanical ventilation recruits atelectatic lung. Am J Respir Crit Care Med 2000; 162: 319–23.
30) Viale JP, et al. Time course evolution of ventilatory responses to inspiratory unloading in patients. Am J Respir Crit Care Med 1998; 157: 428–34.
31) Dojat M, et al. Evaluation of a knowledge-based system providing ventilatory management and decision for extubation. Am J Respir Crit Care Med 1996; 153: 997–1004.
32) Ashbaugh DG, et al. Acute respiratory distress in adults. Lancet 1967; 2: 319–23.
33) Masip J, et al. Noninvasive ventilation in acute cardiogenic pulmonary edema: Systematic review and meta-analysis. JAMA 2005; 294: 3124–30.
34) Malo J, et al. How does positive end-expiratory pressure reduce intrapulmonary shunt in canine pulmonary edema? J Appl Physiol 1984; 57: 1002–10.
35) Pare PD, et al. Redistribution of pulmonary extravascular water with positive end-expiratory pressure in canine pulmonary edema. Am Rev Respir Dis 1983; 127: 590–3.
36) Lakshminarayan S, et al. Vagal cooling and positive end-expiratory pressure reduce systemic to pulmonary bronchial blood flow in dogs. Respiration 1990; 57: 85–9.
37) Haider M, et al. Thoracic duct lymph and PEEP studies in anaesthetized dogs. II. Effect of a thoracic duct fistula on the development of a hyponcotic-hydrostatic pulmonary oedema. Intensive Care Med 1987; 13: 278–83.
38) Dreyfuss D, Saumon G. Ventilator-induced lung injury: Lessons from experimental studies. Am J Respir Crit Care Med 1998; 157: 294–323.
39) ARDS Network. Ventilation with lower tidal volumes as compared with traditional tidal volumes for acute lung injury and the acute respiratory distress syndrome. The Acute Respiratory Distress Syndrome Network. N Engl J Med 2000; 342: 1301–8.
40) Imai Y, et al. Injurious mechanical ventilation and end-organ epithelial cell apoptosis and organ dysfunction in an experimental model of acute respiratory distress syndrome. JAMA 2003; 289: 2104–12.
41) Ranieri VM, et al. Mechanical ventilation as a mediator of multisystem organ failure in acute respiratory distress syndrome. JAMA 2000; 284: 43–4.
42) Fessler HE, et al. Effects of positive end-expiratory pressure on the gradient for venous return. Am Rev Respir Dis 1991; 143: 19–24.
43) Jellinek H, et al. Influence of positive airway pressure on the pressure gradient for venous return in humans. J Appl Physiol 2000; 88: 926–32.
44) Jardin F, et al. Influence of positive end-expiratory pressure on left ventricular performance. N Engl J Med 1981; 304: 387–92.
45) Venus B, et al. Hemodynamics and intrathoracic pressure transmission during controlled mechanical ventilation and positive end-expiratory pressure in normal and low compliant lungs. Crit Care Med 1988; 16: 686–90.
46) O'Quin RJ, et al. Transmission of airway pressure to pleural space during lung edema and chest wall restriction. J Appl Physiol 1985; 59: 1171–7.
47) Kocabayoglu P, et al. Does long-term ventilation with PEEP＞or＝10mbar influence graft-function in patients following liver transplantation? Hepatogastroenterology 2010; 57: 839–44.
48) Mascia L, et al. Cerebro-pulmonary interactions during the application of low levels of positive end-expiratory pressure. Intensive Care Med 2005; 31: 373–9.
49) Amato MB, et al. Effect of a protective-ventilation strategy on mortality in the acute respiratory distress syndrome. N Engl J Med 1998; 338: 347–54.
50) Ranieri VM, et al. Effect of mechanical ventilation on inflammatory mediators in patients with acute respiratory distress syndrome: A randomized controlled trial. JAMA 1999; 282: 54–61.
51) Frawley PM, Habashi NM. Airway pressure release ventilation: Theory and practice. AACN Clin Issues 2001; 12: 234–46; quiz 328–9.
52) Lapinsky SE, Mehta S. Bench-to-bedside review: Recruitment and recruiting

maneuvers. Crit Care 2005; 9: 60–5.
53) Maggiore SM, et al. Alveolar derecruitment at decremental positive end-expiratory pressure levels in acute lung injury: Comparison with the lower inflection point, oxygenation, and compliance. Am J Respir Crit Care Med 2001; 164: 795–801.
54) Gattinoni L, Caironi P. Refining ventilatory treatment for acute lung injury and acute respiratory distress syndrome. JAMA 2008; 299: 691–3.
55) Halter JM, et al. Positive end-expiratory pressure after a recruitment maneuver prevents both alveolar collapse and recruitment/derecruitment. Am J Respir Crit Care Med 2003; 167: 1620–6.
56) Girgis K, et al. A decremental PEEP trial identifies the PEEP level that maintains oxygenation after lung recruitment. Respir Care 2006; 51: 1132–9.
57) Hickling KG. Best compliance during a decremental, but not incremental, positive end-expiratory pressure trial is related to open-lung positive end-expiratory pressure: A mathematical model of acute respiratory distress syndrome lungs. Am J Respir Crit Care Med 2001; 163: 69–78.
58) Carvalho AR, et al. Volume-independent elastance: A useful parameter for open-lung positive end-expiratory pressure adjustment. Anesth Analg 2013; 116: 627–33.
59) Stock MC, et al. Airway pressure release ventilation. Crit Care Med 1987; 15: 462–6.
60) Daoud EG, et al. Airway pressure release ventilation: What do we know? Respir Care 2012; 57: 282–92.
61) Rose L, Hawkins M. Airway pressure release ventilation and biphasic positive airway pressure: A systematic review of definitional criteria. Intensive Care Med 2008; 34: 1766–73.
62) Putensen C, et al. Spontaneous breathing during ventilatory support improves ventilation-perfusion distributions in patients with acute respiratory distress syndrome. Am J Respir Crit Care Med 1999; 159: 1241–8.
63) Räsänen J, et al. Airway pressure release ventilation during acute lung injury: A prospective multicenter trial. Crit Care Med 1991; 19: 1234–41.
64) Maxwell RA, et al. A randomized prospective trial of airway pressure release ventilation and low tidal volume ventilation in adult trauma patients with acute respiratory failure. J Trauma 2010; 69: 501–10; discussion 511.
65) González M, et al. Airway pressure release ventilation versus assist-control ventilation: A comparative propensity score and international cohort study. Intensive Care Med 2010; 36: 817–27.
66) Valentine DD, et al. Distribution of ventilation and perfusion with different modes of mechanical ventilation. Am Rev Respir Dis 1991; 143: 1262–6.
67) Habashi NM. Other approaches to open-lung ventilation: Airway pressure release ventilation. Crit Care Med 2005; 33 (3 Suppl): S228–40.
68) Martin LD, Wetzel RC. Optimal release time during airway pressure release ventilation in neonatal sheep. Crit Care Med 1994; 22: 486–93.

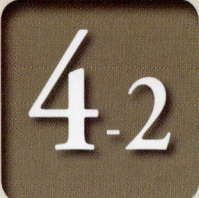

4-2 noninvasive positive pressure ventilation (NPPV)

- noninvasive positive pressure ventilation（NPPV）とは，気管挿管，気管切開による侵襲的人工呼吸と比較して，トータル・フェイスマスク，フル・フェイスマスク，鼻マスク，ヘルメットなど非侵襲的なインターフェイスを用いて行う「非侵襲的陽圧換気」のことである．
- 気管挿管による侵襲的人工呼吸と比較して，NPPVでは**表1**に示す利点，欠点がある．

① NPPVの適応とエビデンスレベル

a. 適応

- 急性呼吸不全の患者では，緊急の気管挿管が必要でなく，**表2**[1)]に示すNPPVの禁忌でなければ，NPPVの適応となる．

b. エビデンスレベル

▶COPD：
chronic obstructive pulmonary disease（慢性閉塞性肺疾患）

- 日本呼吸器学会NPPVガイドライン作成委員会によるNPPVガイドラインに示されているエビデンスレベルを示す（**表3**[2)]）．
- 十分なエビデンスが確立しているのは，心原性肺水腫，COPD急性増悪である．気管挿管を減らし，人工呼吸器関連肺炎（ventilator-associated pneumonia：VAP）を含む院内感染，ICU滞在日数，死亡率が減少するとされている[3)]．

表1	NPPVの利点，欠点
利点	・鎮静は不要，もしくは軽くてよい ・人工呼吸器関連肺炎（ventilator-associated pneumonia：VAP）減少 ・会話ができる，飲水ができる ・着脱可能である
欠点	・喀痰吸引ができない ・気道，食道が分離されていない

表2	NPPVの禁忌
	・心停止，もしくは呼吸停止 ・肺以外の臓器障害 ・重篤な意識障害（Glasgow Coma Scale＜10） ・重篤な上部消化管出血 ・血行動態不安定，もしくは重篤な不整脈 ・顔面手術後，脳神経外科手術後，外傷，変形 ・上気道閉塞 ・非協力的，上気道の確保ができない ・自己排痰ができない ・誤嚥の可能性が高い

（Organized jointly by the American Thoracic Society, the European Respiratory Society, the European Society of Intensive Care Medicine, and the Société de Réanimation de Langue Française, and approved by ATS Board of Directors, December 2000. Am J Respir Crit Care Med 2001; 163: 283-91[1)]より）

表3 急性呼吸不全におけるNPPVガイドラインによるエビデンスレベル

	エビデンスレベル	推奨度
COPD急性増悪	I	A
心原性肺水腫	I	A
免疫不全に伴う急性呼吸不全	成人：II 小児：V	成人：A 小児：C
人工呼吸離脱に際しての支援方法	COPD：II COPD以外：II	COPD：B COPD以外：C
喘息	II	C（経験があれば：B）
ARDS/ALI 重症肺炎	ARDS/ALI：IV COPDに合併した重症肺炎：II COPD以外の重症肺炎：IV	ARDS/ALI：C COPDに合併した重症肺炎：B COPD以外の重症肺炎：C
胸郭損傷	III	B（習熟していない施設：C）
肺結核後遺症の急性増悪	IV	A*
間質性肺炎	V	C

- エビデンスレベルはその研究の規模，デザインにより分けている．
  I：システマティック・レビュー，メタアナリシス，II：1つ以上のランダム化比較試験，III：非ランダム化比較試験による，IV：分析疫学的研究（コホート研究や症例対象研究による），V：記述研究（症例報告やケースシリーズによる），VI：患者データに基づかない，専門委員会や専門家個人の意見．
- 推奨度はエビデンスレベルに関連してその内容を日本呼吸器学会NPPVガイドライン作成委員会で検討したものである．
  A：行うことを強く推奨する，B：行うことを推奨する，C：推奨する根拠がはっきりしない，D：行わないように勧められる．＊：NPPVガイドライン委員会として推奨する．
COPD：慢性閉塞性肺疾患，ARDS：急性呼吸促迫症候群，ALI：急性肺損傷．

（大井元晴，ほか．日本呼吸器学会雑誌 2006; 44: 479-84[2]）より）

❷ NPPV開始時の留意点

- NPPVを行うと判断した場合，すみやかに開始する．常に患者の観察を怠らず，すぐに気管挿管できる準備をしておく必要がある．また，2時間以内にガス交換，心拍数，呼吸数の改善がみられなければ，気管挿管するべきである[4]．

NPPVはすみやかに開始し，常に患者の観察を怠らない

a. 人工呼吸器

- ICUの標準的な人工呼吸器で行うことができるが，リークが多くなってくるとトリガーに問題が生じるため，リークを許容するNPPV専用器は使用しやすい．

b. マスクの特徴

- 各マスクの利点，欠点（表4）[5]と，形状（図1a〜d）を示す．

表4 各マスクの利点, 欠点

	利点	欠点
ヘルメット (頭, 頸部を覆うマスク：図1a)	・エアリークが非常に少ない ・耐用性が非常に高い ・会話ができる ・読書ができる, 新聞が読める ・水分摂取できる ・顔面潰瘍が少ない	・音がうるさい ・再呼吸の危険性 ・誤嚥の危険性 ・PSでの非同期性 ・ストラップによる腋窩の不快感
トータル・フェイスマスク (口, 鼻, 眼の顔全体を覆うマスク：図1b)	・エアリークが非常に少ない ・耐用性が高い	・CPAPのみ ・誤嚥の危険性
フル・フェイスマスク (口, 鼻を覆うマスク：図1c)	・エアリークが少ない ・どの換気モードでも使用可能	・顔面潰瘍が多い ・誤嚥の危険性
鼻マスク (鼻を覆うマスク：図1d)	・耐用性が高い ・咳嗽ができる ・誤嚥の危険性が減る ・会話ができる ・水分摂取ができる	・口からのエアリーク ・顔面潰瘍

PS：pressure support, CPAP：持続気道陽圧.

(Nava S, et al. Lancet 2009; 374: 250-9[5]より)

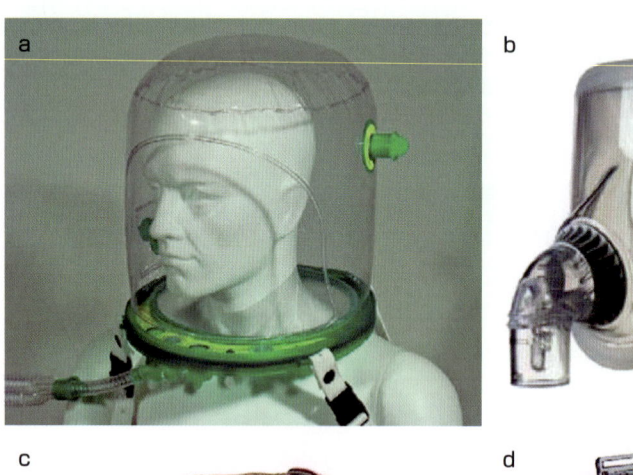

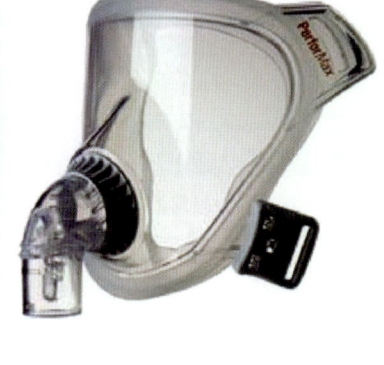

図1 マスクの形状
a：ヘルメット.
b：トータル・フェイスマスク.
c：フル・フェイスマスク.
d：鼻マスク.
(Nava S, et al. Lancet 2009; 374: 250-9[5]より)

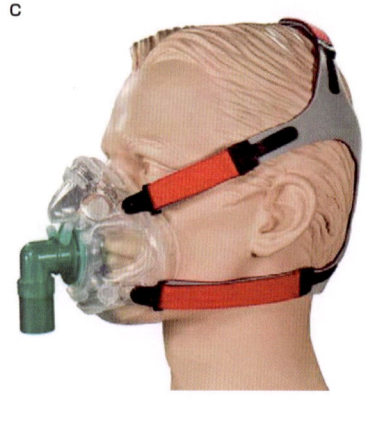

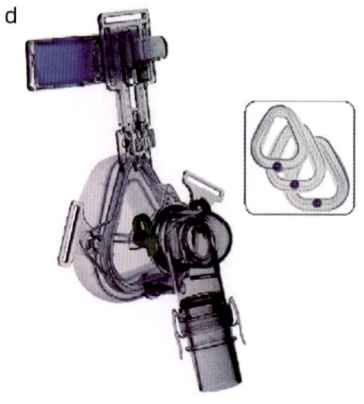

c. モードの選択

◼ Spontaneous/Timed（S/T）

- 自発呼吸に同調するSモード，自発呼吸を検知しないときに調節呼吸（Tモード）を行う．侵襲的人工呼吸でのSIMVと同様のモードである．
- FIO_2，IPAP，EPAP，呼吸回数，吸気時間を設定する．患者の吸気に合わせてIPAP，吸気終了に合わせてEPAPをかけ，設定した呼吸回数が少なければ，調節呼吸が開始され，最低限の換気が保証される．
- 高二酸化炭素血症を伴う急性呼吸不全で用いられる．

▶本章「4-1 人工呼吸器の換気モード／② SIMV」（p.168）参照

▶IPAP：
inspiratory positive airway pressure

▶EPAP：
expiratory positive airway pressure

◼ CPAP

- 持続的にPEEPをかけることができる．FIO_2，持続気道陽圧（continuous positive airway pressure：CPAP）を設定する．
- 心原性肺水腫による急性呼吸不全に用いられるモードである．PEEPにより肺胞の虚脱を防ぐとともに，胸腔内圧上昇により静脈還流が減少し，前負荷を軽減し，また，心臓自体にかかる圧を軽減することにより後負荷が減少し，心拍出量を増加させる．

▶本章「4-1 人工呼吸器の換気モード／④ PEEP」（p.173）参照

❸ NPPVの実際

- NPPV開始のためのプロトコールを示す（表5）．

a. 非同期性

- NPPVに耐えられないことがある．これはしばしば患者-人工呼吸器の非同期性のためである．PSVは快適なモードであり，非同期性を最小限にする．それぞれの呼吸をトリガーし，独立して，呼吸の深さ，パターンを調整する[6]．
- また，興奮のためにNPPVに耐えられない場合には，呼吸抑制が少ないデクスメデトミジン（プレセデックス®）による軽度の鎮静が有用である[7]．

▶本章「4-1 人工呼吸器の換気モード／③ PSV」（p.171）参照

b. モニタリング

- NPPVを開始したら，はじめの8時間は，トラブルシューティング，再調整，増悪をモニターするために，患者の観察を怠らない．
- pH，動脈血二酸化炭素濃度が，30分〜2時間以内で改善してきた症例では，成功する可能性が高い．同じ時間内に，安定せず，改善しなければ，NPPVの失敗を考慮すべきで，迅速に気管挿管すべきである．
- 他の増悪を考慮するクライテリアは，脳症の増悪，興奮，喀痰排出ができない，インターフェイスに耐えられない，血行動態の不安定，酸素化増悪である[8]．

表5 NPPV開始のためのプロトコール

1. 酸素化，呼吸状態，循環動態の適切なモニタリング
2. 30°以上の頭部挙上
3. インターフェイスの選択，フィッティングの確認
4. 人工呼吸器の選択
5. ヘッドギアの調整，ストラップの締めすぎを避ける（1～2本の指が入るように）
6. インターフェイスを人工呼吸器につなぎ，人工呼吸器の電源を入れる
7. 最低限のバックアップの呼吸を確保し，自発呼吸にトリガーするように低圧から開始，8～12 cmH$_2$Oの吸気圧，3～5 cmH$_2$Oの呼気圧を制限とする
8. 一般的に，呼吸困難改善，呼吸数減少，1回換気量増大，患者–人工呼吸の同期を達成できるよう，吸気圧10～20 cmH$_2$Oを上げる
9. SpO$_2$＞90％を保つように，O$_2$投与を行う
10. リークの確認，ストラップの再調整
11. 加湿器の使用
12. 興奮している患者には，軽度の鎮静を考慮する
13. 必要に応じて，再確認，再調整を行う
14. 1～2時間以内に，血液ガスをモニターする

(Organized jointly by the American Thoracic Society, the European Respiratory Society, the European Society of Intensive Care Medicine, and the Société de Réanimation de Langue Française, and approved by ATS Board of Directors, December 2000. Am J Respir Crit Care Med 2001; 163: 283–91[1]）より)

c. ウィーニング

- NPPVからのウィーニングは，徐々に陽圧換気を減らしていき，より長い時間，NPPVを外せるようにしていき，完全に離脱する．

❹ NPPVの利点

a. 死亡率

- 第一選択の治療法としてNPPVを使用した場合，気管挿管人工呼吸と比較して，死亡率が減少した（NPPV 23％ vs 気管挿管 39％）．一方で，COPD急性増悪，心原性肺水腫の患者以外に使用しNPPVに失敗した場合，死亡率の増加をきたした[9]．

b. 院内感染

- NPPVは院内感染率を減少させる．それは，気管挿管を避けることによってVAPを減少させるため，また，在院日数，侵襲的なモニタリングの期間を減少させることにより，副鼻腔炎，カテーテル関連敗血症など他の院内感染が減少するためと考えられる[10]．

▶VAP：
ventilator-associated pneumonia

c. 気管挿管

- 急性呼吸不全の患者におけるNPPVは，侵襲的人工呼吸の頻度を減少させ

ている．7つのRCTのメタ解析によると，NPPVは，人工呼吸の必要性を，約20％減少させている[11]．

- さまざまな原因による急性呼吸不全の患者において述べられており，これらの利点の程度は，急性呼吸不全の原因により異なる．一般的には，NPPVの利点は，心原性肺水腫，高二酸化炭素血症によるアシドーシスを伴うCOPD急性増悪の患者で，とくに有用であるとされている[12]．

> NPPVは，心原性肺水腫，COPD急性増悪患者で有用

❺ 各病態における有用性

a. COPD急性増悪

- NPPVは，高二酸化炭素血症によるアシドーシスを伴うCOPD急性増悪の患者において，アウトカムを改善するという高いエビデンスが確立されている．
- 14のRCT，758例を解析したメタ解析で，高二酸化炭素血症（$PaCO_2 > 45$ mmHg）を伴うCOPD増悪の患者において，標準的治療を併用したNPPV群では，標準的治療のみの群と比較して，死亡率（11％ vs 21％），挿管率（16％ vs 33％），治療失敗（11％ vs 21％）は減少している．また，在院日数，治療による合併症をNPPVにより減らすことができた[13]．

b. 心原性肺水腫

- NPPVは，心原性肺水腫の患者において，挿管率を減少させ，心拍数，呼吸困難，高二酸化炭素血症，アシドーシスなど呼吸のパラメーターを改善するという高いエビデンスが確立されている．
- 13のRCT，1,369例を解析したメタ解析で，CPAPと標準的治療を受けた患者群では，標準的治療のみの群と比較して，院内死亡率が低い（10.3％ vs 15.8％）[14]．

c. 免疫不全

- 免疫不全のある患者の急性呼吸不全において，侵襲的人工呼吸と比較して，NPPVはICU死亡率，挿管率，ICU滞在日数を減少させるというエビデンスがある[15]．
- しかし，すべての免疫不全のある患者の急性呼吸不全に，NPPVが有用であるわけではない．血液悪性腫瘍の患者で，急性呼吸不全となった99例の患者の観察研究では，約半数の患者でNPPVに失敗し，気管挿管が必要であった．NPPVに失敗した患者では，院内死亡率が高く，ICU滞在日数が長く，院内感染のリスクが高かった[16]．

d. 低酸素性呼吸不全

- NPPVは，低酸素性呼吸不全の患者において，有用であるかどうか，相反するエビデンスをもつ．

- 8のRCT，461例のメタ解析で，心原性肺水腫を除いた低酸素性呼吸不全の患者において，標準的治療のみの群と比較して，NPPVと標準的治療を行った群では，ICU死亡率は17%，挿管率は23%，ICU滞在日数は2日間減少した[17]．
- 一方で，低酸素性呼吸不全の患者において，NPPVを施行した144例を検討した観察研究では，最終的には60%が気管挿管され，院内死亡率は64%であったと報告されている[18]．
- 低酸素性呼吸不全の原因によって，NPPVの有用性は異なる．

e．抜管後呼吸不全，ウィーニングでの使用

- NPPVは，抜管後呼吸不全の患者，ウィーニングでの使用において，有用であるかどうかエビデンスは確立していない．
- 16のRCT，2,048例のメタ解析で，術後呼吸不全に対してNPPVを施行した群において，再挿管はOR 0.24（CI 0.12–0.59）であったが，ICU滞在日数，ICU死亡率に関して，有意差はなかった．ウィーニングでの使用では，ICU滞在日数は5.12日減少したが，再挿管，ICU死亡率に関して有意差はなかった[19]．

f．肺炎

- NPPVは喀痰排泄のできる肺炎の患者で有用である可能性がある．
- 1つのRCTでは，さまざまな原因による急性低酸素性呼吸不全の105例において，標準的治療とNPPVを行う群では，標準的治療のみを受ける群と比較して，ICU死亡率（39% vs 18%），挿管率（52% vs 25%）が減少している[20]．

g．喘息

- 重症喘息の増悪に対してNPPVを施行した研究があり，NPPVが有効である可能性がある．
- 重症喘息の増悪（呼吸回数>30回/分，気管支拡張薬を吸入した30分後の1秒率<60%）の30例を検討したRCTでは，救急外来でBPAP群と標準的治療群を比較し，NPPVは入院率を減少（18% vs 63%），1秒率を増加（80% vs 20%）させた[21]．

▶BPAP：
bilevel positive airway pressure

❻ NPPVを使うにあたって，注意する点

- NPPVは一般的に安全である．
- 陽圧換気による合併症（圧損傷，循環動態の不安定）は，侵襲的陽圧換気と比較して，NPPV施行中も変わらない[22]．
- 局所的な皮膚損傷は，マスク，ストラップの圧の影響により生じる．マスクと，額，鼻梁のあいだにクッションを入れて対処する．
- マスクからのリークに対しては，違うマスクを用いたり，人工呼吸の設定を

変更したり，マスクとのあいだに綿を入れたりすることによって対処する．
- 眼の刺激，副鼻腔の疼痛，副鼻腔が詰まることは起こりうることであり，吸気圧を低くし，鼻マスクより，フル・フェイスマスク，トータル・フェイスマスクを用いることで対処する．
- 軽度の胃膨満が生じることはあるが，通常の吸気圧であれば臨床的に問題となることはない．

症例　ウィーニングでのNPPVの使用

患者：67歳，女性．

現病歴

救急搬送され，急性心筋梗塞（側壁から後壁）と診断した．胸部単純X線写真にて両側肺門部浸潤陰影があり，心原性肺水腫であった．

表6　ICUでの経過

	抜管前	抜管後 NPPV開始後	NPPV離脱前	NPPV離脱後
モード	CPAP	CPAP	CPAP	6 L/分 フェイスマスク （口元 FIO_2 0.5）
PEEP（cmH_2O）	8	8	8	—
PaO_2/FIO_2（mmHg）	417	397	413	316
$PaCO_2$（mmHg）	32.6	33.6	36.1	35.9
呼吸数（回/分）	18	16	12	14
平均血圧（mmHg）	72	72	74	63
心拍数（回/分）	92	92	80	82

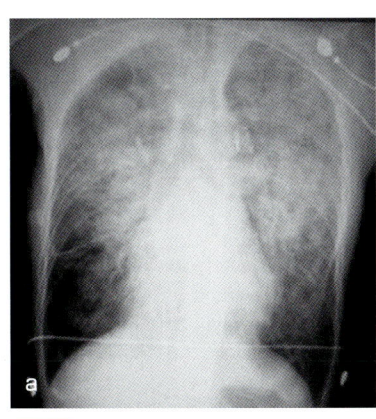

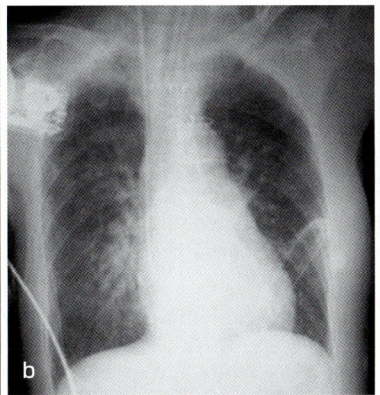

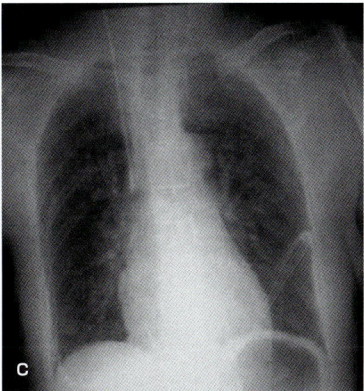

図2　症例の胸部単純X線写真
a：挿管後，b：抜管前，c：抜管後NPPV装着．

▶CPAP：
continuous positive airway pressure

▶IABP：
intraaortic balloon pumping（大動脈内バルーンパンピング）

治療経過

　NPPV（CPAP 10 cmH$_2$O）を開始，IABPを挿入し，ICU/CCUへ入室．入室後，心原性ショックとなり，気管挿管を行い，PEEP 15 cmH$_2$Oにて人工呼吸管理を行った．冠動脈造影にて3枝病変であり，緊急心拍動下冠動脈バイパス術4枝を施行した．

　POD 1に利尿がつき，IABPを抜去．その後もスワン・ガンツ・カテーテルにてCI 2.3 L/分/m^{2}以上を維持し，循環動態は安定し，PEEPを8 cmH$_2$Oまで漸減できた．

　POD 2に抜管，NPPV（CPAP 8 cmH$_2$O）へ移行．酸素化は維持できており，循環動態の安定も維持していた．同日NPPV離脱し，リハビリテーションを開始，POD 9に一般病棟へ転出した．

　ICUでの経過（**表6**），胸部単純X線写真（**図2**）を示す．

考察

　心臓手術後の低酸素性呼吸不全は，多くは心原性肺水腫，無気肺によるものであり，NPPVを有効に使用できる可能性がある．

7 おわりに

● NPPVを開始することを決めたならば，すぐに開始し，2時間以内に呼吸状態，循環動態の改善がみられなければ，迅速に気管挿管をすべきである．また，NPPV施行中は患者の観察を怠らず，いつでも気管挿管ができるよう準備をしておく必要がある．

（中里桂子，小林克也，竹田晋浩）

文献

1) Organized jointly by the American Thoracic Society, the European Respiratory Society, the European Society of Intensive Care Medicine, and the Société de Réanimation de Langue Française, and approved by ATS Board of Directors, December 2000. International Consensus Conferences in Intensive Care Medicine: Noninvasive positive pressure ventilation in acute Respiratory failure. Am J Respir Crit Care Med 2001; 163: 283-91.
2) 大井元晴，ほか．日本呼吸器学会　Noninvasive Positive Pressure Ventilation（NPPV）ガイドライン．日本呼吸器学会雑誌 2006; 44: 479-84.
3) Sweet DD, et al. Missed opportunities for noninvasive positive pressure ventilation: A utilization review. Crit Care 2008; 23: 111-7.
4) Paus-Jenssen ES, et al. The use of noninvasive ventilation in acute respiratory failure at a tertiary care center. Chest 2004; 126: 165-72.
5) Nava S, Hill N. Non-invasive ventilation in acute respiratory failure. Lancet 2009; 374: 250-9.
6) Vignaux L, et al. Patient-ventilator asynchrony during non-invasive ventilation for acute respiratory failure: A multicenter study. Intensive Care Med 2009; 35: 840-6.
7) Akada S, et al. The efficacy of dexmedetomidine in patients with noninvasive ventilation: A preliminary study. Anesth Analg 2008; 107: 167-70.
8) Antón A, et al. Predicting the result of noninvasive ventilation in severe acute exacerbations of patients with chronic airflow limitation. Chest 2000; 117: 828-33.
9) Demoule A, et al. Benefits and risks of success or failure of noninvasive ventilation. Intensive Care Med 2006; 32: 1756-65.

10) Girou E, et al. Association of noninvasive ventilation with nosocomial infections and survival in critically ill patients. JAMA 2000; 284: 2361-7.
11) Peter JV, et al. Noninvasive ventilation in acute respiratory failure--A meta-analysis update. Crit Care Med 2002; 30: 555-62.
12) Liesching T, et al. Acute applications of noninvasive positive pressure ventilation. Chest 2003; 124: 699-713.
13) Ram FS, et al. Non-invasive positive pressure ventilation for treatment of respiratory failure due to exacerbations of chronic obstructive pulmonary disease. Cochrane Database Syst Rev 2004: CD004104.
14) Weng CL, et al. Meta-analysis: Noninvasive ventilation in acute cardiogenic pulmonary edema. Ann Intern Med 2010; 152: 590-600.
15) Hilbert G, et al. Noninvasive ventilation in immunosuppressed patients with pulmonary infiltrates, fever, and acute respiratory failure. N Engl J Med 2001; 344: 481-7.
16) Adda M, et al. Predictors of noninvasive ventilation failure in patients with hematologic malignancy and acute respiratory failure. Crit Care Med 2008; 36: 2766-72.
17) Keenan SP, et al. Does noninvasive positive pressure ventilation improve outcome in acute hypoxemic respiratory failure? A systematic review. Crit Care Med 2004; 32: 2516-23.
18) Schettino G, et al. Noninvasive positive-pressure ventilation in acute respiratory failure outside clinical trials: Experience at the Massachusetts General Hospital. Crit Care Med 2008; 36: 441-7.
19) Glossop AJ, et al. Non-invasive ventilation for weaning, avoiding reintubation after extubation and in the postoperative period: A meta-analysis. Br J Anaesth 2012; 109: 305-14.
20) Ferrer M, et al. Noninvasive ventilation in severe hypoxemic respiratory failure: A randomized clinical trial. Am J Respir Crit Care Med 2003; 168: 1438-44.
21) Soroksky A, et al. Az pilot prospective, randomized, placebo-controlled trial of bilevel positive airway pressure in acute asthmatic attack. Chest 2003; 123: 1018-25.
22) Confalonieri M, et al. Haemodynamic response during initiation of non-invasive positive pressure ventilation in COPD patients with acute ventilatory failure. Respir Med 1998; 92: 331-7.

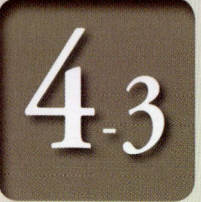

4-3 extracorporeal membrane oxygenation (ECMO)

- 1971年にHillらが成人のECMO（extracorporeal membrane oxygenation：体外式膜型人工肺）成功例を報告した[1]後，二度行われたECMOのRCTは失敗し[2,3]，全世界的に成人呼吸不全に対するECMOへの興味は失われた．しかし，いくつかのECMOセンターは，研究を継続し，成人の重症呼吸不全に対して良い成績を報告してきた[4,5]．本項では，今までの報告と，適応，治療戦略，成績について記載する．

1 今までの報告

■ Hill JD, et al（1972）[1]

- 成人呼吸不全に対する最初のECMO成功例である．24歳の交通外傷に伴うARDSに，75時間 VA ECMOを施行し救命した．管理の面で，100％のFIO$_2$を60％に，60 cmH$_2$Oの最大吸気圧を35 cmH$_2$Oへ減少させるなど，いわゆる"lung rest"が行われていた．

■ Zapol WM, et al（1979）[2]

- 1972年にHillがECMO成功例を報告した後，世界中でECMO症例の報告と有害事象の報告がなされた．当時はECMOの有用性を疑問視する声も多く，1974～1977年にかけて米国国立衛生研究所（NIH）が中心となり，VA ECMOと従来の人工呼吸管理とのRCTが行われた．
- 対象はPaO$_2$/FIO$_2$比（PFR）≦50 mmHgの成人重症呼吸不全患者90例（ECMO群42例，コントロール群48例）とした．結果は，30日後の生存率がECMO群9.5％，従来治療群8.3％と，両群ともに生存率は低く，有意差は認められなかった．
- 本研究の問題点としては，①全例 VA ECMOであること，②導入後も高い呼吸器設定で管理されていること，③回路内における血球の消耗や出血合併症のため，大量の赤血球・新鮮凍結血漿の輸血を要したこと，④ポンプや人工肺の性能は悪く，長期管理に適していなかったこと，が指摘されている．

■ Gattinoni L, et al（1986）[6]

- この試験は，二酸化炭素除去を目的に低流量ECMOを行うことで，呼吸回数や1回換気量を下げ，肺障害を少なくするという戦略が，生存率を改善するかどうかを調べる目的で行われた．
- この研究にエントリーされた患者は，呼吸回数3～4回/分，最大吸気圧は35～45 cmH$_2$Oで管理された．結果は，生存退院が43例中21例（48.8％）と良好な結果であった．

▶ARDS：
acute respiratory distress syndrome（急性呼吸促迫症候群）

▶VA ECMO：
venoarterial（静脈-動脈）ECMO

▶PFR：
PaO$_2$/FIO$_2$ ratio

■ Morris AH, et al（1994）[3]

- Gattinoni の報告後，ECCO2R の有用性について検証するため，Morris らは，1987〜1991 年にかけて RCT を行った．対象は，Zapol の研究と同様とした．結果は，30 日後の生存率が ECMO 群 42％，従来治療群 33％，$p=0.8$ と有効性は証明できなかった．
- 本研究の問題点は，ECMO 流量が平均 $2.38±0.01$ L/分と低流量であり，CO_2 除去のみをターゲットとしている点である．酸素化を十分に補助できないため，PEEP や FIO_2 を十分に下げることができなかった．この研究以降，ECMO は高流量，full support かつ lung rest 設定（低圧，低 FIO_2）の流れになっていった．

▶ECCO2R：
extracorporeal CO_2 removal

■ Kolla S（1997）[4]

- この研究は，ミシガン大学において 1990〜1996 年に ECMO を導入した重症呼吸不全 100 例（低酸素性 94 例，高二酸化炭素性 6 例）の観察研究であり，ECMO 導入基準は，年齢＜60 歳，肺内シャント＞30％，コンプライアンス＜0.5 mL/cmH$_2$O/kg，人工呼吸器日数＜5 日であった．
- 低酸素性呼吸不全の患者の平均 PFR は 55.7 mmHg であり，高二酸化炭素性呼吸不全患者の平均 $PaCO_2$ は 84.0 mmHg であった．ECMO 流量は 50〜70 mL/kg/分と高流量，full support とし，導入後は lung rest 設定とした．
- 結果は，生存率 54％で，平均 ECMO 期間は 271.9 時間であった．ECMO の予後不良因子は，年齢，PFR，ECMO 前の人工呼吸管理日数，と報告している．

■ Lindén V, et al（2000）[7]

- これまでの成人呼吸不全に対する ECMO の生存率は 50％程度であったが，Lindén らは患者を覚醒させることで生存率を 70％まで改善させることができると報告した．
- この研究は，1995〜2000 年の重症呼吸不全 17 例の単施設後向きコホート研究であり，導入基準は，PFR＜60 mmHg，肺内シャント＞30％，X 線上全肺野にびまん性の透過性低下を認める症例，としている．患者背景は，平均 Murray Lung Injury Score（MLIS）（表 1）3.5 であり，PFR 46 mmHg であった．治療方針は，Kolla の研究と同様に lung rest 設定としたほか，鎮静薬の量を最小限にし，患者を覚醒させた．生存率は 76％であり，平均 ECMO 期間は 15 日であった．

■ Peek GJ, et al：CESAR study（2009）[8]

- 2000 年以降，成人呼吸不全に対する ECMO の有用性を示した報告が相次ぐ中，再度，成人呼吸不全を対象とした RCT を望む声が高まってきた．CESAR study は 2001 年から 2006 年にかけてイギリスで行われた多施設共同の RCT である．
- 対象は，①回復の見込みがある急性呼吸不全，② Murray score＞3 または

▶CESAR：
conventional ventilatory support versus extracorporeal membrane oxygenation for severe adult respiratory failure

表1 Murray Lung Injury Score（MLIS）の換算表

		0	1	2	3	4	点数
低酸素スコア	P/F＞	＞300	225〜299	175〜224	100〜174	＜100	
X線スコア	肺炎像	なし	25％	50％	75％	全体	
PEEPスコア	(cmH_2O)	＜5	6〜8	9〜11	12〜14	＞15	平均点
コンプライアンススコア	(mL/cmH_2O)	＞80	60〜79	40〜59	20〜39	＜19	

低酸素スコア，X線スコア，PEEPスコア，コンプライアンススコアの平均がMLISである．2.5点以上は重症呼吸不全と評価される．

(Murray JF, et al. Am Rev Respir Dis 1988; 138: 720–3[13]より)

pH 7.2以下の高二酸化炭素血症，③導入前の人工呼吸管理日数7日以内，④年齢：18〜65歳を満たす患者180例（ECMO群90例，従来治療群90例），除外基準は人工呼吸管理日数＞7日，頭蓋内出血など抗凝固療法が行えない状態，他の治療を必要とする疾患の合併，とした．

- 結果は，「重篤な機能不全のない6か月後の生存率」は，ECMO群で63％，従来治療群で47％と有意（$p=0.03$）にECMO群で良好であった．

■ **Davies A, et al：ANZ H1N1（2009）**[9]

- 2009年のH1N1新型インフルエンザのパンデミックの際に，多くの施設がECMOを使用し，良好な成績であった．この論文はオーストラリアとニュージーランドのECMOセンターでのH1N1インフルエンザの成績をまとめたものである．
- 対象は2009年6〜8月に，重症H1N1インフルエンザ肺炎患者でECMOを使用した68例，患者背景は平均年齢34.4歳，平均PFR 56 mmHg，Murray score 3.8，ECMO前の平均人工呼吸管理日数は2日であった．
- 結果は，ICU退室率は71％で，平均ECMO期間は10日間であった．これ以降，H1N1インフルエンザのECMO成績が多く報告されているが，生存退院率は50〜70％である[10,11]．

② 適応

- ECMOは急性可逆性呼吸不全の重症例が適応となる（**表2**）[12]．
- その適応を決めるうえでのキーポイントは，①従来の人工呼吸管理では治療困難な重症呼吸不全，②可逆的である，③除外基準がない，である．
- 「呼吸不全が重症である」「死が切迫している」という理由だけで導入すべきではない．ECMOを使用しても，生存退院の可能性がない患者に導入することは，無益である．

> 適応のキーポイントは，①重症呼吸不全，②可逆的，③除外基準がない

a．重症度の指標

- ECMOに関する多くの臨床研究では，MLIS（**表1**）[13]＞3.0をECMO導入するための指標としている．これは，PFR，胸部X線写真，PEEP値，コ

表2 成人呼吸不全に対するECMOの導入基準

導入基準
人工呼吸器による治療に反応しない可逆性の急性呼吸不全．詳細は以下に示す
1. 低酸素性呼吸不全
   ECMOを導入しない場合の死亡率が50％以上で導入を考慮する．具体的には，(a) の場合に導入を考慮し，(b) の場合にはその時点で適応とする
   (a) FIO_2＞90％にて PaO_2/FIO_2＜150 または Murray score 2～3 であれば，死亡率は50％以上と想定される
   (b) FIO_2＞90％にて PaO_2/FIO_2＜80 かつ Murray score 3～4 であれば，死亡率は80％以上と想定される
2. 非代償性高二酸化炭素血症
   吸気圧を30 cmH_2O 以上としても $PaCO_2$＞80 mmHg が持続する
3. 重度の air leak syndrome

除外基準
ECMOの絶対的除外基準はなく，個々の患者においてリスクと利点との観点から客観的に評価する．しかし，以下に示すような状況では，ECMOを行っても予後改善が乏しいと想定され，相対的な除外基準となる
1. 人工呼吸器が高い設定（FIO_2＞0.9，吸気圧＞30 cmH_2O）で7日間以上行われている場合
2. 薬剤による重度の免疫不全（好中球数＜400/mL^3）
3. 最近または増悪傾向の中枢神経系の出血

(Extracorporeal Life Support Organization. Guidelines. http://www.elso.med.umich.edu/Guidelines.html[12] より抜粋)

ンプライアンスから得られる．
- しかし，ECMOの導入は，病態や経過から判断すべきであり，MLISは一つの指標にすぎない．たとえば，心不全による急性肺水腫で救急搬送された患者が，PFR 80 mmHg，PEEP 15 cmH_2O，肺野全体の浸潤影と認め，MLIS 3.3 であったとしても，はじめにECMOを考慮すべきではない．人工呼吸管理のまま，利尿薬や強心薬など心補助的な治療にて十分回復する見込みがある．病態の本質を把握し，それが理論的に治療できるものであれば，ECMOを考慮する前に，病態を解決するよう試みるべきである．

b．「可逆的」について

- 「可逆的」か「不可逆的」かを判断することは，時に困難なことがある．理論的には可逆的であっても，ECMO導入後数か月経過しても肺の回復が得られない場合がある．
- Palmér はカロリンスカ大学ECMOセンターの症例検討から，骨髄移植後の白血病患者のARDSと進行癌術後ARDSに対するECMOの予後はきわめて不良であったと報告している[14]．Peek も，骨髄移植後と化学療法による骨髄抑制に伴う肺炎の予後はきわめて不良であったと述べている[15]．
- また導入前に長期にわたって人工呼吸管理をされている場合は，すでに不可逆的な肺障害となっている場合がある．ventilator induced lung injury（VILI）は，PIP＞30 cmH_2O，FIO_2＞0.8 の期間が7日以上継続した場合に生じるといわれている[12]が，たとえその設定以下であっても，ECMO導入

> ECMO導入前に，病態を把握し解決を試みるべき

> 「可逆的」の判断は，時に困難

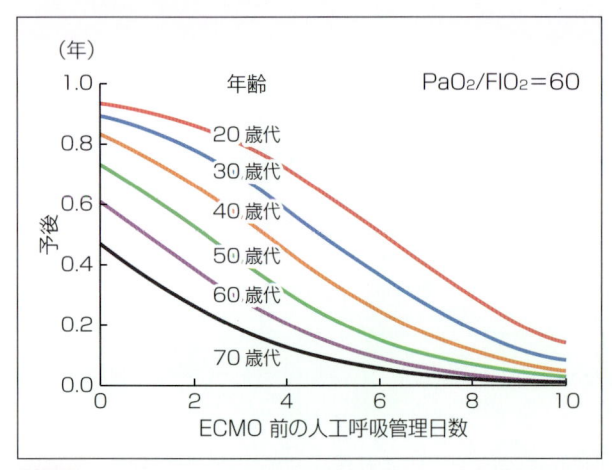

図1 各年齢におけるECMO導入前の人工呼吸管理日数と生存率

ECMO前の人工呼吸管理日数が長いほど，生存率が低下することが示されている．
PaO_2：動脈血酸素分圧，FIO_2：吸入酸素濃度．
(Kolla S. Ann Surg 1997; 226: 544-64[4])より)

後に肺の改善が得られないことはよくある．

- Peekらは，2009年のH1N1新型インフルエンザパンデミックの際，7日以上人工呼吸器を使用している患者のうち，臨床経過から「可逆的」と判断される症例にECMOを導入したが，それはひどい結果だったと報告している[15]．Kollaらは，ECMO前の人工呼吸管理日数と予後との相関関係を示している（図1)[4]．

c. 除外基準

- ECMOに絶対的禁忌はなく，罹患前の肺・全身状態によって判断する．たとえば，COPDの急性増悪の場合，罹患前から在宅酸素でADLが車椅子の患者では，導入しても改善は見込めない．一方，COPDの急性増悪であっても，罹患前は自力歩行可能で，通常どおり生活が営めている場合には，ECMOにより改善の見込みがある．

> ECMOによって悪化，致命傷となる病態では禁忌

- 出血性の疾患を伴っている場合には，ECMOによって悪化する可能性を考えなければならない．頭蓋内出血など悪化が致命傷となりうる病態では，ECMOを導入すべきではない．一方，肺胞出血は人工呼吸設定を下げることでコントロールできる可能性がある．この場合は除外基準というよりはむしろ適応である．

❸ カニュレーション

a. 血管アクセス

▶VV ECMO：
venovenous（静脈-静脈）ECMO

- 血管アクセス部位別に，①VA ECMO，②VV ECMOに分類される．前者は呼吸補助に加えて心補助が行えるが，後者は呼吸補助のみである（図2）．
- 正常心機能または軽微な異常であれば，VV ECMOを選択する．中等度以上の心機能障害または心補助も同時に必要な場合ではVA ECMOを選択するべきである．
- ただし，重症呼吸不全に伴う二次的な心機能障害であれば，VV ECMOで改善することはよく経験する．このような患者はVV ECMOより始め，心機能の改善が得られない場合にはVA ECMOへの移行を考慮する．
- VV ECMOの場合，血管アクセス部位は通常，右内頸静脈と大腿静脈を選択する．どちらを送血側または脱血側にするかは，施設や個人の考え方によって異なる．

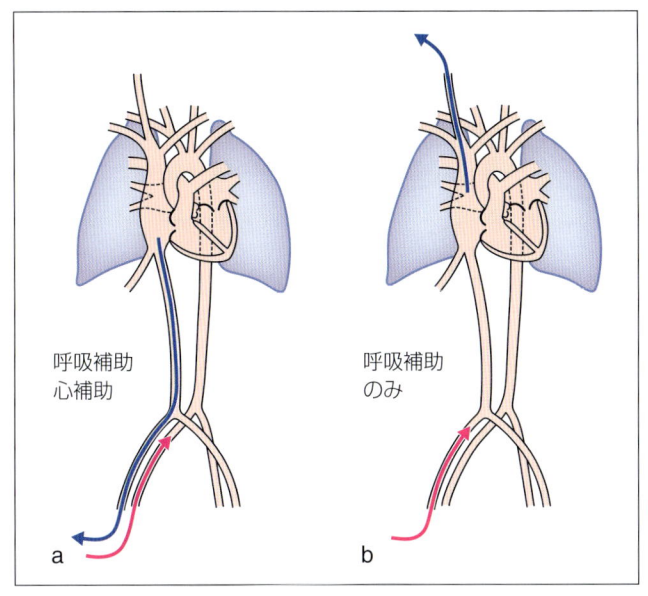

図2 ECMO の種類
a：VA ECMO．呼吸と循環を補助できる．
b：VV ECMO．呼吸補助のみに使用される．

- 欧米諸国で臨床使用されている AVALON ダブルルーメンカニューレ[16]は，右内頚静脈からの1か所の血管アクセスにて VV ECMO が確立でき，リサーキュレーション★1 も少ないため，使用例は，近年，増加傾向にある．

b．カニューレサイズの選択

- カニューレサイズは，必要な血流量が得られるように選択する．血流量は，酸素消費量と二酸化炭素産生量に対応できるように設定され，一般的には，60〜80 mL/kg/分程度である[12]．適切な血流量を得るためには，カニューレ抵抗や回路抵抗を考慮にいれて，カニューレサイズを決定しなければならない．

c．カニューレの挿入

- 挿入手技は，一般的には経皮的に行う．カットダウンで行うよりも，感染や刺入部の出血のリスクを少なくすることができる．
- 経皮的操作であるため，内科医でもカニュレーションが可能であるが，血管損傷や心房穿孔など重篤な合併症が起こる可能性があるため，心臓血管外科医待機の下に行うべきである．

④ 管理

a．回路構成とモニタリング

- ELSO が勧めている回路図面を**図3**[17]に示す．回路には脱血圧，肺前圧，肺後圧，脱血回路の静脈血酸素飽和度，流量計が設置されており，回路異常を

★1 リサーキュレーション
ECMO より送血した血液を，再度脱血管より脱血すること．

カニュレーションは，血管外科医待機下に行うべき

▶ELSO：
Extracorporeal Life Support Organization

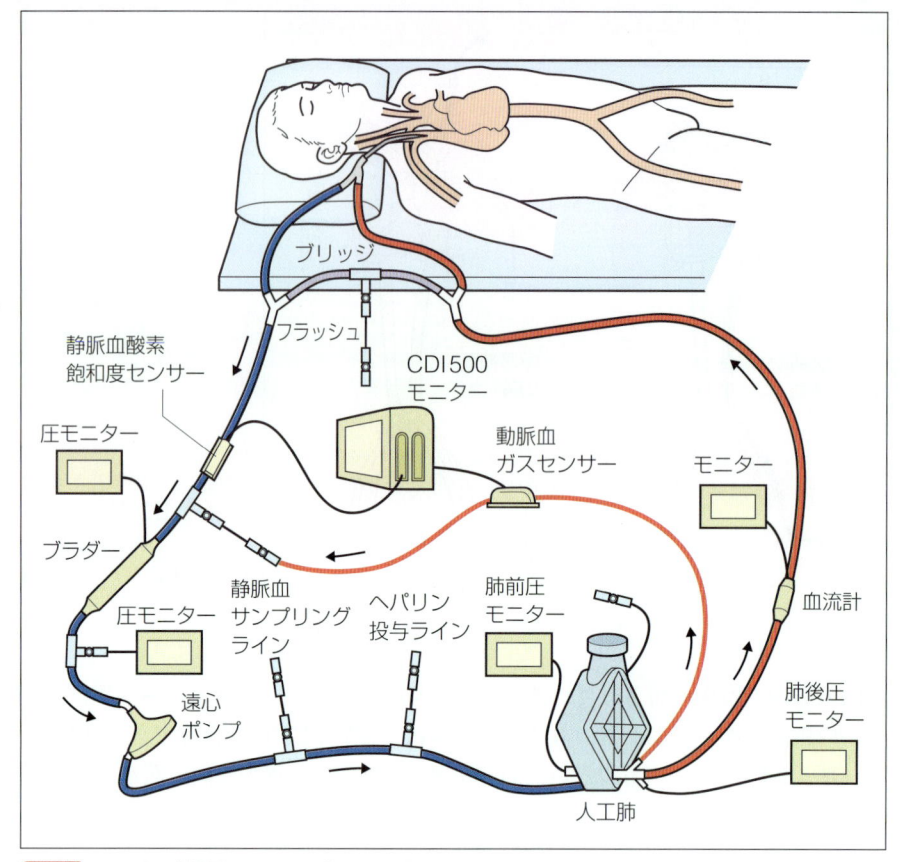

図3 ELSO が推奨している成人 ECMO 回路

(Short BL, et al. ECMO Specialist Traing Mannal. 3rd ed. Extracorporeal Life Support Organization; 2012[17]より抜粋)

即座に発見，原因を特定できるようになっている．たとえば，脱血圧が低下した場合は脱血不良を意味し，人工肺前と人工肺後の圧較差が拡大した場合は，人工肺不全を意味する．
- 性能の良いデバイスを使用し，ECMO に熟練したスタッフが管理していたとしても，回路トラブルは起こる可能性がある．ECMO に依存している患者にとって，回路異常は致命傷となりうるため，ECMO の管理に従事するスタッフは，回路内圧を適切に評価する能力と，回路異常に対処できる技術を身につけなくてはならない．そのためにトレーニングは定期的に行う必要がある．
- 頻度の高い機械的合併症は，人工肺不全，回路内血栓，カニューレトラブルである[18]．

b. 人工呼吸管理

- 呼吸不全に対する ECMO の場合，低い気道内圧・低い FIO_2 とし，肺にさらなる障害を与えるべきではない[4]．
- 導入前の高い気道内圧から解放されると，今まで開存していた肺胞腔内に体

液や血漿蛋白の漏出が起こり，肺胞腔は虚脱する場合がある．この場合，胸部X線上，肺野の透過性が失われる．われわれはこの状態を「white out」とよんでいる．この場合，鎮静下に「lung rest 設定」★2 にて管理する．

- もし，挿管チューブより高度の血漿成分の吹き出しがある場合には，筋弛緩薬の投与を行い，呼吸を止めて，数時間〜数日間経過をみる．
- 急性期の高い炎症状態から離脱できた場合，可能であれば患者を覚醒させ，自発呼吸を維持する．覚醒している場合の人工呼吸器設定は，患者にとって不快感の少ないモードを選択する．
- VV ECMO の場合，通常，動脈血酸素飽和度（SaO_2）は80％台であり，人工呼吸器設定を強化して，自己肺を傷害してはならない．

c. 抗凝固療法

- ECMO 中は，回路内の血栓形成を予防するため，抗凝固療法が必須である．現在，未分画ヘパリン（unfractionated heparin：UFH）が一般的に使用されている．凝固活性の程度は，通常 APTT と ACT にてモニタリングする．
- 患者の体質や病状によって，UFH の必要量は異なり，通常少なくとも 2〜4 時間ごとに測定する．
- ACT の目標値は，通常 180〜220 秒であり，測定機器や施設間で多少相違がある．APTT の目標値は，基準値の 1.5〜2.5 倍である．回路内に血栓が生じ，線溶系が亢進した場合，D-ダイマーが急増し，ACT 値が範囲内であっても，APTT 値および PT-INR が上昇，出血のリスクが増大する．この場合，回路交換を行うことで，24〜48 時間以内に改善する．
- UFH 使用中は出血のリスクが非常に高い．そのため，穿刺や外科的処置などは最小限にし，気管の吸引や経鼻チューブの挿入，尿道留置カテーテルの挿入などは，慎重に行わなければならない．
- 頻度の高い出血部位は，外科創部，カニューレ刺入部，気道，上部消化管，頭蓋内である[18]．

d. 覚醒と精神的サポート

- ECMO は，患者に特効薬を投与するわけでもなく，肺に直接処置を行うものでもない．患者自身の生命力により肺を回復していくための「時間」を提供するための治療法である．その時間を，安定に，また人間らしく過ごすためにも，患者が覚醒していることは大きなメリットである[7]．急性期の高い炎症状態から離脱し，出血や脱血不良を認めないのであれば，覚醒を試みる．
- 患者を覚醒させることで，1回換気量，心拍出量，肺のリンパドレナージを増加させ，肺の回復を促すことができる．さらに，いちばんのメリットとして，家族や医療スタッフが患者自身とコミュニケーションがとれるようになる（図4）．
- ただ，覚醒した患者は，肉体的なストレスに加えて，不安や混乱など精神的なストレスも強く，せん妄をきたす場合も少なくない．オピオイドやデクス

★2 lung rest 設定
具体的に，低い呼吸回数（<10），低い FIO_2（<40％），低いプラトー圧（<25 cmH_2O）による換気設定であり，PEEP値は通常 5〜15 cmH_2O 程度とする．ただし，高い PEEP 値は，静脈還流量・心拍出量の低下や脱血不良を引き起こす可能性があることを念頭におかなければならない．

▶APTT：
activated partial thromboplastin time（活性化部分トロンボプラスチン時間）

▶ACT：
activated clotting time（活性凝固時間）

▶PT-INR：
プロトロンビン時間国際標準値

患者が「覚醒」していることの意味は大きい

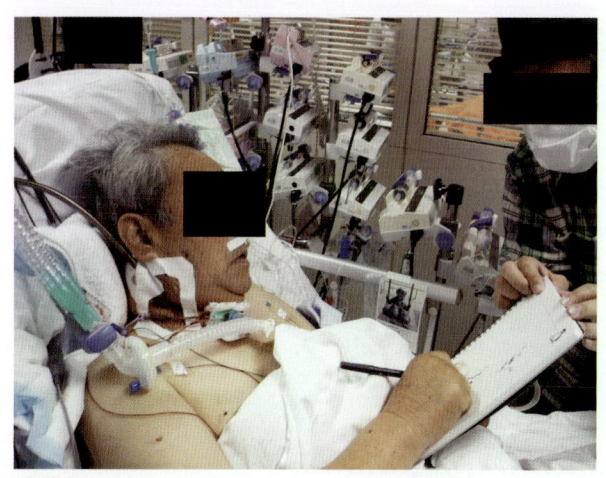

図4 ECMO中にもかかわらず患者は覚醒し，筆談で家族とコミュニケーションをとっている
右頚部から出ているラインが脱血カニューレである．

メデトミジンなどによる適切な鎮痛・鎮静も重要であるが，それ以上に，医療スタッフや家族による精神的サポートが欠かせない．

e. その他の管理

■ 循環

- 循環動態が保たれ，VV ECMOを開始した患者であっても，ECMO管理中に心拍出量低下を引き起こすことがある．
- VV ECMOを開始した呼吸不全患者において，ECMO中に二次的に心拍出量が低下する原因として多いのは，肺高血圧症，心囊水貯留，不整脈である．
- そのような徴候を認めた場合には，心エコーにて肺高血圧症や心囊水を評価し，必要があればVA ECMOへ移行する．

■ 感染

- 患者がECMO中という理由で，抗生物質の予防投与を勧める勧告はないが，通常のライン感染とは異なり，カニューレ感染が疑われても交換を行うことは難しい．そのため，細菌・真菌感染が疑われる場合には，早期に想定される菌に対応できる抗生物質を投与する．
- 一般的にECMO患者には，広域スペクトラムの抗生物質が投与されていることが多く，耐性菌の獲得・伝播を抑えるためにも，感染予防は徹底されるべきである．患者に接する際には，接触前後の手指消毒，エプロン着用，汚染部位に触れる際には手袋着用を行う．

■ 水分バランス

- ECMO導入時に，致命的な水分過剰状態であることはよく経験する．敗血症や全身性炎症反応症候群（systemic inflammatory response syndrome：SIRS）の状態では，capillary leakageが生じており，それがさらなる過剰な電解質の輸液によってさらに増悪する．循環動態や呼吸状態が不安定であれば，その状態から脱却することが難しい．
- ECMOにて呼吸と循環を補助することにより，水分バランスを改善させることが可能となる．
- 敗血症やSIRSの状態であったとしても，重度の水分過剰状態であれば，利尿薬を開始する．利尿薬の反応が十分でなければ，回路にCRRTを取り付け，除水を開始する．1時間おきの水分バランスの目標値を設定し，正常の細胞外液量が達成されるまで維持する．

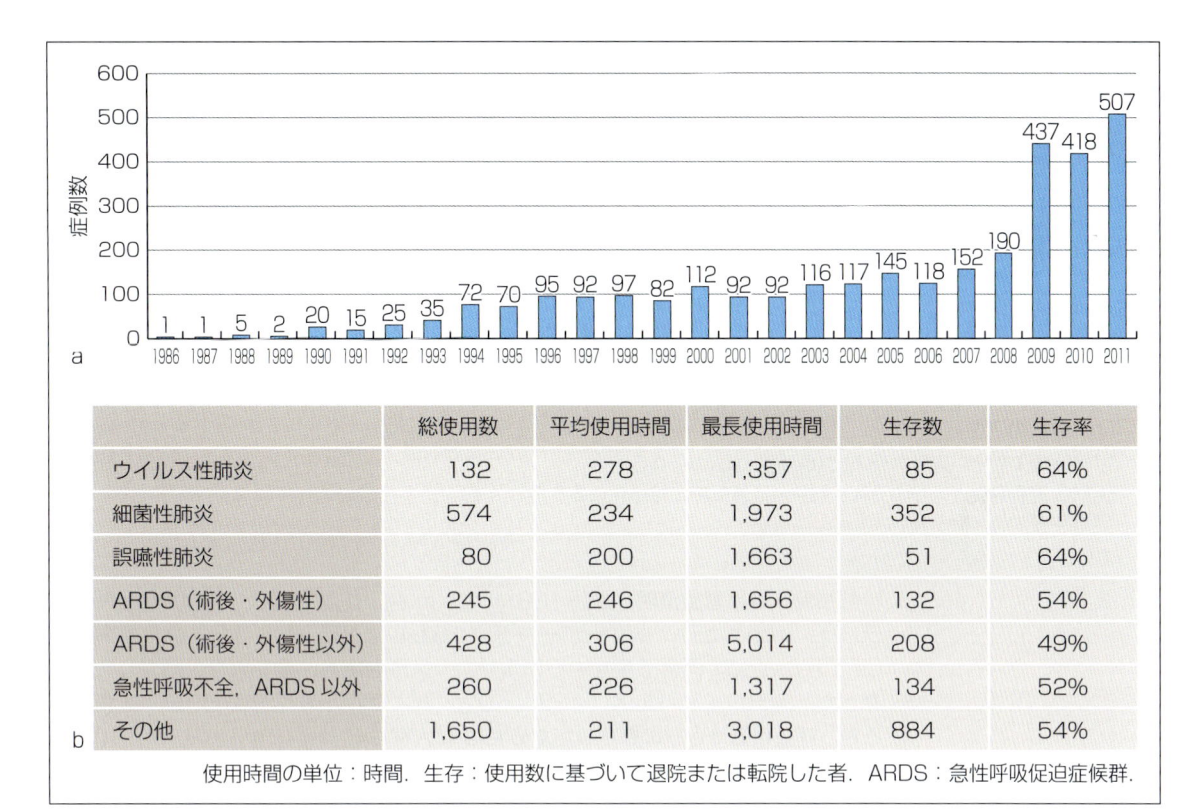

	総使用数	平均使用時間	最長使用時間	生存数	生存率
ウイルス性肺炎	132	278	1,357	85	64%
細菌性肺炎	574	234	1,973	352	61%
誤嚥性肺炎	80	200	1,663	51	64%
ARDS（術後・外傷性）	245	246	1,656	132	54%
ARDS（術後・外傷性以外）	428	306	5,014	208	49%
急性呼吸不全，ARDS以外	260	226	1,317	134	52%
その他	1,650	211	3,018	884	54%

使用時間の単位：時間．生存：使用数に基づいて退院または転院した者．ARDS：急性呼吸促迫症候群．

図5 ELSOから報告された呼吸不全に対するECMOの成績
a：症例数の変遷．2009年から症例数が急増している．
b：呼吸不全に対するECMOの診断と成績（1986～2012年6月）．

❺ 成績

- 2009年にCESAR試験の結果[8]とH1N1新型インフルエンザにおけるECMOの成績[9]が報告されて以降，呼吸不全に対するECMOは世界的に増加傾向である（図5）．
- ELSOからの報告[19]によると，背景疾患は，細菌性肺炎が多く，次にARDS（術後・外傷性以外）が続いている．生存退院率は，おおむね50～60％程度である．
- 日本におけるECMOの成績は，TakedaらのH1N1症例の報告によると，生存率36％であり[20]，欧米諸国の報告と比べて劣っていた[9-11]．

症例 糖尿病で通院中に軽労作にて息苦しさを認めて救急外来受診した患者

患者：58歳，男性．　**主訴**：呼吸困難．

現病歴
　糖尿病にて当院通院中であった．5日前から，軽労作にて息苦しさを認めていたが，自宅で様子をみていた．症状が増悪していったため，2日前に救急外来を受診

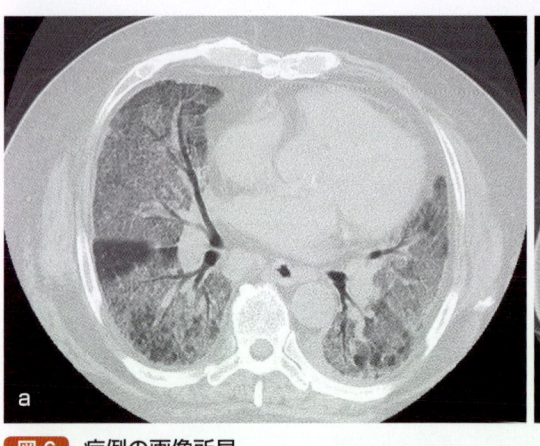

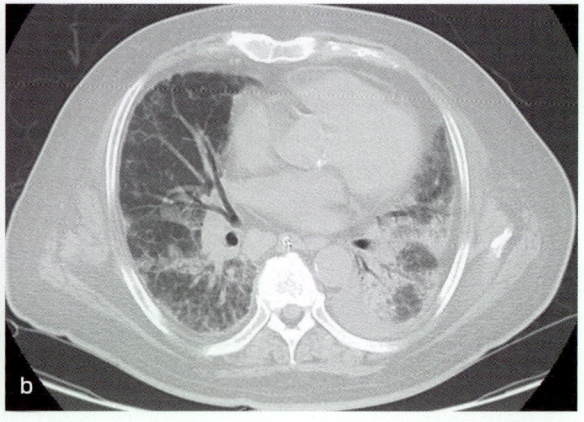

図6 症例の画像所見
a：ECMO 導入直前．スリガラス状の間質影が認められる．
b：ECMO 離脱直後．スリガラス状間質影は無気肺と線維化に置き換わっていた．

した．
　外来受診時は意識清明，血圧 180/106 mmHg，体温 36.7℃，努力呼吸，SpO$_2$ 50％台（room air），リザーバーマスク 15 L にて 87％であった．救急外来での CT（図6a）にて両側下葉を中心にスリガラス影を認め，重症肺炎と診断し入院となった．ステロイドパルス（mPSL 1.0 g）および LVFX（250 mg/日）を使用するも，呼吸状態はさらに悪化したため ICU に入室した．

既往歴：10 年前から糖尿病．

嗜好：
タバコ：20〜45 歳まで 1 日 40 本．アルコール：毎日ビール 1 杯程度．海外渡航歴なし，ペットなし．

入室時現症（ICU 入室時）
　意識清明，HR 89 bpm，BP 150/90 mmHg，RR 30，KT 36.2 ℃，SpO$_2$ 60％前半（リザーバーマスク 15 L）．
　胸部：心雑音なし，全肺野に coarse crackle を認める．
　腹部：やや膨満・軟，蠕動音なし，圧痛なし，四肢冷感あり，全身浮腫なし，チアノーゼあり．

入室時検査所見
■ 血液検査
　WBC 16,500/μL（Neu 91.8 %，Ly 5.1 %，Mono 3.0 %，Eo 0 %，Baso 0％），RBC 326 万/μL，Hb 9.7 g/dL，Plt 23.2 万/μL，AST 17 IU/L，ALT 7 IU/L，LDH 550 IU/L，γGTP 30 IU/L，CK 159 IU/L，AMY 23 IU/L，T-Bil 0.7 mg/dL，Na 143 mEq/L，K 4.2 mEq/L，Cl 110 mEq/L，Ca 8.6 mg/dL，BUN 38.5 mg/dL，Cr 1.22 mg/dL，TP 6.4 g/dL，Alb 2.5 g/dL，CRP 19.94 mg/dL，Glu 285，PT-INR 1.57，APTT 35.2 秒，Fib 657 mg/dL，D-dimer 45.0 μg/dL，HbA1c 6.3％，PCT 1.08 ng/mL，KL-6 1758.6 U/mL，SP-A 112.6 ng/mL，SP-D 801.9 ng/mL，ANA＜40 倍，PR3-ANCA＜10 倍，MPO-ANCA＜10 倍，抗 CCP 抗体 2.6 U/mL，エンドトキシン＜0.8 pg/mL，β-D グルカン 6.3 pg/mL，インフルエンザ PCR 陰性，ニューモシスチス PCR 陰性，

HIV 陰性．
■ 血液ガス分析（ABG FIO$_2$ 1.0，PEEP 10 cmH$_2$O，PIP 25 cmH$_2$O）
pH 7.362，PCO$_2$ 42.1 mmHg，PO$_2$ 80.3 mmHg，BE－1.4 mmHg，HCO^{3-} 23.3 mmHg，Lac 9 mg/dL，SaO$_2$ 93.6%．
■ 塗抹・培養検査
喀痰培養・血液培養ともに陰性．抗酸菌検査：陰性．気管支肺胞洗浄液（BAL）よりウイルス分離陰性．
■ X 線
CTR 60.4%，両下肺野中心にスリガラス状の陰影あり，左下葉無気肺，両側胸水なし．
■ 胸部単純 CT
右中・下葉，左下葉中心にスリガラス影あり．小葉間隔壁の肥厚あり．両側に少量の胸水あり（左＞右）．
■ その他
簡易インフルエンザキット陰性，尿中肺炎球菌抗原陰性，尿中レジオネラ抗原陰性．

入室後経過

ICU 入室後，人工呼吸管理にて経過をみていたが，酸素化・換気を維持するため徐々に人工呼吸器設定は強くなっていった．培養や BAL からの PCR を行ったが，結果は陰性であった．

入室翌日には，さらに呼吸状態が悪化（FIO$_2$ 1.0，PIP 31，PEEP 26，pH 7.355，PaCO$_2$ 44.2，PaO$_2$ 66.0）したため，VV ECMO を導入した．ECMO は十分な流量が得られ，lung rest 設定（FIO$_2$ 0.3，PEEP 10，PIP 20）としたが，高度の炎症反応（21 日 CRP 26.09，PCT 23.31）と，不安定な血圧のためカテコラミンの投与が必要だった．2 日間は deep sedation とし，気管切開後に覚醒を試みた．その後も順調に酸素化は改善していったため，8 日目に ECMO 離脱した．離脱後に CT（図 6b）施行したところ，入院時に認めたスリガラス状の間質影は無気肺と線維化に置き換わっていた．その後は経過順調にて，第 24 病日に ICU 退室した．

6 おわりに

- ECMO の成功のキーポイントは，適切な適応判断，優れたデバイス，適切な管理，トレーニングされたスタッフ，である．ECMO は特殊な治療であり，スタッフは定期的なトレーニングと，ある程度症例数の経験が必要である．Hemmila は，安定した治療成績に達するまで 4〜5 年間，30〜45 例の経験が必要であると述べている[21]．
- 現在日本では，ECMO に熟練したスタッフは皆無であり，ECMO を行っている施設でも年間の症例数は 1〜2 例程度と少ない[6]．これでは，欧米の ECMO センターと同様の成績を得ることは不可能であろう．
- わが国の ECMO 環境を改善するため，2012 年 7 月から日本呼吸療法医学会の主導のもと ECMO プロジェクトが開始された[22]．このような試みが成績改善に結びつくことを期待している．

（青景聡之，竹田晋浩）

文献

1) Hill JD, et al. Prolonged extracorporeal oxygenation for acute post-traumatic respiratory failure (shock-lung syndrome). Use of the Bramson membrane lung. N Engl J Med 1972; 286: 629-34.
2) Zapol WM, et al. Extracorporeal membrane oxygenation in severe acute respiratory failure. A randomized prospective study. JAMA 1979; 242: 2193-6.
3) Morris AH, et al. Randomized clinical trial of pressure-controlled inverse ratio ventilation and extracorporeal CO2 removal for adult respiratory distress syndrome. Am J Respir Crit Care Med 1994; 149: 295-305.
4) Kolla S. Extracorporeal life support for 100 adult patients with severe respiratory failure. Ann Surg 1997; 226: 544-64.
5) Peek GJ, et al. Extracorporeal membrane oxygenation for adult respiratory failure. Chest 1997; 112: 759-64.
6) Gattinoni L, et al. Low-frequency positive-pressure ventilation with extracorporeal CO2 removal in severe acute respiratory failure. JAMA 1986; 256: 881-6.
7) Lindén V, et al. High survival in adult patients with acute respiratory distress syndrome treated by extracorporeal membrane oxygenation, minimal sedation, and pressure supported ventilation. Intensive Care Med 2000; 26: 1630-7.
8) Peek GJ, et al; CESAR trial collaboration. Efficacy and economic assessment of conventional ventilatory support versus extracorporeal membrane oxygenation for severe adult respiratory failure (CESAR): A multicentre randomised controlled trial. Lancet 2009; 374: 1351-63.
9) Davies A, et al. Extracorporeal membrane oxygenation for 2009 influenza A (H1N1) acute respiratory distress syndrome. Australia and New Zealand Extracorporeal Membrane Oxygenation (ANZ ECMO). JAMA 2009; 302: 1888-95.
10) Patroniti N, et al. The Italian ECMO network experience during the 2009 influenza A (H1N1) pandemic: Preparation for severe respiratory emergency outbreaks. Intensive Care Med 2011; 37: 1447-57.
11) Noah MA, et al. Referral to an extracorporeal membrane oxygenation center and mortality among patients with severe 2009 influenza A (H1N1). JAMA2011; 306: 1659-68.
12) Extracorporeal Life Support Organization. Guidelines. http://www.elso.med.umich.edu/Guidelines.html
13) Murray JF, et al. An expanded definition of the adult respiratory distress syndrome. Am Rev Respir Dis 1988; 138: 720-3.
14) Palmér K. personal communication
15) Peek GJ. Chapter 21 Adult respiratory ECMO. In: Annich G, et al, eds. ECMO: Extracorporeal Cardiopulmonary Support in Critical Care. 4th ed. Michigan: Extracorporeal Life Support Organization; 2012. p. 309-21.
16) Bermudez CA, et al. Initial experience with single cannulation for venovenous extracorporeal oxygenation in adults. Ann Thorac Surg 2010; 90: 991-5.
17) Short BL, Williams L. ECMO Specialist Training Manual. 3rd ed. Michigan: Extracorporeal Life Support Organization; 2012.
18) Brodie D, Bacchetta M. Extracorporeal membrane oxygenation for ARDS in adults. N Engl J Med 2011; 365: 1905-14.
19) Extracorporeal Life support Organization: Annual report. July, 2012.
20) Takeda S, et al. Extracorporeal membrane oxygenation for 2009 influenza A (H1N1) severe respiratory failure in Japan. J Anesth 2012; 26: 650-7.
21) Hemmila MR, et al. Extracorporeal life support for severe acute respiratory distress syndrome in adults. Ann Surg 2004; 240: 595-607.
22) ECMO project. http://square.umin.ac.jp/jrcm/contents/ecmo/

2# 5

各種病態での周術期
呼吸管理の新戦略

5-1 喘息および COPD 患者の呼吸管理

- 周術期において注意すべき喘息，COPD，急性上気道炎，気道の腫瘍などの疾患は，気道に外因性のミクロな粒子（それぞれ抗原，タバコ粒子，ウイルス，細菌）が到達し，急性または慢性の炎症性の反応が起きた結果として気道過敏性が亢進している患者の麻酔管理としてまとめられ，またはマクロな内因性の腫瘍が存在し閉塞状態にあることから「閉塞性」というポイントで共通性を見いだせる．したがって，周術期呼吸管理は，共通するポイントもあれば，また疾患ごとに特徴的なところもある．
- 本項では，呼吸器疾患の中でも有病率の高い喘息，タバコ喫煙と COPD についての疫学・病態と麻酔管理の新戦略について対比して述べる．両疾患は，スパイログラム上閉塞性のパターンを示すが，病態は全身性の炎症であることに留意する．

❶ 喘息と COPD のガイドラインと定義，病理

a. ガイドライン

- 国際的な喘息と慢性閉塞性肺疾患（chronic obstructive pulmonary disease：COPD）のガイドラインはそれぞれ Global Initiative for Asthma (GINA)[1] と Global Initiative for Chronic Obstructive Lung Disease (GOLD)[2] であり，毎年ホームページ上にアップデートされる．
- 日本アレルギー学会と日本呼吸器学会の最新の成人におけるガイドライン

▶GINA：
http://www.ginasthma.org/

▶GOLD：
http://www.goldcopd.org/

> **Column　ドキュメントとガイドライン**
>
> 　従来，GOLD および GINA はともに国際的なガイドラインであり，日本においては別にガイドラインが存在していた．どちらを参照して治療すればよいのであろうか？　人種，喫煙，生活習慣，そして得られる医療資源（薬剤，機器など）が異なる国の共通する指針「ガイドライン」の作成は矛盾しており，その反省から今後は各国ごとにガイドラインを作成して使用することが提唱された．
> 　本項では国内で得られる最新の 2012 年の喘息と COPD のガイドラインをもとに説明している．なお国内のガイドラインの一部は，公益財団法人日本医療機能評価機構が厚生労働省委託事業の EBM（根拠に基づく医療）普及推進事業によりホームページに公開しているので閲覧できる．重症喘息患者における気管支温熱形成術（bronchial thermoplasty）など，最新の治療法の評価では，毎年アップデートされる国際的なガイドラインを参照するとよい．

▶Minds（マインズ）ガイドラインセンター：
http://minds.jcqhc.or.jp/n/

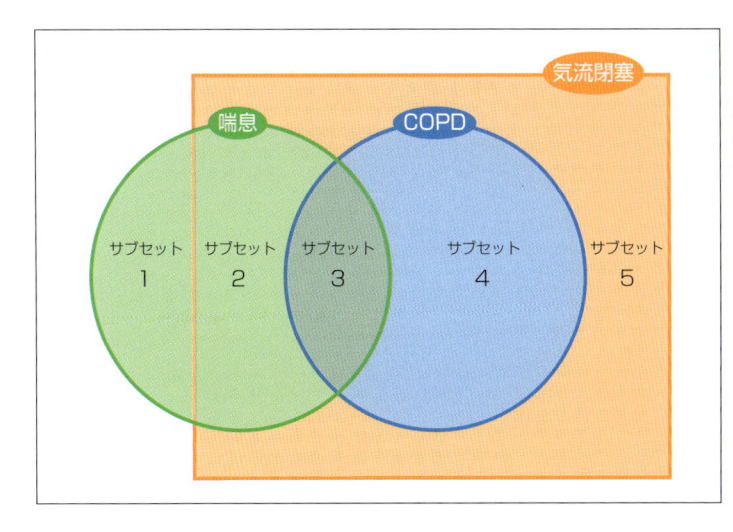

図1 COPDと喘息のコンセプトを示したダイアグラム

サブセット2は，気流閉塞を示す喘息患者であるが，一方のサブセット1は自然にまたは治療に反応して気流閉塞を示さない喘息患者である．サブセット4は，可逆性のない気流閉塞をもつCOPD患者である．サブセット3は，COPDと喘息を合併し，気流閉塞の一部が可逆性である．サブセット5は気流閉塞を示す汎細気管支炎，気管支拡張症や塵肺などの疾患である．
(Snider GL. Annu Rev Med 1989; 40: 411-29[5])を参考に作成)

は，それぞれ「喘息予防・管理ガイドライン2012」と「COPD（慢性閉塞性肺疾患）診断と治療のためのガイドライン第3版（2009）」である．国内外で内容は異なるが，2011年末改訂のGOLDおよびGINAでは，ガイドラインはそれぞれの国や地域において医療環境に適した内容で作成されるべきとし，自らをガイドラインではなくドキュメントであるとした．

b. 疫学と定義

- 喘息とCOPDの有病率は，それぞれ4～6%[1,3]，4～9%[2]である．日本のCOPD患者の総数は530万人であり，そのうち治療を受けているのは25万人以下と報告されている[4]．喫煙の既往のある高齢患者は未診断COPD患者である可能性を常に念頭におき麻酔管理する．

> 未診断COPD患者を麻酔科医が担当する機会は多い

- 成人喘息の定義は，①気道の慢性炎症，②可逆性のある気道狭窄と気道過敏性の亢進，③臨床的には繰り返し起こる咳，喘鳴，呼吸困難で特徴づけられる慢性呼吸器疾患，である．
- COPDの定義は，①タバコ煙を主とする有害物質の吸入が原因である，②肺の慢性炎症性疾患である，③呼吸機能検査で正常に復することのない気流閉塞を示す，④気流閉塞には末梢気道病変と気腫性病変がさまざまな割合で作用している，⑤臨床的には徐々に生じる体動時の呼吸困難や慢性の咳，痰を特徴とする，ことがポイントである．
- 喘息とCOPDは，時としてオーバーラップし，慎重な鑑別が必要である[1,2,5]（図1のサブセット3）．

> 喘息とCOPDは慎重な鑑別が必要

- 40歳以上の喫煙歴がある男性患者で，慢性の咳と痰があり労作時の息切れがあればCOPDが疑われ，深夜から早朝にかけての咳や喘鳴は喘息に特徴的である．

c. 病理

- 喘息とCOPDはともに慢性炎症性肺疾患であり，発症のメカニズムや気道

表1 COPDと喘息の鑑別とその炎症

		COPD	喘息	重症喘息
発症年齢		中高年層	全年齢層	
要因		喫煙，大気汚染	アレルギー，感染	
アレルギー歴・家族歴		−	−〜+	
気道炎症に関与する細胞		好中球++ $CD8^+T$ リンパ球 マクロファージ+++	好酸球++ $CD4^+T$ リンパ球 マクロファージ+	好中球+マクロファージ $CD4^+T$ リンパ球 $CD8^+T$ リンパ球
キー・メディエーター		IL-8 TNF-α, IL-1β, IL-6 NO+	エオタキシン IL-4, IL-5, IL-13 NO+++	IL-8 IL-5, IL-13 NO++
酸化ストレス		+++	+	+++
症状	持続性	進行性	日内変動	
	出現形態	労作性	発作性	
気流閉塞の可逆性		−（〜+）	+	
気道過敏性		−（〜+）	+	
疾患部位		末梢気道，肺胞，肺血管	中枢気道	中枢気道，末梢気道
病理所見		扁平上皮異形成 粘膜異形成 末梢気道線維化 肺血管リモデリング	上皮脆弱化 粘膜異形成 基底膜肥厚 気管支収縮	
治療への反応		気管支拡張薬あまり効かない ステロイドあまり効かない	気管支拡張薬によく反応する ステロイドが有効	気管支拡張薬あまり効かない ステロイドの有効性は低下

TNF：腫瘍壊死因子，IL：インターロイキン.
（日本呼吸器学会．COPD〈慢性閉塞性肺疾患〉診断と治療のためのガイドライン第3版．東京：メディカルビュー社；2009/GOLD 2006 より作成）

炎症に関与する細胞，疾患の部位，臨床検査や治療法に共通または異なる点がある（表1）.
- 外因性因子はそれぞれ，喘息でハウスダスト・ダニが多く，COPDではほぼ喫煙である.
- 喘息では治療への反応性が高く，一方COPDでは低いと考えられているが，GOLDでは2006年から「COPDの予防と治療が可能である」[2]と強調している．麻酔科医はリスクファクターを評価し，疾病と新しく得られる治療戦略を理解して周術期管理に臨む必要がある．

❷ 術前の評価と管理

a. 術前の評価

- 手術中の致死的喘息発作が報告[6-8]されており，またCOPD患者では術後の呼吸器合併症の相対危険度が2.7〜4.7倍と報告[9,10]されている．

5-1 喘息およびCOPD患者の呼吸管理

表2 薬物治療を受けている喘息患者のコントロールの評価

	コントロール良好 (すべての項目が該当)	コントロール不十分 (いずれかの項目が該当)	コントロール不良
喘息症状 (日中および夜間)	なし	週1回以上	コントロール不十分の項目が3つ以上当てはまる
発作治療薬の使用	なし	週1回以上	
運動を含む活動制限	なし	あり	
呼吸機能 (FEV_1およびPEF)	正常範囲内	予測値あるいは自己最高値の80%未満	
PEFの日(週)内変動	20%未満	20%以上	
増悪	なし	年に1回以上	月に1回以上*

*増悪が月に1回以上あれば，他の項目が該当しなくてもコントロール不良と評価する．
FEV_1：1秒量, PEF：最大呼気流量.
(日本アレルギー学会喘息ガイドライン専門部会，監修．喘息予防・管理ガイドライン2009．東京：協和企画；2009より)

- 術前に，①日常の活動性と運動強度，②感染徴候の有無，③痰の量と性状，④アレルギーの有無，⑤既知の発作や増悪の要因，⑥治療薬剤の使用状況と効果，⑦深夜早朝の症状の有無，⑧冷気やハウスダスト，タバコ煙などへの反応性の有無，⑨手術麻酔歴，⑩合併症，⑪肥満と睡眠時無呼吸の合併の有無，⑫本人・家族の喫煙の有無[6]，について問診を行う．
- COPDは全身の炎症性疾患であり，体重減少や栄養不良，骨格筋障害，心筋虚血，骨粗鬆症，糖尿病やうつ病の合併に留意[2]する．
- 手術中の発作や増悪を鑑別するために，麻酔導入前に両胸部の視診と聴診を行い，呼吸回数とリズムを観察する．
- 高齢者では呼吸不全を伴っていても呼吸困難などの臨床症状を訴えないことがあるため，客観的検査で評価する．
- これらの患者に必須の客観的検査は，胸部写真，経皮的酸素飽和度，肺機能検査と，生化学的検査である．以上の問診，検査所見から喘息またはCOPDのコントロールまたは病期の評価を行う（**表2，3**）．
- COPDの病期分類に，栄養状態，呼吸困難の程度，運動耐容能などの因子を加味したBODE index★1が提唱されており[11]，予後とよく相関するが，体格において日本人への適合性への疑問がある．
- 必要に応じて，動脈血ガス分析，気管支拡張薬への反応性，CTまたはMRI撮影，気道過敏性検査，ガス拡散能力（DL_{CO}），全肺容量と残気量を含む肺

表3 COPDの病期分類

病期		特徴
I期	軽度の気流閉塞	$FEV_1 / FVC < 70\%$ $\% FEV_1 \geq 80\%$
II期	中程度の気流閉塞	$FEV_1 / FVC < 70\%$ $50\% \leq \% FEV_1 < 80\%$
III期	高度の気流閉塞	$FEV_1 / FVC < 70\%$ $30\% \leq \% FEV_1 < 50\%$
IV期	きわめて高度の気流閉塞	$FEV_1 / FVC < 70\%$ $\% FEV_1 < 30\%$あるいは $\% FEV_1 < 50\%$かつ慢性呼吸不全合併

この分類は気管支拡張薬吸入後のFEV_1値に基づく．呼吸不全は，海面レベルで空気呼吸する際に，PaO_2が60 Torr以下の場合をいう．
FEV_1 / FVC：1秒量/努力肺活量，$\% FEV_1$：1秒率．
(日本呼吸器学会．COPD〈慢性閉塞性肺疾患〉診断と治療のためのガイドライン第3版．東京：メディカルレビュー社；2009より)

> 呼吸器内科医は喘息の評価に聴診を重視している

> ★1 BODE index
> 日本のガイドラインの病期分類では取り上げられていない栄養状態，呼吸困難の程度，運動耐容能などの因子がCOPD患者における評価で重要である．

> BODE：
> body-mass index (B), degree of airflow obstruction (O), functional dyspnea (D), and exercise capacity (E)

> DLco：
> pulmonary carbon monoxide diffusing capacity

容量の測定を行う[12]．

- 重症COPD患者における肺切除術では，運動能測定が有用であることがある．重症患者での運動能測定の必要性は，問診の重要性を意味する．

b. 共通する術前の管理

- 術前にそれぞれトリガーとなる要因，すなわちアレルゲンまたはタバコ煙から解放する．
- 肺理学療法を行い，感染制御を行う．

c. 喘息患者の術前管理

- 術前のコントロールの評価（**表2**）に従い，吸入ステロイド薬または/かつ吸入β刺激薬，ロイコトリエン受容体拮抗薬で治療する．配合剤（サルメテロール・フルチカゾン〈アドエア®〉，ブデソニド・ホルモテロール〈シムビコート®〉）が使用可能である．

> FEV$_1$：
> forced expiratory volume in one second（1秒量）

- GINA 2011では，術前に患者のFEV$_1$が自己最高値の80％以下である場合，短時間のステロイド内服により気流制限の減弱を考慮する[13,14]．6か月以内にステロイドの全身投与を受けた患者にはステロイドカバーを推奨しているが，術後24時間以内のすみやかな減量を勧めている．術後ステロイドを長期投与すると，創傷治癒を抑制する[15]．推奨レベルはエビデンスCで，この数年間ガイドラインに変化はない．
- 適切な補水や電解質異常の補正，肺性心などの治療を考慮する[16]．
- 疫学調査では，とくに女性で肥満は喘息リスクを増加させる[17-20]．反対に，肥満の喘息患者が減量すると呼吸機能や症状の改善がみられる．術前の減量を含めた栄養管理が望ましい．

d. COPD患者の術前管理

- COPDは，進行性で症状の変化に乏しくまた不可逆的であるため，術前の管理はより包括的である．

> 術後の肺合併症を予防するには「禁煙」が最も効果的

- GOLD 2011では，臨床症状を有する，または運動能力に制限のある，もしくはその両方を有する安定期COPDの場合，術後の肺合併症を予防するため外科療法の前に集中的な治療を行うとしている．この中で最も効果があるのは「禁煙」である．

■ 禁煙指導

- 術前の喫煙は，呼吸器のみならず循環器系や凝固系に影響を及ぼす[21]．ヘモグロビン濃度を上昇させ，血小板凝集を促進することによって血栓症発症のリスクを増大させる[22]．
- 術前の2〜4週の禁煙により，気道分泌物の減少，気道過敏性の減少，繊毛運動の改善が得られる．手術直前の禁煙でも，血中COヘモグロビンの減少と組織酸素利用の改善が得られる．術前日からでも禁煙を指導する[23]．
- アメリカ麻酔科学会は，ホームページ上で術前の禁煙を啓蒙している[24]．ア

表4 禁煙指導の5A「たちつてと」と5R「かきこけく」

5A	Ask（た）	毎回の診察時にすべての禁煙者をシステム的に鑑別する（あらゆる機会に患者の禁煙状況を尋ねる）	
	Advise（ち）	すべての喫煙者に禁煙するよう強く説得する（すべての禁煙者に禁煙するように忠告する）	
	Assess（つ）	禁煙しようとする意志を確認する（禁煙するつもりがあるか確かめる）	
	Assist（て）	患者の禁煙を助ける（患者が禁煙するのを手伝う）	
	Arrange（と）	フォローアップ・コンタクトを計画する（再診日を取り決める）	
5R	Relevance（か）	患者との関連があるような禁煙の必然性を見つける（なぜ禁煙が必要なのかを患者に関連づける）	
	Risks（き）	喫煙のリスクを説明する（禁煙の危険性を説明する）	
	Rewards（こ）	禁煙して得られる報酬を確かめさせる（禁煙で得られる効果を確認する）	
	Roadblocks（け）	禁煙する際の障害を確認し、解決策を考える（禁煙への懸念を取り除く）	
	Repetition（く）	動機づけ介入を繰り返す（動機づけを繰り返す）	

（川根博司．禁煙指導の実際．工藤翔二，ほか編．呼吸器疾患最新の治療 2007–2009．東京：南江堂；2007．p.465 より）

メリカでは，禁煙のストラテジーとして 5A のアプローチを推奨し，また禁煙する意志がない喫煙者には 5R の動機づけを推奨している．それぞれ日本語に対応した「たちつてと」と「かきこけく」が作成されている（表4）．

- これらを応用して周術期では，手術が決定した時点から内科医，外科医，麻酔科医は繰り返し患者に禁煙状況を尋ね，禁煙するように忠告し，禁煙外来を紹介するなど禁煙を手伝い，喫煙と周術期合併症を関連づけて，危険性を説明し，上記の禁煙による効果を共有する．また，直前の禁煙による痰の増加などの懸念に適切な説明をする．術後に通院が予定されていれば，再診日を取り決めて禁煙のフォローアップを行う．
- 医療従事者は，診察時に喫煙について話すか話さないかは患者の命にかかわる問題だとの認識をもつことが重要である．

> **Advice　COPD 患者に対する術前の気管支拡張薬**
>
> 従来 COPD 患者において，β_2 刺激薬であるサルメテロールと長時間作用性抗コリン薬（LAMA）であるチオトロピウムを比較検討した結果，後者の気道収縮に対する気管支拡張効果が高いことから，チオトロピウムが第一選択とされてきた．インダカテロールは，チオトロピウムと同等の，またはそれ以上の効果が期待されているため，今後 COPD 患者も喘息患者と同様に，術前に β_2 刺激薬で治療されることが予想される．
>
> 次頁のように，不十分な麻酔深度での気管挿管や手術による気道収縮は迷走神経が関与するため，周術期のチオトロピウム投与は再注目される可能性がある．

呼吸リハビリテーションと気道収縮抑制薬

- COPD 患者における呼吸リハビリテーションは，運動能力の改善，呼吸困難感の改善，健康関連 QOL（quality of life）の向上，入院回数と入院日数の減少，COPD に関連した不安と抑うつの軽減に効果があり，GOLD 2011 ではエビデンス A が付与されている．同様に，生存率の改善でもエビデンス B[2]とされ，術前の呼吸リハビリテーションは周術期患者において重要な位置を占める[25]．

▶ 術前の呼吸リハビリテーションは重要

- COPD 患者では，迷走神経を介したコリン作動性気道収縮を抑制する長時間作用性抗コリン薬（long acting muscarinic antagonist：LAMA）であるチオトロピウムが第一選択である[26]が，これに吸入ステロイドや β 刺激薬を追加（add on）する．未治療 COPD 患者において術前のチオトロピウム投与の有効性が報告されている[27, 28]．
- インダカテロールは，薬理学的には partial β_2 agonist に分類される新しいタイプの長時間作用性 β_2 刺激薬（long acting β_2 agonist：LABA）であり，即効性と持続性の観点から注目されている[29]．

e. 周術期管理のコンセプト

- 周術期の管理は，①神経反射の抑制，②気道平滑筋の細胞内カルシウム濃度の上昇の抑制，③気道の炎症の抑制，④気道分泌物の除去，⑤換気血流比の維持，に分けて解説する．

神経反射の抑制

- 気道の収縮と弛緩は，自律神経支配を受けている（図2）．
- 気道炎症や不適切な麻酔深度における気管挿管は，求心性の C 線維末端を刺激して軸索反射を活性化し，サブスタンス P やニューロキニン A などの神経伝達物質の放出を介して，気道平滑筋を収縮し[30-32]，血管透過性の亢進と局所の血管の弛緩[33]を惹起する．さらに，遠心性迷走神経を介してアセチルコリンを放出する[34]．この迷走神経反射は不十分な麻酔深度での気管挿管や手術によって惹起される．
- 麻酔法は，全身麻酔単独か，局所麻酔単独か，これらのコンビネーションから選択する．気道過敏性をもつ患者で，局所麻酔管理が望ましいかどうかはいまだに一定したコンセンサスが得られていない[2]．よって，局所麻酔に固執せず，後述する適切な麻酔薬を選択し，十分な麻酔を提供する．

▶ 本項「③ e. 麻酔薬の選択」（p.220）参照

- 硬膜外麻酔法は術後の鎮痛に有用であるが，横隔膜または呼吸筋の麻痺により理論的に呼吸機能を損ねる．一方で，重症 COPD 患者において上部胸部硬膜外麻酔の FEV_1 の減少は大きくないとする報告もあるため[35]，術後鎮痛が得られる少量の投与が望ましい．

気道平滑筋の細胞内カルシウム濃度の上昇の抑制

- 気道平滑筋の収縮は迷走神経から放出されるアセチルコリン，副腎から放出されるカテコールアミン，また肥満細胞から放出されるヒスタミンによって

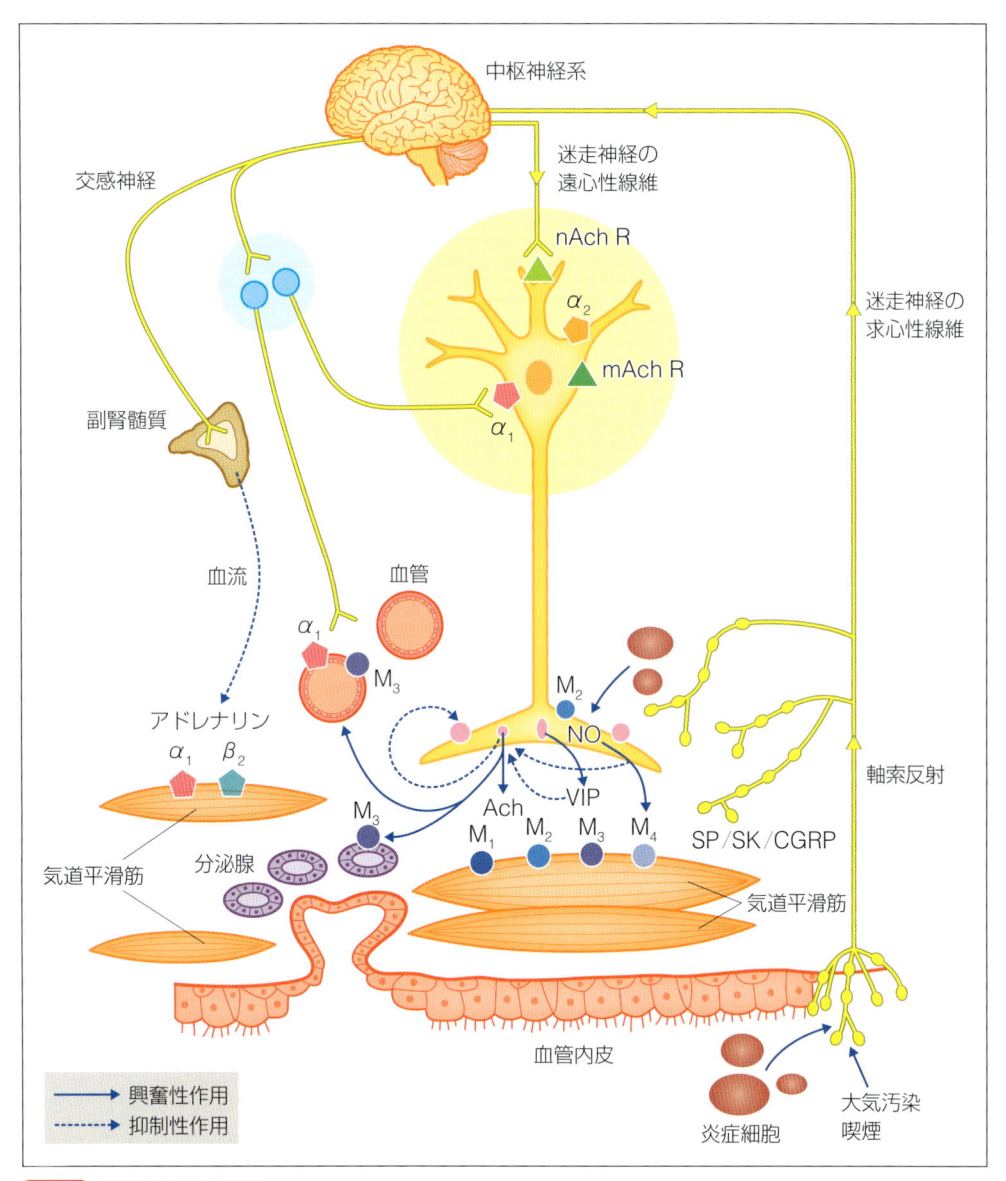

図2 気道の神経支配

迷走神経のインパルスは，脳幹の疑核から発生する．神経節は気道に存在し節後線維は気道平滑筋，血管，分泌腺に分布する．迷走神経刺激によって放出されたアセチルコリン（Ach）はムスカリン受容体（M_1〜M_4）に結合し，気道平滑筋は収縮する．
nAch R：ニコチン性アセチルコリン受容体，mAch R：ムスカリン性アセチルコリン受容体，NO：一酸化窒素，VIP：血管作動性腸管ペプチド，SP：サブスタンスP，SK：サブスタンスK，CGRP：カルシトニン遺伝子関連ペプチド．

制御されている[36]（図3）．迷走神経刺激により放出されたアセチルコリンは，ムスカリン受容体に結合し，細胞内カルシウムを増加させ気道平滑筋は収縮する．
● 肺に分布する副交感神経のムスカリン受容体には，M_1〜M_4のサブタイプがあり[37]，M_3受容体をブロックすることにより気道平滑筋の弛緩作用が得ら

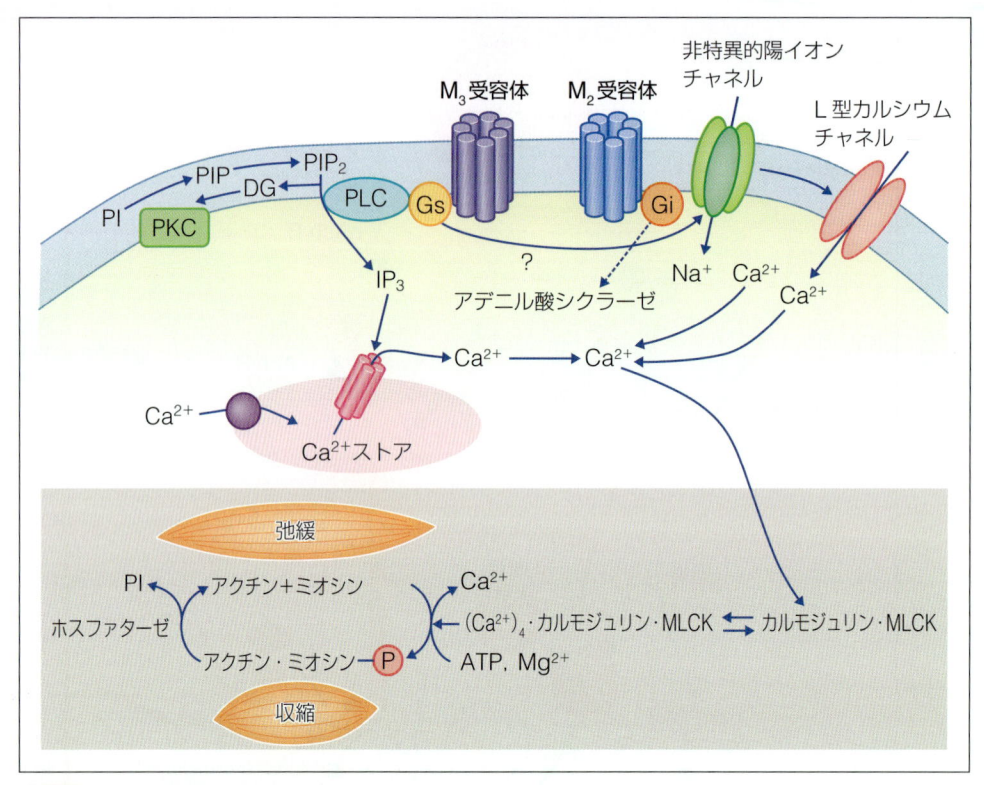

図3 気道平滑筋の収縮と弛緩
M_2 および M_3 ムスカリン受容体と気道平滑筋の収縮と弛緩作用.
PI：ホスファチジルイノシトール，PIP：ホスファチジルイノシトールリン酸，PIP_2：ホスファチジルイノシトール二リン酸，DG：ジアシルグリセロール，PKC：プロテインキナーゼC，PLC：ホスホリパーゼC，Gs：刺激性G蛋白，Gi：抑制性G蛋白，IP_3：イノシトール三リン酸，MLCK：ミオシン軽鎖キナーゼ，ATP：アデノシン三リン酸.

▶cAMP：
cyclic AMP (adenosine monophosphate)（サイクリックアデノシン一リン酸）

れる.
- 気道平滑筋には多数の $β_2$ 受容体が存在し，アゴニストが結合することにより細胞内cAMPが増加し，細胞内カルシウム濃度が低下することによって平滑筋は弛緩する.
- β遮断薬は，一般的に $β_1$ および $β_2$ 遮断作用を併せもつため，周術期の閉塞性疾患患者の頻脈の治療にβ遮断薬を使用することには懸念がある．一方，$β_1$ 選択性の高いランジオロールまたエスモロールは，気道過敏性の亢進した動物または患者において安全性が証明されている[38].
- ヒスタミン受容体は，H_1〜H_4 のサブタイプがあり，H_1 受容体の刺激により，細胞内カルシウムが増加する．モルヒネなど周術期に用いる薬剤は，ヒスタミン遊離作用をもつ.

■ 気道の炎症の抑制
- 周術期は，高サイトカイン血症をきたし，全身性炎症反応症候群の準備段階である[39]．術前のステロイド薬の全身投与は，喘息発作のリスクを減少さ

せ，肺組織のサイトカイン産生を減少させることが報告されている[40]．
- 喘息の発作と COPD の急性増悪にはサイトカインの産生が密接に関与することから[1,2]，手術時間や出血量などの手術侵襲を考慮して，ステロイドの全身投与を検討する．

気道分泌物の除去
- 喀痰量の多い患者では，気管挿管により気道を確保して喀痰を除去する．術中の気管吸引は迷走神経反射を引き起こすため，麻酔深度を十分に保つ．適切な輸液の管理が必要である．

換気血流比の維持
- 換気血流比の悪化は動脈血の酸素化を障害するため，適切な輸液管理を行う．

❸ 術中の評価と管理

a．麻酔前投薬
- ストレスと喘息の関連が指摘されているため[41,42]，重症ではない喘息患者にベンゾジアゼピン系鎮静薬を麻酔前投薬として使用するのは合理的である[43]．動物実験では，ベンゾジアゼピンは気道収縮抑制作用を示す一方[44,45]，ヒトでは用量依存性に分時換気量を減少させるため[46]，重症喘息または COPD 患者では投与しない[47]．アトロピンの投与は，迷走神経反射による気道収縮に対して有効かもしれない[48,49]．しかしながら，この反射を防ぐ目的であれば，長時間作用性抗コリン薬（LAMA）の吸入でよい[50]．

> 重症でない喘息患者に，ベンゾジアゼピン系鎮静薬を使用してよい

b．術中の気道管理
- 全身麻酔時には，マスク換気，声門上器具，または気管挿管が必要になる．気管挿管は気道に刺激を与え，気道平滑筋の収縮をもたらす[51,52]．術前の β 刺激薬による介入は効果的であるとする報告がある一方で[53,54]，無効とする結果もあり[55]，コンセンサスがない．ステロイドと吸入 β 刺激薬の併用は，可逆性の気道閉塞を示す患者での喘鳴発生を減少させる効果がある[56]．Groeben ら[57-59]は，リドカインの吸入または静脈内投与による気道平滑筋の収縮抑制効果を精力的に検討し，気道確保前の静脈内リドカイン投与を勧めている．

> ステロイドと吸入 β 刺激薬の併用により喘鳴を減少させることができる

c．呼吸器設定
- 気道内圧の上昇と肺の圧損傷を避けるために，圧設定換気とする．ガイドラインでは具体的な呼吸器の設定を述べていない．手術中の体位や気腹により気道内圧は大きく変化するため，患者の病態に合わせて設定する．全身の酸素需要に見合った吸入酸素濃度を調節する．気腹中の CO_2 のステップアッ

プは，皮下気腫の合併が懸念され，これらの病態では発作と術後の呼吸器離脱に特別な注意が必要となる．

d. 気道の加温と加湿

人工鼻を用いた加温加湿が必須

- 寒冷または乾燥した気体による人工呼吸は，気道の収縮をもたらす一方で[2]，水の吸入は喘息発作を誘発しうる[60]．人工鼻を用いた加温と加湿が必須である．長時間の低流量麻酔では，麻酔回路内に水滴が貯留し抵抗となるため注意する．

e. 麻酔薬の選択

■ 吸入麻酔薬

デスフルランは強い気道刺激性のため過敏性のある患者には適さない

- 吸入麻酔薬セボフルランは強い気道拡張作用をもつ[61-63]ため，治療抵抗性の喘息発作治療にも用いられる．デスフルランは強い気道刺激性をもつため，麻酔導入に適さず，また気道過敏性の高い患者への使用には議論がある[64,65]．
- 吸入麻酔薬の気道拡張作用は，肺中枢性よりも末梢性で高いと報告されており[66]，COPDにおける肺末梢性の収縮の改善に役立つ可能性がある（**表1**）．

■ 静脈麻酔薬

プロポフォールは迷走神経を抑制し挿管時気道抵抗の上昇を抑える

- 静脈麻酔薬プロポフォールは，挿管時の気道抵抗の上昇を抑える[67]．機序は，直接，平滑筋に作用する，または迷走神経を抑制することが報告されている[68-71]．
- バルビツール酸系静脈麻酔薬は，気道収縮抑制作用が弱いか[72,73]，または収縮する[67]との報告があり，適さない．
- ケタミンは気道拡張作用があり[71]，喘息患者の挿管に適しているが[74]，気道分泌物を増加させるためプロポフォール以上の有益性を示すのは難しい．

■ 鎮痛薬

- オピオイドの使用により，麻酔深度を深くして迷走神経を介した気道収縮を抑制できる[75]．しかし，作用の遷延は術後の呼吸抑制を引き起こす．
- レミフェンタニルは，蓄積が起こらないため有用である一方，閉塞性の病態をもつ患者は酸素供給能が乏しく術後シバリングによる酸素需要の増大は避けなければならないため，安易な大量使用には問題がある．

フェンタニルとレミフェンタニルは閉塞性換気障害患者に安全に使用できる

- すべてのオピオイドは，少なからずヒスタミン遊離作用をもつが[76]，フェンタニルとその類似薬剤であるレミフェンタニルは閉塞性換気障害をもつ患者に安全に使用できる[77,78]．

■ 筋弛緩薬

- 筋弛緩薬では，4つの観点すなわち，①M_3受容体と逆の作用をもつM_2受容体との親和性（**図3**），②ヒスタミン遊離作用，③作用時間，④リバースの容易さ，からロクロニウムの使用が望ましい．

- 喘息とCOPDにおける，術後の筋弛緩薬の遷延が大問題であったが，スガマデクスが使用できるようになり，筋弛緩薬の使用に大きなパラダイムシフトが起きている．すなわち，必要な筋弛緩薬を必要十分に投与した麻酔管理が可能となった．
- 一方で，ロクロニウム使用中のスガマデクスによるリバースによる肥満患者でのリクラリゼーションが報告され[79]，アレルギーまたはアナフィラキシー反応が報告されている[80]．ヒスタミン遊離機序が想定されるため，投与中また帰室後の観察を怠らない．

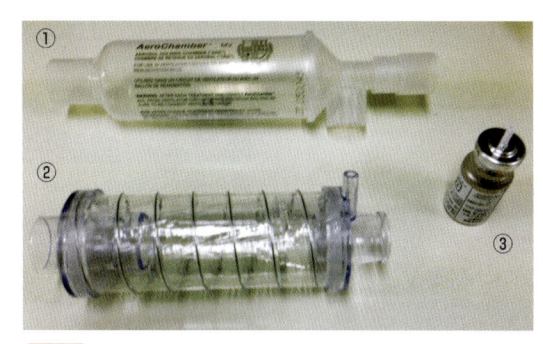

図4 当院の吸入補助具（スペーサー）と気管支拡張薬
①：エアロチャンバー（トゥルーデルメディカル社，カナダ）．
②：エアロベント（トゥルーデルメディカル社，カナダ）．
③：ベロテックエロゾル®（日本ベーリンガーインゲルハイム社，日本）．

局所麻酔薬
- 局所麻酔薬では，リドカイン[81]，ブピバカイン，ロピバカイン[35]ともに使用できる．

f. 術中の気道収縮の治療

- 手術中の気道収縮の治療を開始する前に，挿管チューブの閉塞，位置異常，片肺挿管，誤嚥，肺梗塞，肺水腫，緊張性気胸，アナフィラキシー，副腎不全または心不全を鑑別する[1,2]．
- まず酸素濃度を上昇させ，麻酔深度を深め，鑑別診断を進める．鑑別には，聴診，酸素飽和度，動脈血ガス分析，気道内圧とカプノメーターの波形が有用である．
- 吸入補助具（スペーサー）によりβ刺激薬による吸入治療が可能である[82]（図4）．サルメテロールとホルモテロールの有効性が証明されている[83-88]★2．
- COPD患者では，気管支拡張薬として長時間作用性抗コリン薬が使用されていることが多い[2]．このような患者では，術中の気道収縮に異なる作用のβ刺激薬を追加（add on）することにより，治療効果が期待できる．同様に，COPD患者における可逆性の気道収縮はasthmatic componentとよばれ，β刺激薬による治療効果が期待できる．
- GINA 2011では，喘息発作にエピネフリンによる治療を勧めていないが[1]，手術中の危機的な喘息治療からはエピネフリンを排除しない．
- β刺激薬により十分な気道拡張が得られた後の，吸入麻酔薬による追加の気道弛緩作用は期待できないかもしれない[89]．
- 手術中の喘息発作またはCOPDの増悪患者には，ガイドラインによるステロイドの静脈内投与が望ましい[1,2]．スペーサーにより，または術前の吸入により長時間作用性吸入抗コリン薬による気道拡張作用を得ることができる[90]．吸入による投与と比較した静脈内投与の利点は，粘膜が肥厚している場合の患部移行性と即効性にある．
- β受容体とムスカリン受容体は，それぞれ中枢性，末梢性に分布するため，

> ロクロニウム使用中のリバースでリクラリゼーションが報告された

> スペーサーによるサルメテロールとホルモテロールの吸入治療は有効

★2
スペーサーによるβ刺激薬投与で著明に改善する喘息発作をしばしば経験する．当院では，すみやかな作用が得られるフェノテロール（ベロテックエロゾル®）をDAM（difficult airway management）カートに常備している．

これらのアゴニストを併用または使い分ける（**表1**）．

④ 術後管理

- 術後の硬膜外麻酔に代表される持続神経ブロックは，求心性の痛み刺激をブロックし呼吸機能を保つと考えられている．
- メタ解析では，全身性オピオイドの投与と比較してオピオイドの硬膜外腔投与により術後の無気肺の減少が得られるが，すべての肺合併症発生率では差が認められず，また全身性のオピオイド投与と比較して硬膜外腔への局所麻酔薬の投与は術後の肺感染症と合併症を減少させるが[91]，差がないとの報告もある[92]．コンセンサスは得られていないが，術後の鎮痛が患者のQOLを向上させることは疑いの余地がない．
- 術後のリハビリテーションを多職種（外科医，看護師，作業療法士，そして患者家族）と協調して行う．術後の早期の呼吸機能回復は，リハビリテーションを促進し，合併症を減少させ，日常生活動作を回復し，早期退院が可能となる．

術後神経ブロックは，求心性の疼痛をブロックし呼吸機能を保つ

⑤ おわりに

- 喘息またはCOPDを合併した患者の周術期管理について概説した．
- 術前の気道過敏性を除去し，ガイドラインに従って適切な麻酔薬・麻酔法を選択，気管支拡張薬，抗コリン薬，ステロイド薬の使用を選択する．

（岩﨑創史，山蔭道明）

文献

1) Grobal Strategy for Asthma managements and prevention. 2011 update. http://www.ginasthma.org/
2) Global strategy for the diagnosis, management and prevention of COPD, global initiative for chronic obstructive lung desease（GOLD）2011 update. http://www.goldcopd.org/
3) Yunginger JW, et al. A community-based study of the epidemiology of asthma. Incidence rates, 1964-1983. Am Rev Respir Dis 1992; 146: 888-94.
4) Fukuchi Y, et al. COPD in Japan: The Nippon COPD Epidemiology study. Respirology 2004; 9: 458-65.
5) Snider GL. Chronic obstructive pulmonary disease: Risk factors, pathophysiology, and pathogenesis. Annu Rev Med 1989; 40: 411-29.
6) Warner DO, et al. Perioperative respiratory complications in patients with asthma. Anesthesiology 1996; 85: 460-7.
7) Bremerich DH. Anesthesia in bronchial asthma. Anasthesiol Intensivmed Notfallmed Schmerzther 2000; 35: 545-58.
8) Doherty GM, et al. Anesthesia and the child with asthma. Paediatr Anaesth 2005; 15: 446-54.
9) Wong DH, et al. Factors associated with postoperative pulmonary complications in patients with severe chronic obstructive pulmonary disease. Anesth Analg 1995; 80: 276-84.

10) Kroenke K, et al. Postoperative complications after thoracic and major abdominal surgery in patients with and without obstructive lung disease. Chest 1993; 104: 1445–51.
11) Celli BR, et al. The body-mass index, airflow obstruction, dyspnea, and exercise capacity index in chronic obstructive pulmonary disease. N Engl J Med 2004; 350: 1005–12.
12) Celli BR, MacNee W; ATS/ERS Task Force. Standards for the diagnosis and treatment of patients with COPD: A summary of the ATS/ERS position paper. Eur Respir J 2004; 23: 932–46.
13) Fung DL. Emergency anesthesia for asthma patients. Clin Rev Allergy 1985; 3: 127–41.
14) Kingston HG, Hirshman CA. Perioperative management of the patient with asthma. Anesth Analg 1984; 63: 844–55.
15) Oh SH, Patterson R. Surgery in corticosteroid-dependent asthmatics. J Allergy Clin Immunol 1974; 53: 345–51.
16) Enright A. Bronchospastic disease and emergency surgery. Middle East J Anesthesiol 2004; 17: 927–38.
17) Chinn S. Concurrent trends in asthma and obesity. Thorax 2005; 60: 3–4.
18) Chen Y, et al. Obesity may increase the incidence of asthma in women but not in men: Longitudinal observations from the Canadian National Population Health Surveys. Am J Epidemiol 2002; 155: 191–7.
19) Beuther DA, et al. Obesity and asthma. Am J Respir Crit Care Med 2006; 174: 112–9.
20) Chen Y, et al. The association between obesity and asthma is stronger in nonallergic than allergic adults. Chest 2006; 130: 890–5.
21) Erskine RJ, Hanning CD. Do I advise my patient to stop smoking pre-operatively? Curr Anaesth Crit Care 1992; 3: 175–80.
22) Roy S. Effects of smoking on prostacyclin formation and platelet aggregation in users of oral contraceptives. Am J Obstet Gynecol 1999; 180: S364–8.
23) Erskine RJ, et al. Sensitivity of upper airway reflexes in cigarette smokers: Effect of abstinence. Br J Anaesth 1994; 73: 298–302.
24) American Society of Anesthesiologists. Why should stop smoking for your surgery and help for becoming smoke-free. https://ecommerce.asahq.org/p-296-why-you-should-stop-smoking-for-your-surgery-and-help-for-becoming-smoke-free.aspx
25) Kesten S. Pulmonary rehabilitation and surgery for end-stage lung disease. Clin Chest Med 1997; 18: 173–81.
26) Barnes PJ. The pharmacological properties of tiotropium. Chest 2000; 117 (2 Suppl): 63S–6S.
27) Matsuyama W, et al. Use of tiotropium bromide for preoperative treatment in chronic obstructive pulmonary disease patients: Comparison with oxitropium bromide. Intern Med 2007; 46: 1373–9.
28) Kobayashi S, et al. Preoperative use of inhaled tiotropium in lung cancer patients with untreated COPD. Respirology 2009; 14: 675–9.
29) Gotfried MH, et al. Efficacy of indacaterol 75μg once-daily on dyspnea and health status: Results of two double-blind, placebo-controlled 12-week studies. COPD 2012; 9: 629–36.
30) Högman M, et al. Effects of endotracheal intubation on airway neuropeptide content, arterial oxygenation, and lung volumes in anaesthetized rats. Eur J Clin Invest 1998; 28: 249–55.
31) Groeben H. Strategies in the patient with compromised respiratory function. Best Pract Res Clin Anaesthesiol 2004; 18: 579–94.
32) Barnes PJ. What is the role of nerves in chronic asthma and symptoms? Am J Respir Crit Care Med 1996; 153: S5–8.
33) Jagoda A, et al. Refractory asthma, part 2: Airway interventions and management. Ann Emerg Med 1997; 29: 275–81.

34) Burburan SM, et al. Anesthetic management in asthma. Minerva Anestesiol 2007; 73: 357–65.
35) Groeben H, et al. Lung function under high thoracic segmental epidural anesthesia with ropivacaine or bupivacaine in patients with severe obstructive pulmonary disease undergoing breast surgery. Anesthesiology 2002; 96: 536–41.
36) Yamakage M, Namiki A. Cellular mechanisms of airway smooth muscle relaxant effects of anesthetic agents. J Anesth 2003; 17: 251–8.
37) Caulfield MP, Birdsall NJ. International Union of Pharmacology. XVII. Classification of muscarinic acetylcholine receptors. Pharmacol Rev 1998; 50: 279–90.
38) Yamakage M, et al. Beta-1 selective adrenergic antagonist landiolol and esmolol can be safely used in patients with airway hyperreactivity. Heart Lung 2009; 38: 48–55.
39) Bone RC, et al. Definitions for sepsis and organ failure and guidelines for the use of innovative therapies in sepsis. The ACCP/SCCM Consensus Conference Committee. American College of Chest Physicians/Society of Critical Care Medicine. Chest 1992; 101: 1644–55.
40) Mitsuta K, et al. Preoperative steroid therapy inhibits cytokine production in the lung parenchyma in asthmatic patients. Chest 2001; 120: 1175–83.
41) Busse WW, et al. NHLBI Workshop summary. Stress and asthma. Am J Respir Crit Care Med 1995; 151: 249–52.
42) Wood BL, et al. Family emotional climate, depression, emotional triggering of asthma, and disease severity in pediatric asthma: Examination of pathways of effect. J Pediatr Psychol 2007; 32: 542–51.
43) Kil N, et al. The effects of midazolam on pediatric patients with asthma. Pediatr Dent 2003; 25: 137–42.
44) Hirota K, et al. Midazolam reverses histamine-induced bronchoconstriction in dogs. Can J Anaesth 1997; 44: 1115–9.
45) Yamakage M, et al. Inhibitory effects of diazepam and midazolam on Ca2+ and K+ channels in canine tracheal smooth muscle cells. Anesthesiology 1999; 90: 197–207.
46) Forster A, et al. Respiratory depression by midazolam and diazepam. Anesthesiology 1980; 53: 494–7.
47) Gross JB, et al. Time course of ventilatory depression after thiopental and midazolam in normal subjects and in patients with chronic obstructive pulmonary disease. Anesthesiology 1983; 58: 540–4.
48) Gillett MK, Snashall PD. Measurement of pharmacological antagonism produced by atropine in bronchi of normal and asthmatic subjects. Eur Respir J 1988; 1: 27–33.
49) Boskabady MH, Snashall PD. Enhanced muscarinic receptor blockade with atropine in the asthmatic tracheobronchial tree. Evidence for increased drug delivery. Am Rev Respir Dis 1992; 145: 756–61.
50) Field SK, Sutherland LR. Does medical antireflux therapy improve asthma in asthmatics with gastroesophageal reflux?: A critical review of the literature. Chest 1998; 114: 275–83.
51) Kim ES, Bishop MJ. Endotracheal intubation, but not laryngeal mask airway insertion, produces reversible bronchoconstriction. Anesthesiology 1999; 90: 391–4.
52) Berry A, et al. Pulmonary airway resistance with the endotracheal tube versus laryngeal mask airway in paralyzed anesthetized adult patients. Anesthesiology 1999; 90: 395–7.
53) Wu RS, et al. Effects of fenoterol and ipratropium on respiratory resistance of asthmatics after tracheal intubation. Br J Anaesth 2000; 84: 358–62.
54) Scalfaro P, et al. Salbutamol prevents the increase of respiratory resistance caused by tracheal intubation during sevoflurane anesthesia in asthmatic children. Anesth Analg 2001; 93: 898–902.
55) Elwood T, et al. Bronchodilator premedication does not decrease respiratory adverse events in pediatric general anesthesia. Can J Anaesth 2003; 50: 277–84.

56) Silvanus MT, et al. Corticosteroids and inhaled salbutamol in patients with reversible airway obstruction markedly decrease the incidence of bronchospasm after tracheal intubation. Anesthesiology 2004; 100: 1052-7.
57) Groeben H, et al. Combined intravenous lidocaine and inhaled salbutamol protect against bronchial hyperreactivity more effectively than lidocaine or salbutamol alone. Anesthesiology 1998; 89: 862-8.
58) Maslow AD, et al. Inhaled albuterol, but not intravenous lidocaine, protects against intubation-induced bronchoconstriction in asthma. Anesthesiology 2000; 93: 1198-204.
59) Groeben H, et al. Both intravenous and inhaled lidocaine attenuate reflex bronchoconstriction but at different plasma concentrations. Am J Respir Crit Care Med 1999; 159: 530-5.
60) Fujimura M, et al. Role of tachykinins in distilled water-induced bronchoconstriction in guinea-pigs. Clin Exp Allergy 1998; 28: 893-900.
61) Yamakage M, Hirshman CA. Volatile anesthetics and airway smooth muscle function. Curr Opin Anaesthesiol 1994; 7: 531-5.
62) Yamakage M. Effects of anaesthetic agents on airway smooth muscles. Br J Anaesth 2002; 88: 624-7.
63) Yamakage M, Namiki A. Cellular mechanisms of airway smooth muscle relaxant effects of anesthetic agents. J Anesth 2003; 17: 251-8.
64) Shankar V, et al. Isoflurane therapy for severe refractory status asthmaticus in children. Intensive Care Med 2006; 32: 927-33.
65) Johnston RG, et al. Isoflurane therapy for status asthmaticus in children and adults. Chest 1990; 97: 698-701.
66) Chen X, et al. Inhibitory effects of volatile anesthetics on K+ and Cl− channel currents in porcine tracheal and bronchial smooth muscle. Anesthesiology 2002; 96: 458-66.
67) Pizov R, et al. Wheezing during induction of general anesthesia in patients with and without asthma. A randomized, blinded trial. Anesthesiology 1995; 82: 1111-6.
68) Hashiba E, et al. Effects of propofol on bronchoconstriction and bradycardia induced by vagal nerve stimulation. Acta Anaesthesiol Scand 2003; 47: 1059-63.
69) Kabara S, et al. Comparison of relaxant effects of propofol on methacholine-induced bronchoconstriction in dogs with and without vagotomy. Br J Anaesth 2001; 86: 249-53.
70) Yamakage M, et al. Inhibitory effects of thiopental, ketamine, and propofol on voltage-dependent Ca2+ channels in porcine tracheal smooth muscle cells. Anesthesiology 1995; 83: 1274-82.
71) Pedersen CM, et al. Smooth muscle relaxant effects of propofol and ketamine in isolated guinea-pig trachea. Eur J Pharmacol 1993; 238: 75-80.
72) Eames WO, et al. Comparison of the effects of etomidate, propofol, and thiopental on respiratory resistance after tracheal intubation. Anesthesiology 1996; 84: 1307-11.
73) Wu RS, et al. Comparative effects of thiopentone and propofol on respiratory resistance after tracheal intubation. Br J Anaesth 1996; 77: 735-8.
74) Pradal M, et al. The risk of anesthesia in the asthmatic child. Pediatr Pulmonol Suppl 1995; 11: 51-2.
75) Ruiz Neto PP, Auler Júnior JO. Respiratory mechanical properties during fentanyl and alfentanil anaesthesia. Can J Anaesth 1992; 39: 458-65.
76) Prieto-Lastra L, et al. Pharmacological stimuli in asthma/urticaria. Allergol Immunopathol 2006; 34: 224-7.
77) Hillier JE, et al. Bronchoscopic lung volume reduction in patients with severe emphysema: Anesthetic management. Anesth Analg 2004; 99: 1610-4.
78) Conti G, et al. Alfentanil does not increase resistance of the respiratory system in ASA I patients ventilated mechanically during general anesthesia. Can J Anaesth 2002; 49: 718-23.
79) Le Corre F, et al. Recurarization after sugammadex reversal in an obese patient. Can J

Anaesth 2011; 58: 944-7.
80) Menéndez-Ozcoidi L, et al. Allergy to low dose sugammadex. Anaesthesia 2011; 66: 217-9.
81) Jagoda A, et al. Refractory asthma, part 2: Airway interventions and management. Ann Emerg Med 1997; 29: 275-81.
82) Johnson M, Rennard S. Alternative mechanisms for long-acting beta (2) -adrenergic agonists in COPD. Chest 2001; 120: 258-70.
83) Mahler DA, et al. Efficacy of salmeterol xinafoate in the treatment of COPD. Chest 1999; 115: 957-65.
84) Jones PW, Bosh TK. Quality of life changes in COPD patients treated with salmeterol. Am J Respir Crit Care Med 1997; 155: 1283-9.
85) Ulrik CS. Efficacy of inhaled salmeterol in the management of smokers with chronic obstructive pulmonary disease: A single centre randomised, double-blind, placebo-controlled, crossover study. Thorax 1995; 50: 750-4.
86) Boyd G, et al. An evaluation of salmeterol in the treatment of chronic obstructive pulmonary disease (COPD). Eur Respir J 1997; 10: 815-21.
87) Cazzola M, et al. Salmeterol and formoterol in partially reversible severe chronic obstructive pulmonary disease: A dose-response study. Respir Med 1995; 89: 357-62.
88) Rossi A, et al. Formoterol in Chronic Obstructive Pulmonary Disease (FICOPD) II Study Group. Comparison of the efficacy, tolerability, and safety of formoterol dry powder and oral, slow-release theophylline in the treatment of COPD. Chest 2002; 121: 1058-69.
89) Wu RS, et al. Isoflurane anesthesia does not add to the bronchodilating effect of a beta 2-adrenergic agonist after tracheal intubation. Anesth Analg 1996; 83: 238-41.
90) Anthonisen NR, et al. Effects of smoking intervention and the use of an inhaled anticholinergic bronchodilator on the rate of decline of FEV1. The Lung Health Study. JAMA 1994; 272: 1497-505.
91) Ballantyne JC, et al. The comparative effects of postoperative analgesic therapies on pulmonary outcome: Cumulative meta-analyses of randomized, controlled trials. Anesth Analg 1998; 86: 598-612.
92) Jayr C, et al. Postoperative pulmonary complications: Epidural analgesia using bupivacaine and opioids versus parenteral opioids. Anesthesiology 1993; 78: 666-76.

5-2 急性上気道炎患者の呼吸管理

- 本項では，強い全身性炎症性疾患である風邪症候群を合併した患者の呼吸器管理を概説する．論をまたず，風邪患者では手術の延期が望ましい．延期の基準と，患者・外科医への合理的な説明ができるように，病態と具体的な対処法を示し，臨時手術などやむなく手術・麻酔を施行する場合の対処法も示す．

① 急性上気道感染症と急性上気道炎

- 気道は，上気道（鼻腔，咽頭，喉頭），下気道（気管，気管支，細気管支）を経て肺胞へ達する．鼻腔から喉頭までが上気道であるが，微生物が侵入して急性の感染状態となったものを急性上気道感染症とよび，急性上気道炎（風邪症候群），急性咽頭炎・扁桃炎，急性喉頭炎，急性喉頭蓋炎が含まれる（図1）．
- 急性上気道炎（風邪症候群）の原因となる微生物は，80〜90％がウイルス性で，ライノウイルス，コロナウイルス，RSウイルス，インフルエンザウイルス，パラインフルエンザウイルス，アデノウイルスである．
- 流行は季節性で，ライノウイルスは春と秋に，コロナウイルスとRSウイルス，インフルエンザウイルスは冬に多い[1]．

▶RSウイルス：
respiratory syncytial virus

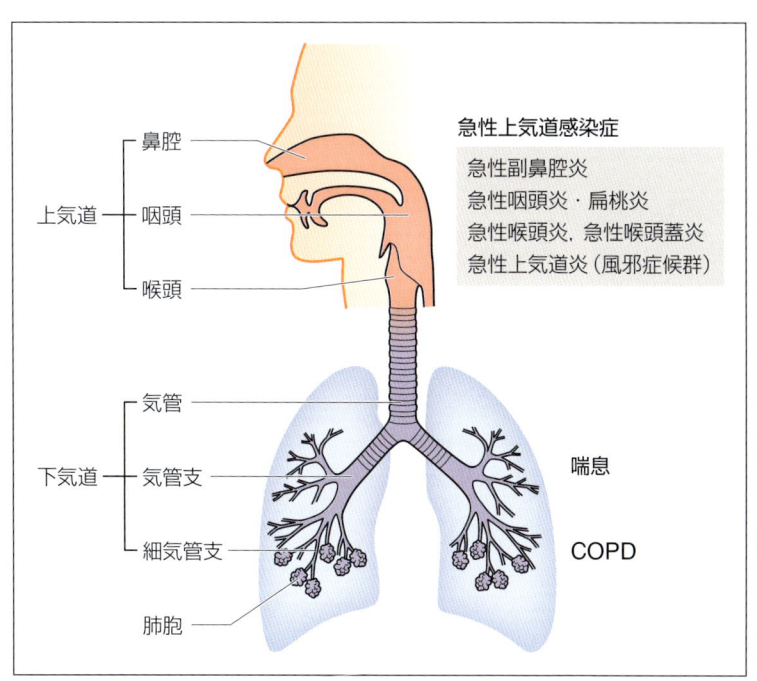

図1 気道の解剖と炎症
気道は連続しているが，それぞれの炎症の原因は抗原，タバコ粒子，ウイルス，細菌と異なる．
COPD：慢性閉塞性肺疾患．

表1 急性上気道炎（風邪症候群）の鑑別診断

アレルギー性鼻炎	咽頭痛，全身倦怠感などの症状を欠く
インフルエンザ	典型的には，38℃以上の発熱での急激な発症が典型的で，頭痛，筋肉・関節痛を伴う．迅速検査で診断
急性副鼻腔炎	14日を超える症状の持続またはいったん軽快後5～7日で再度頭痛，顔面痛，咳嗽などで再悪化する．顔面痛，膿性の鼻汁，においの減少・消失をしばしば伴う
扁桃炎・喉頭炎	鼻症状を欠く．扁桃・咽頭の理学的所見を観察し鑑別する
急性喉頭蓋炎	急な発熱，咽頭痛で発症し，急激に喘鳴を伴う気道狭窄を起こす疾患で，咽頭痛を強く訴える
百日咳	感染初期のカタル期は風邪症候群との鑑別は困難．成人で痙咳期の症状が軽微で，遷延性咳嗽，慢性咳嗽が持続する症例が少なからずみられる
下気道病変	2週間以上，咳嗽が継続する場合には，肺結核，肺癌，間質性肺炎などの鑑別を行う

❷ 急性上気道炎（風邪症候群）の診断

- くしゃみ，鼻水，鼻づまり，のどの痛み，咳，痰がみられ，発熱，頭痛，筋肉痛，関節痛，全身倦怠感を伴うこともある．このような症状から臨床的に診断する．
- 小児の場合は，「元気がない」「体温が高い」「何かおかしい」といった印象を両親が指摘できることがある[2]．現在の上気道炎症状だけではなく，この1か月以内にみられた症状について情報を得る．
- アレルギー性鼻炎，インフルエンザ，急性副鼻腔炎，急性扁桃炎・咽頭炎，急性喉頭蓋炎，百日咳，下気道病変（肺結核，肺癌，間質性肺炎）を鑑別する（表1）．

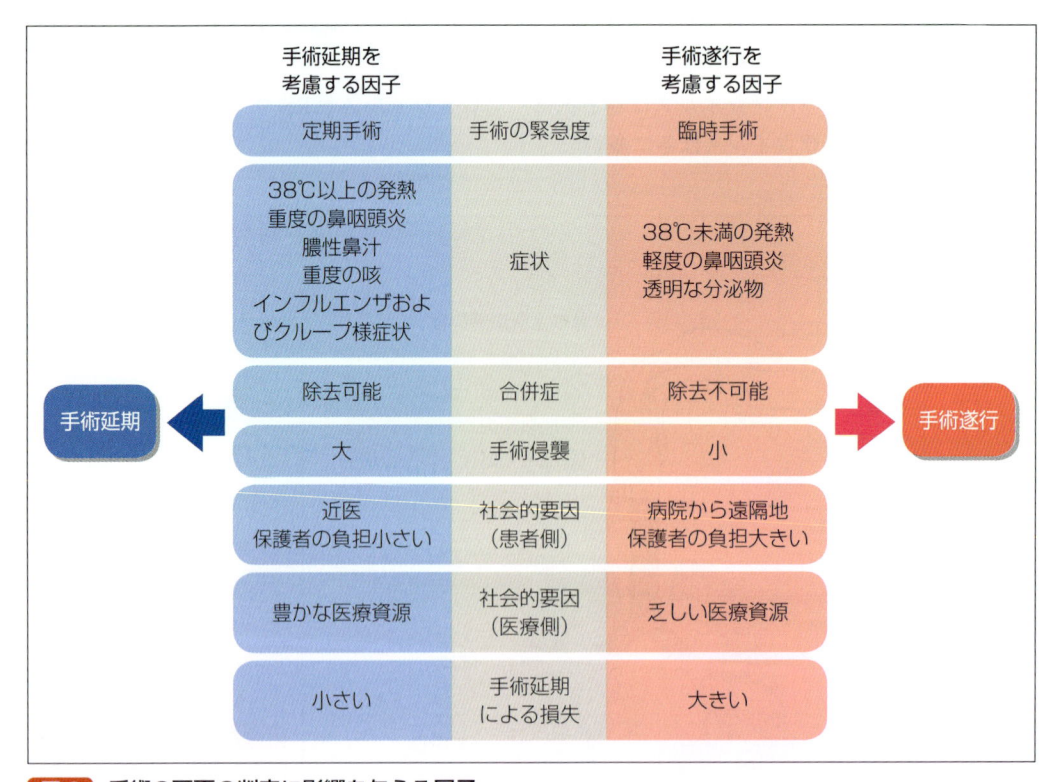

手術延期を考慮する因子		手術遂行を考慮する因子
定期手術	手術の緊急度	臨時手術
38℃以上の発熱 重度の鼻咽頭炎 膿性鼻汁 重度の咳 インフルエンザおよびクループ様症状	症状	38℃未満の発熱 軽度の鼻咽頭炎 透明な分泌物
除去可能	合併症	除去不可能
大	手術侵襲	小
近医 保護者の負担小さい	社会的要因 （患者側）	病院から遠隔地 保護者の負担大きい
豊かな医療資源	社会的要因 （医療側）	乏しい医療資源
小さい	手術延期による損失	大きい

← 手術延期 ／ 手術遂行 →

図2 手術の可否の判定に影響を与える因子

③ 手術の延期基準

- 上気道炎患者に対する手術の可否判定に影響を与える因子について図2に示す．緊急を要する臨時手術は延期せず，適切な麻酔薬・麻酔法を選択する．回復が期待できる急性上気道炎症状を有する患者は延期すべきである．強い症状を有する患者は，医学的見地から手術の延期が望ましい．
- 症状がそれほど強くないときには，手術侵襲，患者側や医療側の社会的要因，また手術延期によるリスク・利益比を検討する．

> **Column　高齢者の大腿骨頸部骨折と肺炎，副鼻腔炎と喘息**
>
> それぞれ前者は手術の対象になるが，後者が合併した場合，そのコントロールが問題となる．反対に手術により早期離床が可能となったり炎症の場が消失することにより，後者の改善が期待できるため，麻酔科医はジレンマに陥る．
>
> 本章で述べる気道・呼吸管理により麻酔薬・麻酔法を選択・応用して，また図2を参照して手術の可否を判断する．ただし，各施設の手術侵襲また術後の診療体制（たとえばICUの有無）によっても判定が左右されうる．
>
> 筆者は，副鼻腔炎を合併する喘息症状をもつ患者ではステロイド投与下に慎重に麻酔管理している．

④ 急性上気道炎患者の麻酔中の合併症

- 小児の最近の前向きコホート研究では，術前の上気道感染症は症状が存在する，または2週間以内に症状がある場合のみ周術期呼吸器合併症の頻度を減少させる．一方，2〜4週間前の上気道感染症は合併症を増加させない[3,4]．
- 同様に，2週間以内の上気道感染症状のある小児患者では，ラリンジアルマスク下全身麻酔において喉頭痙攣や，咳，酸素飽和度の低下の頻度を2倍にする．しかし，その頻度は低く，感染から2週間経過していればラリンジアルマスクを用いた全身麻酔をしてよいとの議論がある[5]．
- 上気道感染症患者においては，リドカインジェルを用いてラリンジアルマスクを挿入すると，周術期の合併症が減少し，術後の咳を抑制する．この作用は感染症をもたない患者ではみられない[6]．

▶リドカインについては，本章「5-1 喘息およびCOPD患者の呼吸管理」（p.219）参照

⑤ 麻酔法と麻酔薬の選択

- 麻酔法の選択と麻酔薬の選択は，同様に気道過敏性をもつ喘息およびCOPD患者の麻酔とほぼ共通する．
- すなわち，可能であれば気管挿管を回避してラリンジアルマスクまたはフェイスマスクで管理する．またプロポフォールで導入して，吸入麻酔薬としてデスフルランの使用を避けることが報告されている[7]．
- 上気道感染症患者の知見は，小児における小手術を対象にして得られたデータが多い．気道分泌物が多い，手術時間が長いなど，気管挿管が必要である症例は，躊躇せず気管挿管下で管理する．
- 従来は，局所麻酔下での管理が好まれていた[2]．喘息やCOPD患者において全身麻酔または局所麻酔のいずれによる管理がより有用であるかはコンセンサスがないことを考慮すれば，局所麻酔にこだわらず，適切な全身麻酔管理を選択肢に入れる．

▶喘息患者やCOPD患者の麻酔薬の選択については，「5-1 喘息およびCOPD患者の呼吸管理」（p.220）参照

- 上気道炎患者では，喘息患者やCOPD患者よりも積極的に，補水と電解質の補正を行う．

(岩﨑創史，山蔭道明)

文献

1) 泉　孝英, 編. ガイドライン外来診療2012. 東京：日経メディカル開発；2012.
2) 表　圭一. 急性上気道炎を有する小児および成人患者に対する全身麻酔・局所麻酔. 岩崎　寛, 編. 麻酔科診療プラクティス8. よくある術前合併症の評価と麻酔計画. 東京：文光堂；2002.
3) von Ungern-Sternberg BS, et al. Risk assessment for respiratory complications in paediatric anaesthesia: A prospective cohort study. Lancet 2010; 376: 773-83.
4) Flick RP, et al. Risk factors for laryngospasm in children during general anesthesia. Paediatr Anaesth 2008; 18: 289-96.
5) von Ungern-Sternberg BS, et al. Laryngeal mask airway is associated with an increased incidence of adverse respiratory events in children with recent upper respiratory tract infections. Anesthesiology 2007; 107: 714-9.
6) Schebesta K, et al. Topical lidocaine reduces the risk of perioperative airway complications in children with upper respiratory tract infections. Can J Anaesth 2010; 57 (8): 745-50.
7) Becke K. Anesthesia in children with a cold. Curr Opin Anaesthesiol 2012; 25: 333-9.

5-3 気道腫瘍患者の呼吸管理

❶ 気道腫瘍の分類

- 気道のすべての部位に原発性または続発性の腫瘍が生じ，さまざまな程度の気道閉塞を起こす．臨床麻酔でとくに問題となるのは，気道確保の観点から咽頭腫瘍，喉頭腫瘍，気管腫瘍または気管支腫瘍に伴う閉塞と出血である．

▶本章「5-2 急性上気道炎患者の呼吸管理」の図1 (p.227) 参照

a. 咽頭腫瘍

- 咽頭はさらに上咽頭，中咽頭，下咽頭（咽頭喉頭部）に分類される．腫瘍ができやすい（図1）．

b. 喉頭腫瘍

- 喉頭は喉頭軟骨，輪状軟骨，披裂軟骨，喉頭蓋，喉頭前庭，喉頭室，輪状喉頭筋，仮声帯，甲状披裂筋（声帯）に分けられる．
- 声帯に発生する癌が60〜65％を占め，声門上が30〜35％，声門下は1〜2％程度である．腫瘍による機能障害とくに反回神経麻痺を確認する．
- 外科療法では，早期癌の周辺のみ切除する喉頭部分切除，または進行癌には喉頭全摘出術が行われる．

▶MALT：
mucosa-associated lymphoid tissue

c. 気管腫瘍と気管支腫瘍

- 気管腫瘍では気管内腔が2/3以上閉塞すると，咳，繰り返す肺炎，喘鳴など気道狭窄の症状を生じ，3/4以上の閉塞で呼吸困難を生じる[1]．気管支喘息として見過ごされる場合がある．遠位気管狭窄は呼気性の，近位では吸気性の呼吸困難となることが多い．成人で遠位に多く，小児で近位に多く発生する．
- 内視鏡下に見た腫瘍の閉塞形態により，塊型（mass），圧迫型（compression），浸潤型（infiltration），またはこれらの組み合わせによる混合型，に分類されている（図2）[2]．
- 治療は，外科的摘出法，ステント挿入療法，レーザー療法，腫瘍減量術，化学療法，放射線療法で行う．
- 気管形成術は，原発性では腺様嚢胞癌，扁平上皮癌，カルチノイド気管良性腫瘍が，続発性では甲状腺癌によるものが適応となる．気管切除時から吻合が半周以上終わるまで術野での挿管とする．

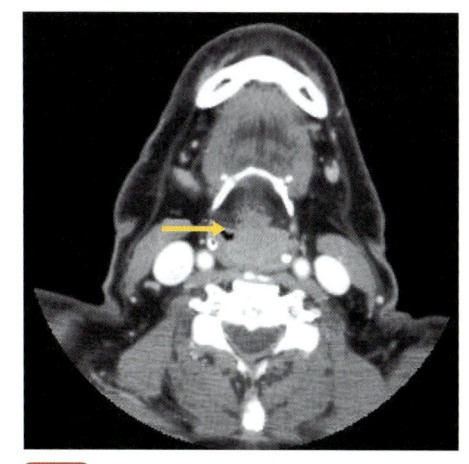

図1 術前のCT画像（78歳男性）
下咽頭腫瘍疑いにて，腫瘍生検を予定した．患者の自覚症状はのどのつかえのみで，喘鳴は聴取しないが，術前のCT画像では気管内腔が完全に閉塞しているように見える（⟶）．局所麻酔下で気管切開とし，続いて全身麻酔下腫瘍生検をした．病理結果はMALT lymphoma（粘膜関連リンパ組織リンパ腫）であった．

図2　気道腫瘍による閉塞パターン

腫瘍の閉塞パターンにより管理中の注意点は異なる．塊型（a）では，麻酔や手術による腫瘍剥離の危険性が高く，圧迫型（b）では，ファイバースコープや挿管チューブの通過が問題となる．浸潤型（c）では，腫瘍からの出血への対処が懸念される．それぞれの混合型のパターンa+b，a+c，b+cが存在する（d）．

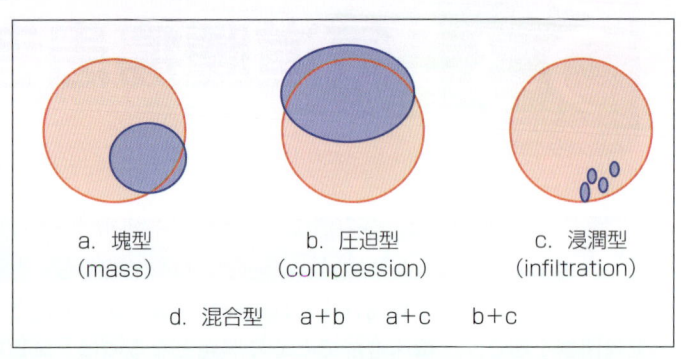

a. 塊型（mass）
b. 圧迫型（compression）
c. 浸潤型（infiltration）
d. 混合型　a+b　a+c　b+c

❷ 術前の評価

- 術前に得られた内視鏡所見，頚部正面・側面および胸部X線写真，胸部または頚部CT・MRIの所見を確認する（図3）．
- とくにT1強調画像は周囲の軟部組織，大血管，食道への浸潤を評価するうえで有用である．水平面のみならず，矢状面でも観察し，3D構築が可能であれば同時に評価する．
- 客観的評価とともに自覚症状の評価を行う．
- 治療方針の決定に内視鏡所見が重要である．病理組織型また気道狭窄部位と程度を評価する．粘膜表面には腫瘍細胞を認めないことがあるため，粘膜下組織を採取する必要がある．気道狭窄が進行している症例では，出血や窒息を引き起こしやすいため，適応と麻酔法の選択は極めて重要である．

❸ 麻酔管理

非内視鏡手術ではビデオ付き挿管器具を用いて気管挿管する

内視鏡手術では細い径での気管挿管か声門上器具を用いる

- 手術が非内視鏡手術である場合の麻酔戦略は気管挿管とする．エアウェイスコープ®などビデオ付きの挿管器具を用いて，可能であれば腫瘍を直接確認しながら愛護的に行い，複数回の操作を避ける．
- 同じく内視鏡手術である場合も，細い径の気管挿管が安全で確実であるが，気管挿管により腫瘍剥離の危険性がある場合や，切除操作の制限が予想されるときには，声門上器具による気道確保を検討する．筋弛緩薬を用いずに管理する場合は，体動に注意する．声門上器具による気道確保中の換気困難が報告されているため[3]，常に気管挿管へ移行できるように準備しておく．レーザー療法により腫瘍を切除する場合，治療部位の酸素濃度が高くならないように吸入酸素濃度を調節する．
- 術前所見から強い気道狭窄がある場合は，意識下挿管または気管切開を検討する（図3）．画像所見は気相また体位によって変化するため，患者の自覚的所見も併せて評価する．次に，麻酔法または麻酔薬による，咽頭気道閉塞の増悪の評価を行う．
- 動物実験[4]またヒト[5]においても，吸入麻酔薬または静脈麻酔薬による咽頭気道拡大筋活動そのものの低下が報告されている．すなわち，麻酔により咽

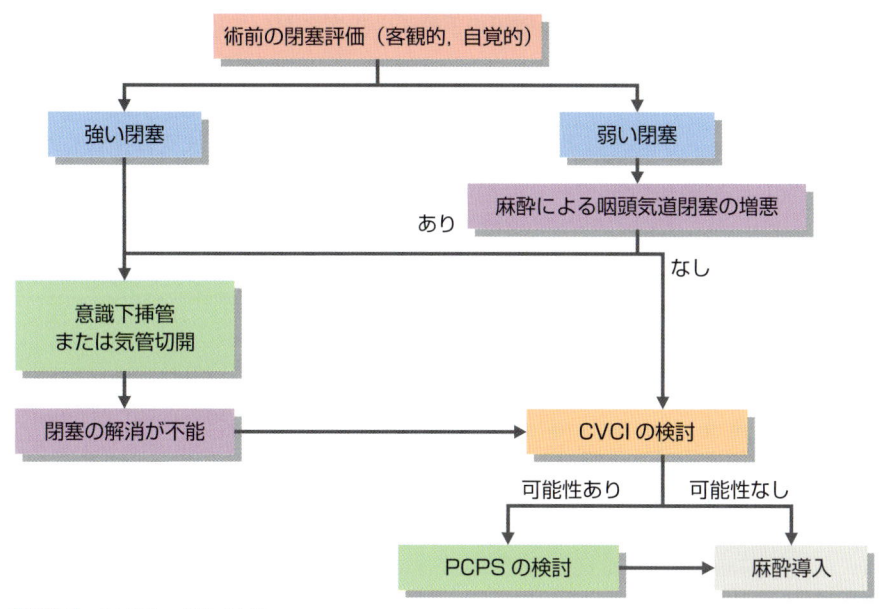

図3 麻酔法の選択基準

CVCI：cannot ventilate, cannot intubate，PCPS：経皮的心肺補助.

咽頭気道閉塞の増悪の可能性がある．
- 一方で，最近の気管腫瘍と気管支腫瘍患者における，急速導入によるジェットベンチレーションを用いた経口気管挿管全身麻酔下で行われた，804例の内視鏡的ステント療法，レーザー療法，腫瘍減量術，またはこれらの組み合わせによる報告によれば[2]，腫瘍減量術における止血困難による死亡と麻酔からの回復時における心肺停止の2症例の周術期死亡が報告されているが，この報告の中では麻酔による気道閉塞の増悪の記述は認めない．
- また一方，Nagaroら[6]によるCVCI（cannot ventilate, cannot intubate）に関する151,900例の後向きアンケート調査では，26例のCVCIのうち72％は上気道あるいは上気道周辺に何らかの病変・病態を有した患者であると報告されている．
- 麻酔薬の選択は，喘息およびCOPDをもつ患者の麻酔と同様の概念で行えばよいが，プロポフォールの咽頭気道拡大筋の抑制効果は強い．保険適用外であるが，喉頭癌患者におけるデクスメデトミジンによる意識下挿管の報告がある[7]．
- 換気が困難で酸素化が維持できなくなったときの最終的な選択は，PCPS（percutaneous cardiopulmonary support：経皮的心肺補助）である．導入までの時間と抗凝固薬による出血を考慮する．麻酔導入前の大腿動静脈の確保はPCPS導入時間の短縮に役立つ[3]．

▶気道腫瘍患者の麻酔薬の選択については，本章「5-1 喘息およびCOPD患者の呼吸管理」(p.220) 参照

換気困難な状況では最終的にPCPSを選択する

❹ 気道腫瘍を有する患者の気管チューブ抜去と術後気道閉塞

- 一般的に気管チューブ抜去に関するタイミングや方法は確立していないが，

- とくに上気道あるいはその周辺の手術後の患者においては，完全覚醒後の気管内チューブ抜管が望ましい．
- 上気道に手術または CVCI などの麻酔操作により著明な浮腫が予想される患者は，チューブエクスチェンジャーを留置したままの抜管または挿管したままの管理を検討する．

（岩﨑創史，山蔭道明）

文献

1) Grillo HC, Donahue DM. Post intubation tracheal stenosis. Semin Thorac Cardiovasc Surg 1996; 8: 370-80.
2) Hespanhol V, et al. Neoplastic severe central airways obstruction, interventional bronchoscopy: A decision-making analysis. J Thorac Cardiovasc Surg 2013; 145: 926-32.
3) 根本千秋，ほか．気管内カルチノイド切除中に換気困難となった1症例．麻酔 2012; 61: 318-21
4) Nishino T, et al. Comparison of changes in the hypoglossal and the phrenic nerve activity in response to increasing depth of anesthesia in cats. Anesthesiology 1984; 60: 19-24.
5) Eastwood PR, et al. Collapsibility of the upper airway at different concentrations of propofol anesthesia. Anesthesiology 2005; 103: 470-7.
6) Nagaro T, et al. Survey of patients whose lungs could not be ventilated and whose trachea could not be intubated in university hospitals in Japan. J Anesth 2003; 17: 232-40.
7) 槌田圭一郎，ほか．デクスメデトミジン投与下にエアウェイスコープを用いて意識下挿管を行なった喉頭癌2症例の麻酔経験．日臨麻会誌 2011; 31: S488.

6

周術期管理関連薬剤と呼吸管理の新戦略

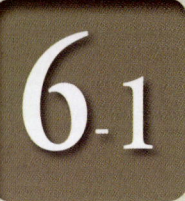

6-1 気道平滑筋への影響

- われわれは，周術期管理で麻酔薬，鎮静薬，麻薬，筋弛緩薬，循環作動薬，気管支拡張薬など多くの薬剤をその場その場で必要に応じて使用する．しかし，それらの薬が呼吸管理上どのような影響を及ぼすかの詳細を知らずに使用しているように思う．
- 薬剤によっては，気道平滑筋，横隔膜収縮，肺血流に影響を与える．気道平滑筋弛緩に働けば，肺全体のコンプライアンスが下がり好ましいが，逆であれば問題となる．
- 本項では，周術期管理に用いられる薬剤の気道平滑筋への影響をまとめる．

1 各種麻酔薬，鎮静薬の効果

a. 揮発性吸入麻酔薬

- 以前から，揮発性吸入麻酔薬の気管支拡張作用は知られており，喘息発作時に一般的な薬物療法で改善しない場合に，揮発性吸入麻酔薬が用いられることはよくある[1]．
- 最近，臨床で一般的に用いられる揮発性吸入麻酔薬は，セボフルランとデスフルランであり，基本的にどちらも気管支拡張作用を有する[2,3]．
- しかし，デスフルランは気道刺激性が高く，麻酔導入薬として用いると導入中に喉頭痙攣などを引き起こすことが知られている[4]．
- また，小動物を用いた *in vivo* の実験でも，デスフルランの気道収縮性を示す報告[5,6]があり，喘息患者や喫煙者など気道過敏性が高い患者での使用は注意を要する（図1）．

> 気道過敏性の高い患者でのデスフルラン使用に注意

b. 静脈麻酔薬

■ チオペンタール

- チオペンタールを麻酔導入薬として用いると，喘息患者のみならず非喘息患者においても，気管挿管後に喘鳴をきたす確率が高くなる[7]．
- 動物実験でも，ヒスタミンやセロトニンによる気道収縮をチオペンタールは増悪させる．その機序としては，ヒスタミン遊離[8]，トロンボキサン A_2 の産生促進[9]，迷走神経緊張[10]が報告されているが，筆者らの研究[11]ではセロトニン収縮に対するチオペンタールの増悪効果はアトロピンやシクロオキシゲナーゼ（COX）阻害薬で抑制できないことから，他の機序も考える必要がある．いずれにせよ喘息患者への使用には注意を要する．
- ただし，実はチオペンタールはムスカリン受容体サブタイプ3（M_3受容体）の拮抗作用があるため，メタコリン気道収縮は抑制する[11]．

> 喘息患者へのチオペンタール使用は要注意

6-1 気道平滑筋への影響

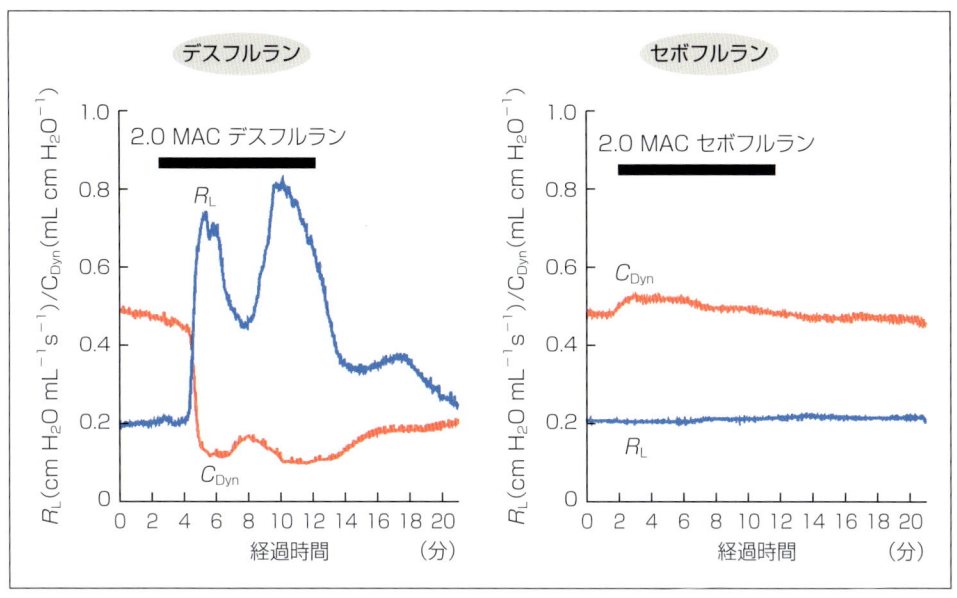

図1 高濃度（2 MAC）のデスフルランおよびセボフルランを，モルモットに吸入させた場合の全肺抵抗（R_L）および動肺コンプライアンス（C_{Dyn}）の変化

デスフルランでは吸入により二相性に R_L が急速に増加し，C_{Dyn} は急速に低下した．つまり気道収縮が生じた．これに対し，セボフルランでは大きな変化は生じなかった．

(Satoh JI, et al. Br J Anaesth 2009; 102: 704-13 [5]) より)

- つまり，理論的には最終的に迷走神経を介した反射性気道収縮は抑制されるはずであるが，臨床の現場でそれは確かめられておらず，上記のように逆の現象の報告がほとんどである．

▶MAC：
minimum alveolar concentration（最小肺胞濃度）

▶R_L：
lung resistance

▶C_{Dyn}：
dynamic lung compliance

ケタミン

- ケタミンは，重症喘息患者の治療に用いられ有効とする報告が多い[12,13]．機序としては，副腎からのエピネフリン遊離が主たる気道拡張機序と考えられていたが，ヒスタミン気道収縮モデルにおいてカテコラミン遊離が生じなかったのにもかかわらず気管支が拡張したことから，カテコラミン遊離を介さない機序が存在する[14]．
- また，ケタミンはカテコラミンの再吸収阻害によるカテコラミン効果の増強作用があり，エピネフリンの気管支拡張作用を増強する[14]．また，喘息は炎症性疾患であり，ケタミンには抗炎症効果[15]があることから，気管支拡張作用とともに喘息治療に有用と思われる．

プロポフォール

- プロポフォールは麻酔導入薬として用いた場合，チオペンタールと異なり，喘息患者，非喘息患者どちらにおいても，気管挿管後に喘鳴をきたすことはあまりない[7]．
- プロポフォールは気道平滑筋弛緩作用を有し，その作用機序としては迷走神経反射の抑制[16]，$GABA_A$ 受容体活性化[17]，ニューロキニン-2受容体抑

制[18]，Ca^{2+}動態の抑制[19]などが報告されている．
- 気道平滑筋細胞膜に存在するカベオラ★1にプロポフォールが入り，カベオラによる細胞内カルシウム調節はじめ数多くのシグナル伝達を抑制することで気道平滑筋弛緩作用が生じるとする報告もある[20]．
- ただし，プロポフォールによる気管支攣縮の報告[21]もあることから，基本的には喘息患者にも安全に使用できるが念のため注意が必要である．

c. 鎮静薬

■ ミダゾラム
- ミダゾラムは，高濃度ではCaチャネル抑制により気道平滑筋弛緩作用を示すが，臨床濃度では，その作用は弱い[22]．
- また，この弛緩作用は，ベンゾジアゼピン受容体拮抗薬であるフルマゼニルでは抑制されない[22]．基本的に，ミダゾラムは，喘息患者に安全に使用できると考えられる[23]．

■ ドロペリドール
- NLA麻酔や嘔気・嘔吐の予防または治療薬として麻酔科領域で用いられているドロペリドールは，強力な気管支拡張作用を有する[24]．セロトニン受容体遮断作用と副腎からのエピネフリン遊離作用が，気管支拡張作用の主たる機序と考えられる[24]．

■ デクスメデトミジン
- 集中治療室で鎮静薬としてよく用いられるデクスメデトミジンは，動物実験において気管支拡張作用があることが報告[25]されているが，ヒトにおいての気管支拡張作用をきちんと検討したデータは現在のところない．
- ただし，重症喘息発作患者に対し，非侵襲的陽圧換気療法（NPPV）の導入時に鎮静薬としてデクスメデトミジンを用い，NPPVからの離脱もスムースであったという症例報告[26]もあり，少なくとも気道過敏患者にも安全に使用できると思われる．

d. 局所麻酔薬
- 抗不整脈薬として静注されるリドカインは，反射性気道収縮も抑制することから，気道過敏性のある患者での気管挿管，抜管時に，気管支攣縮予防を目的として投与される[27]．
- しかし，イヌを用いた動物実験では，血管平滑筋への作用と同様に，用量依存的に気管支平滑筋収縮を生じさせ，ヒスタミンやセロトニンによる気道収縮に対しても収縮を悪化させる[28]．これは，他の局所麻酔薬でも同様である[28]．ヒトにおいてもリドカイン持続静注により，有意ではあるが程度としては弱く気管支を収縮させるとの報告もある[29]．
- 一方，硬膜外麻酔では，高位胸部硬膜外麻酔であっても，気道抵抗を高めたり，気道過敏性を高めることはない[30]．よって，基本的には安全であると思

★1 カベオラ
1950年代に電子顕微鏡により上皮細胞と内皮細胞膜表面にある直径約50～100 nmの陥凹構造が発見され，カベオラと命名された．この陥凹構造内にシグナル伝達に関わるタンパク質群が集合しているため，シグナル伝達にとって重要な部位となっている．

▶NLA：
neuroleptic anesthesia
（神経遮断麻酔）

▶NPPV：
non-invasive positive pressure ventilation

喘息などにおけるリドカインの全身投与は，念のため注意する

われるが，喘息などのアレルギー性気道収縮を起こしている状況で全身投与する場合には，念のため注意したほうがよいと思われる．

❷ 筋弛緩薬の効果

- 非脱分極性筋弛緩薬はムスカリン受容体サブタイプ3（M_3受容体）に作用するが，M_2受容体により強く作用するガラミン，ピペクロニウム，ラパクロニウムは，気管支収縮を起こしたり悪化させたりする可能性がある[27]★2．
- しかし，現在日本で臨床使用されているベクロニウム，ロクロニウム，パンクロニウムはM_3受容体への作用が主であるため，問題とはならない[27]．
- 脱分極性筋弛緩薬であるスキサメトニウムは，副交感神経を介して気道収縮を悪化させる可能性もあるため，注意を要する[31,32]．筋弛緩薬拮抗薬に関しては，ネオスチグミンは気道分泌物を増やし気道過敏性を高めるため喘息患者では用いるべきではない[27]．
- 一方，スガマデクスは，基本的には安全と思われるが，スガマデクスの関与が示唆される喘息患者における気管支収縮の報告もあることから，喘息患者での使用には注意が必要と思われる[33]．

★2
気道平滑筋緊張度に影響を及ぼすムスカリン受容体はサブタイプ別にM_1，M_2，M_3受容体に分類される．M_1受容体刺激で，副交感神経節での神経伝達物質放出は促進し，迷走神経反射が増強される．M_2受容体刺激により，アセチルコリン放出は阻害されるとともに，α受容体作動薬の効果を減弱させる．M_3受容体は，気道平滑筋収縮を増強し，気道分泌を増やす．非脱分極性筋弛緩薬でM_3受容体よりM_2受容体優位に拮抗するものは，アセチルコリンの放出が促進されるため，気道収縮が生じる．

❸ 鎮痛薬の効果

a．オピオイド

- オピオイドはヒスタミンを遊離する可能性があるため注意が必要ではあるが，おおむね気道過敏患者にも安全に使用されている[27]．気道上のμ-オピ

Column　臨床の現場での気道平滑筋緊張度評価法

　一般的な気道平滑筋緊張度評価法は，気道内圧，気道抵抗，コンプライアンスなどの間接的評価法で，これらのパラメーターは人工呼吸器のモニターに表示されていることが多い．しかし，喘息発作やアナフィラキシーなどの際，放出される各種炎症性メディエーターが平滑筋緊張度増加を引き起こすが，これら炎症性メディエーターは気道平滑筋を収縮させるだけでなく，気道分泌も増加させて気道内圧，気道抵抗を上昇させ，コンプライアンスを低下させる．このため，気管支拡張薬により気道平滑筋収縮が解除され平滑筋緊張度が元に戻っても，これらパラメーターは元に戻らない．これは，気道分泌物が肺胞をはじめとした末梢気道に残っているためである．

　よって，間接的評価法は，気管支拡張薬の平滑筋弛緩効果を過小評価することになる．このため，CTや電子内視鏡による直接的評価法が考案され，その有用性が報告されている．ただしCTの場合，設備的に大きく測定機器の移動が難しく機動性に乏しい．一方，電子内視鏡の場合は，設備的にもコンパクトであり，機動性にも優れる．電子内視鏡のシステムはすでに開発され臨床使用が可能であるが，市販には至っていない．これから種々のソフトが取り入れられ，リアルタイムで気道径や気道断面積が数値として表示されるようになれば，より臨床の現場での有用性が増すと思われる．内視鏡では気道の色調，炎症の状況もわかるため，今後に期待したい[52]．

オイド受容体が刺激されると気道平滑筋は弛緩する[34]．
- しかし，全身麻酔中に，チオペンタール麻酔でフェンタニルを投与することで気道収縮が生じることはよく知られていることであり[35]，またフェンタニルパッチにより喘息発作重積が生じたとする報告[36]もあることから，念のため注意して用いるべきであろう．

フェンタニルパッチによる喘息重積発作の報告がある

b. 非ステロイド性抗炎症薬（NSAIDs）

- アスピリン喘息は有名であるが，アスピリンに感受性の高い患者は，他のNSAIDsにも反応する．気道機能維持に必要なプロスタグランジンの合成を抑制するNSAIDsは，気道過敏患者に用いる際は要注意である[37]．
- ただし，NSAIDsはホスホジエステラーゼ（PDE）阻害作用などもあり，*in vitro*では気道平滑筋を弛緩させる[38]．

NSAIDsを気道過敏患者に用いるときは要注意

▶PDE：phosphodiesterase

❹ 循環作動薬の効果

a. PDEサブタイプ3（PDE3）阻害薬

- PDE3阻害薬は強心薬として，また肺高血圧の治療薬として用いられている．気道平滑筋上にはPDEサブタイプ3があるため，cAMPが蓄積することにより気道平滑筋は弛緩する．動物実験においてPDE3阻害薬のほうがアミノフィリン（テオフィリン）より気管支拡張作用は強力であった[39,40]．
- また臨床においても，喘息患者に用いてその有用性が報告されている[41]（図

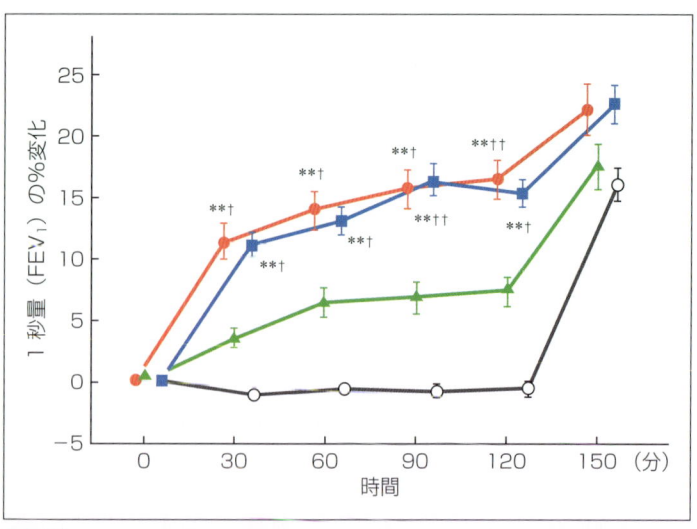

図2 12人の軽度喘息患者で，アミノフィリン（▲），オルプリノン（●），アミノフィリン＋オルプリノン（■），生食（○）を静注後の1秒量（FEV_1）の％変化
*$p<0.05$，**$p<0.01$ vs 生食．
†$p<0.05$，††$p<0.01$ vs アミノフィリン．
（Myou S, et al. Br J Clin Pharmacol 2003; 55: 341-6 [41]より）

2).

b. プロスタグランジン E_1（PGE_1）

- PGE_1 は，血管拡張薬，動脈管開存維持薬として臨床使用される．気道平滑筋上にある EP_2，EP_4 受容体を介して PGE_1 は，気道平滑筋を弛緩させる[42]．動物実験では，PGE_1 は強力な気管支拡張作用を示す[43]．
- しかし，ヒトにおいては，アスピリン喘息に有効とする報告[44]もあるが，通常の喘息患者にはあまり有効ではないとする報告[45]もある．しかし，少なくとも悪化させることはなさそうである．

c. Ca 拮抗薬

- L 型 Ca チャネルにはジヒドロピリジン（DHP），フェニルアルキルアミン（PAA），ベンゾチアゼピン（BTZ）の 3 つの異なる結合部位が存在する．
- それぞれの部位の遮断薬の代表薬は各々ニカルジピン，ベラパミル，ジルチアゼムがあるが，これらは循環作動薬として臨床使用されている★3．気道平滑筋上の電位依存性 Ca チャネルは L 型が主であり，これら 3 剤が作用する．しかし，臨床投与量では強い気管支拡張作用は期待できない[46]．
- またベラパミルは，メタコリン気道収縮を臨床投与量に相当する量で悪化させるとする動物実験[46]や，状態によっては気道平滑筋細胞内への Ca^{2+} 流入を増加させるとする報告[47]，また喘息患者においてベラパミル吸入で気道収縮が生じるとの報告[48]もあり，注意が必要である．

d. β遮断薬

- プロプラノロールのような非選択的 β 遮断薬は，$β_2$ 受容体を遮断するため，気道収縮を生じさせる．
- 一方，選択的 $β_1$ 遮断薬は臨床濃度では気道平滑筋に影響しない[49]．

e. 血管収縮性昇圧薬（$α_1$ 受容体刺激薬）

- 気管支には $α_1$ 受容体の分布密度が低いため，一般的には血管収縮薬は喘息患者に使用しても安全とされている．
- しかし，アナフィラキシーショックなどアレルギー性気道収縮で，血中エピネフリン濃度が高値の場合，フェニレフリンの昇圧効果によりエピネフリン遊離が減少し，気道収縮が悪化する可能性があるので注意が必要である[50]．

f. エピネフリン

- 強心作用を有すると同時に，喘息やアナフィラキシー時の気管支拡張薬として使用されるように強力な気道平滑筋弛緩作用を有する．
- 心筋では $β_1$ 受容体を刺激して cAMP の産生を増加させ心筋収縮力を強めるのに対し，気道平滑筋では $β_2$ 受容体に作用して cAMP の産生を増やし平滑筋弛緩作用を生じさせる．PDE 阻害薬やケタミンを併用することで，エピネフリンの気道拡張効果は増強する．

▶ DHP, PAA, BTZ：dihydropyridine, phenylalkylamine, benzothiazepine

★3
3 つの系の Ca 拮抗薬はいずれも，L 型 Ca チャネルの $α_1$ サブユニットに結合するが，結合部位は各々異なる．PAA 系 Ca 拮抗薬は，細胞内投与でのみ遮断作用が生じるのに対し，DHP 系 Ca 拮抗薬は細胞外からのみ Ca チャネルを遮断する．BTZ 系 Ca 拮抗薬は，DHP 系の電位依存性遮断と PAA 系の使用依存性遮断を複合した様式であるが，DHP 系と同様に細胞外から Ca チャネル結合部位に到達する．

ベラパミル吸入により気道収縮が生じたという報告がある

フェニレフリンはアナフィラキシーショック時の気道収縮を悪化させる可能性がある

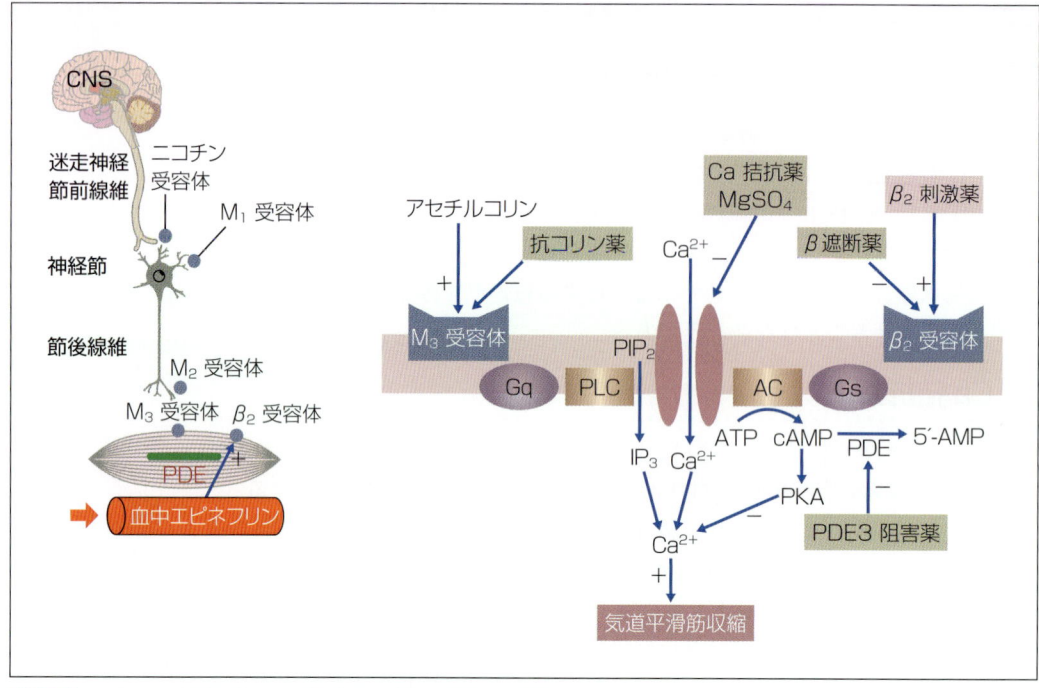

図3　気道平滑筋収縮・拡張機構と循環作動薬の影響

気道平滑筋への直接的自律神経支配は，副交感神経主体であり，ムスカリン受容体を中心に気道平滑筋の緊張度を変化させる．一方，交感神経の神経枝はほとんど投射されていないが，交感神経が緊張すると副腎からエピネフリンが放出され，血液を介して気道平滑筋上の β_2 受容体を刺激する．PDE3 阻害薬，Ca 拮抗薬，$MgSO_4$，アセチルコリン・抗コリン薬，受容体作動薬・遮断薬の作用部位を図で示した．この他にも，気道平滑筋上には，多数の炎症性メディエーターの結合部位があり，平滑筋緊張度に影響を及ぼす．
CNS：中枢神経，Gq：Gq 蛋白，Gs：Gs 蛋白，PLC：ホスホリパーゼ C，PIP_2：ホスファチジルイノシトール 4,5-二リン酸，AC：アデニル酸シクラーゼ，IP_3：イノシトール三リン酸，ATP：アデノシン三リン酸，cAMP：環状アデノシン一リン酸，PDE：ホスホジエステラーゼ，5′-AMP：アデノシン 5′-リン酸，PKA：タンパク質キナーゼ A，＋：刺激，－：抑制．

g. 硫酸マグネシウム（$MgSO_4$）

- $MgSO_4$ は妊娠中毒用など産科領域で以前から使用されていたが，近年は抗不整脈作用や抗シバリング作用を期待して臨床使用されている．
- Ca チャネル阻害作用があるため，気管支拡張作用もあるとされているが，静注では強力とはいえない[51]．

5 おわりに

- 図3 に気道平滑筋の収縮・拡張機構を示す．
- 表1 に示すとおり，気道拡張作用が強く，気管支収縮の治療にも使えそうなものとして，揮発性吸入麻酔薬セボフルラン，静脈麻酔薬ケタミン，鎮静薬ドロペリドール，循環作動薬 PDE3 阻害薬，エピネフリンがあげられる．
- 気道収縮患者にも比較的安全に使えそうなものとしては，上記の他に，静脈

表1 周術期管理薬剤と気道平滑筋への影響

	薬剤	in vitro	in vivo（臨床濃度）
揮発性吸入麻酔薬	セボフルラン	弛緩	拡張
	デスフルラン	弛緩	拡張，場合によっては収縮
静脈麻酔薬	ケタミン	弛緩	拡張
	プロポフォール	弛緩	弱い拡張（まれに収縮）
	チオペンタール（チアミラール）	収縮	収縮
鎮静薬	ミダゾラム	弛緩	弱い拡張
	ドロペリドール	弛緩	拡張
	デクスメデトミジン	弛緩	弱い拡張？
局所麻酔薬	リドカイン	弛緩	収縮の可能性（反射性収縮は抑制）
筋弛緩薬			
非脱分極型	ベクロニウム，ロクロニウム	弛緩	無変化
脱分極型	スキサメトニウム	収縮	収縮の可能性
鎮痛薬	オピオイド	弛緩	収縮の可能性
	NSAIDs	弛緩	収縮
循環作動薬	PDE3 阻害薬	弛緩	拡張
	PGE_1	弛緩	拡張（ヒトでは弱い）
	Ca 拮抗薬	弛緩	弱い拡張
	β遮断薬：非選択的遮断薬	収縮	収縮
	$α_1$ 遮断薬	無変化	無変化
	血管収縮性昇圧薬（$α_1$ 受容体刺激薬）	無変化	無変化（アナフィラキシーなどで血中エピネフリン濃度が高い場合は収縮の可能性）
	エピネフリン	弛緩	拡張
	$MgSO_4$	拡張	弱い拡張

麻酔薬プロポフォール，鎮静薬ミダゾラムやデクスメデトミジン，非脱分極型筋弛緩薬ベクロニウムやロクロニウム，循環作動薬 PGE_1，Ca 拮抗薬のニカルジピンやジルチアゼム，$MgSO_4$ などがあげられる．

- 注意を要するものとして，揮発性吸入麻酔薬デスフルラン，静脈麻酔薬チオペンタール（チアミラールも同様），局所麻酔薬全般，脱分極型筋弛緩薬スキサメトニウム，オピオイド，NSAIDs，Ca 拮抗薬ベラパミル，血管収縮性昇圧薬フェニレフリンなどがある．
- また，in vitro では気道平滑筋弛緩作用，つまり平滑筋の受容体などに直接的に作用し弛緩作用を生じる薬剤であっても，in vivo では自律神経系，とくに副交感神経系を緊張させることで収縮作用が有意となる場合がある．よって，これら薬剤の in vivo での特性をよく理解したうえで使用し，気道過敏性の高い患者の周術期管理を行うべきであろう．

（廣田和美）

文献

1) Vaschetto R, et al. Inhalational anesthetics in acute severe asthma. Curr Drug Targets 2009; 10: 826–32.
2) Myers CF, et al. Sevoflurane and desflurane protect cholinergic-induced bronchoconstriction of hyperreactive airways in rabbits. Can J Anaesth 2011; 58: 1007–15.
3) Lele E, et al. Protective effects of volatile agents against acetylcholine-induced bronchoconstriction in isolated perfused rat lungs. Acta Anaesthesiol Scand 2006; 50: 1145–51.
4) Kong CF, et al. Intravenous opioids reduce airway irritation during induction of anaesthesia with desflurane in adults. Br J Anaesth 2000; 85: 364–7.
5) Satoh JI, et al. Desflurane but not sevoflurane can increase lung resistance via tachykinin pathways. Br J Anaesth 2009; 102: 704–13.
6) Habre W, et al. Protective effects of volatile agents against methacholine-induced bronchoconstriction in rats. Anesthesiology 2001; 94: 348–53.
7) Pizov R, et al. Wheezing during induction of general anesthesia in patients with and without asthma. A randomized, blinded trial. Anesthesiology 1995; 82: 1111–6.
8) Hirshman CA, et al. Thiobarbiturate-induced histamine release in human skin mast cells. Anesthesiology 1985; 63: 353–6.
9) Curry C, et al. Contractile responses of guinea pig trachea to oxybarbiturates and thiobarbiturates. Anesthesiology 1991; 75: 679–83.
10) Hirota K, et al. Effects of thiopental on airway calibre in dogs: Direct visualization method using a superfine fibreoptic bronchoscope. Br J Anaesth 1998; 81: 203–7.
11) Kabara S, et al. Differential effects of thiopental on methacholine- and serotonin-induced bronchoconstriction in dogs. Br J Anaesth 2003; 91: 379–84.
12) Denmark TK, et al. Ketamine to avoid mechanical ventilation in severe pediatric asthma. J Emerg Med 2006; 30: 163–6.
13) Shlamovitz GZ, Hawthorne T. Intravenous ketamine in a dissociating dose as a temporizing measure to avoid mechanical ventilation in adult patient with severe asthma exacerbation. J Emerg Med 2011; 41: 492–4.
14) Hirota K, et al. In vivo spasmolytic effect of ketamine and adrenaline on histamine-induced airway constriction. Direct visualization method with a superfine fibreoptic bronchoscope. Acta Anaesthesiol Scand 1998; 42: 184–8.
15) Hirota K, Lambert DG. Ketamine: New uses for an old drug? Br J Anaesth 2011; 107: 123–6.
16) Hashiba E, et al. Effects of propofol on bronchoconstriction and bradycardia induced by vagal nerve stimulation. Acta Anaesthesiol Scand 2003; 47: 1059–63.
17) Gallos G, et al. Endogenous gamma-aminobutyric acid modulates tonic guinea pig airway tone and propofol-induced airway smooth muscle relaxation. Anesthesiology 2009; 110: 748–58.
18) Gleason NR, et al. Propofol preferentially relaxes neurokinin receptor-2-induced airway smooth muscle contraction in guinea pig trachea. Anesthesiology 2010; 112: 1335–44.
19) Lin CC, et al. Mechanisms underlying the inhibitory effect of propofol on the contraction of canine airway smooth muscle. Anesthesiology 1999; 91: 750–9.
20) Grim KJ, et al. Caveolae and propofol effects on airway smooth muscle. Br J Anaesth 2012; 109: 444–53.
21) Nishiyama T, Hanaoka K. Propofol-induced bronchoconstriction: Two case reports. Anesth Analg 2001; 93: 645–6.
22) Hirota K, et al. Midazolam reverses histamine-induced bronchoconstriction in dogs. Can J Anaesth 1997; 44: 1115–9.
23) Papiris SA, et al. Acute severe asthma: New approaches to assessment and treatment. Drugs 2009; 69: 2363–91.
24) Otomo N, et al. In vivo assessment of droperidol-induced bronchial relaxation in dogs

using a superfine fibreoptic bronchoscope. Br J Anaesth 1997; 78: 579–82.
25) Groeben H, et al. Effects of the alpha2-adrenoceptor agonist dexmedetomidine on bronchoconstriction in dogs. Anesthesiology 2004; 100: 359–63.
26) Takasaki Y, et al. Dexmedetomidine facilitates induction of noninvasive positive pressure ventilation for acute respiratory failure in patients with severe asthma. J Anesth 2009; 23: 147–50.
27) Burburan SM, et al. Anaesthetic management in asthma. Minerva Anestesiol 2007; 73: 357–65.
28) Hirota K, et al. Bronchoconstrictive and relaxant effects of lidocaine on the airway in dogs. Crit Care Med 2001; 29: 1040–4.
29) Chang HY, et al. The effects of systemic lidocaine on airway tone and pulmonary function in asthmatic subjects. Anesth Analg 2007; 104: 1109–15.
30) Groeben H. Effects of high thoracic epidural anesthesia and local anesthetics on bronchial hyperreactivity. J Clin Monit Comput 2000; 16: 457–63.
31) Koga Y, et al. Mechanism of tracheal constriction by succinylcholine. Anesthesiology 1981; 55: 138–42.
32) Nishioka K, et al. Succinylcholine potentiates acetylcholine-induced contractile and phosphatidylinositol responses of rat trachea. J Anesth 2007; 21: 171–5.
33) Amao R, et al. Use of sugammadex in patients with a history of pulmonary disease. J Clin Anesth 2012; 24: 289–97.
34) Zappi L, et al. Inhibition of airway constriction by opioids is different down the isolated bovine airway. Anesthesiology 1997; 86: 1334–41.
35) Cigarini I, et al. Comparison of the effects of fentanyl on respiratory mechanics under propofol or thiopental anaesthesia. Acta Anaesthesiol Scand 1990; 34: 253–6.
36) Parmar MS. Exacerbation of asthma secondary to fentanyl transdermal patch. BMJ Case Rep 2009; 2009. pii: bcr10.2008.1062.
37) Lemanske RF Jr, Busse WW. Asthma: Clinical expression and molecular mechanisms. J Allergy Clin Immunol 2010; 125: S95–102.
38) Usta C, et al. The effect of the indomethacin on phosphodiesterase inhibitors mediated responses in isolated trachea preparations. Prostaglandins Leukot Essent Fatty Acids 2004; 71: 137–41.
39) Hashimoto Y, et al. A comparison of the spasmolytic effects of olprinone and aminophylline on serotonin-induced pulmonary hypertension and bronchoconstriction with or without beta-blockade in dogs. Anesth Analg 2000; 91: 1345–50.
40) Zhou J, et al. Synergic bronchodilator effects of a phosphodiesterase 3 inhibitor olprinone with a volatile anaesthetic sevoflurane in ovalbumin-sensitised guinea pigs. Eur J Anaesthesiol 2011; 28: 519–24.
41) Myou S, et al. Bronchodilator effects of intravenous olprinone, a phosphodiesterase 3 inhibitor, with and without aminophylline in asthmatic patients. Br J Clin Pharmacol 2003; 55: 341–6.
42) Buckley J, et al. EP4 receptor as a new target for bronchodilator therapy. Thorax 2011; 66: 1029–35.
43) Hashimoto Y, et al. Prostaglandin E1 produces spasmolytic effects on histamine-induced bronchoconstriction in dogs. Crit Care Med 1999; 27: 2755–9.
44) Szmidt M, Wasiak W. The influence of misoprostol (synthetic analogue of prostaglandin E1) on aspirin-induced bronchoconstriction in aspirin-sensitive asthma. J Investig Allergol Clin Immunol 1996; 6: 121–5.
45) Harmanci E, et al. Misoprostol has no favorable effect on bronchial hyperresponsiveness in mild asthmatics. Allerg Immunol (Paris) 1998; 30: 298–300.
46) Hirota K, et al. Effects of three different L-type Ca2+ entry blockers on airway constriction induced by muscarinic receptor stimulation. Br J Anaesth 2003; 90: 671–5.
47) Mustafa S, et al. Verapamil induces calcium influx in the trachea. J Pharmacol Sci 2008; 106: 609–14.

48) Harman E, et al. Inhaled verapamil-induced bronchoconstriction in mild asthma. Chest 1991; 100: 17-22.
49) Yamakage M, et al. Beta-1 selective adrenergic antagonist landiolol and esmolol can be safely used in patients with airway hyperreactivity. Heart Lung 2009; 38: 48-55.
50) Hirota K, et al. Effect of phenylephrine on histamine-induced bronchoconstriction in dogs. J Anesth 1998; 12: 133-6.
51) Song WJ, Chang YS. Magnesium sulfate for acute asthma in adults: A systematic literature review. Asia Pac Allergy 2012; 2: 76-85.
52) Hayashi A, et al. New method for quantitative assessment of airway calibre using a stereovision fibreoptic bronchoscope. Br J Anaesth 2012; 108; 512-6.

6-2 横隔膜収縮への影響

- 敗血症患者や長期人工呼吸管理患者では，横隔膜疲労や横隔膜の萎縮が起こり呼吸管理上大きな問題となる．したがって，周術期管理薬が横隔膜収縮を増強させるのであれば望ましいし，逆であれば問題となる．

1 呼吸関連筋の構造と機能

- 自発呼吸の吸気時，われわれの胸郭はその前後径，横径，上下径を増大し，胸腔内の陰圧を増加させる．前後径は胸骨体が胸骨角部分を軸として前方に動かされることにより，横径は肋骨の挙上により増大する．肋骨の挙上には，斜角筋などの頚部の筋が第1肋骨を挙上固定し，外肋間筋が第2肋間筋以下を引き上げることで成立する．一方で呼気時の肋骨の引き下げには，第12肋骨が腹斜筋や腰方形筋などの腹壁の筋で固定され，内肋間筋が収縮することで第1～12肋骨が引き下げられることで成立する．
- 胸郭の上下径の増大には横隔膜の機能が寄与する．横隔膜は上位腰椎の椎体前面，肋骨弓の内面および胸骨剣状突起の後面から起こり，中心に向かって集まり中央で腱膜様の腱中心で形成される．
- 横隔膜は，ドーム状に左右胸腔に向かって突隆し，収縮によって胸郭の上下径を増大させる．横隔膜収縮は，"piston in an expanding cylinder" というように形容され[1]（図1），横隔膜は末広がりの円筒形シリンダー内を上下するシリンダーに例えられ，しかもそのシリンダーのドーム（円蓋）自体も収縮時に浅くなり，より強力な胸腔内の陰圧をつくり出す仕組みとなっている．
- シリンダーの上下運動にあたる zone of apposition（ZA）といわれる胸壁と平行に存在する横隔膜の筋線維面積は，立位の肺の機能的残気量の状態では，横隔膜全体の約55％を占める．しかし，慢性閉塞性肺疾患（COPD）などの機能的残気量が増加した状態では，このZA部分が著明に減少し，横隔膜機能に影響を与える[2]（図2）．
- また深呼吸時には，上述の横隔膜などの吸息筋のほかに，肋骨に付く多くの筋（胸鎖乳突筋，斜角筋，大胸筋，前鋸筋）を働かせて，肋骨を大きく挙上し胸郭の上下径をさらに増大，強い陰圧を発生させる．
- 肺気腫のような COPD 時にみられる樽状

▶COPD：
chronic obstructive pulmonary disease（慢性閉塞性肺疾患）

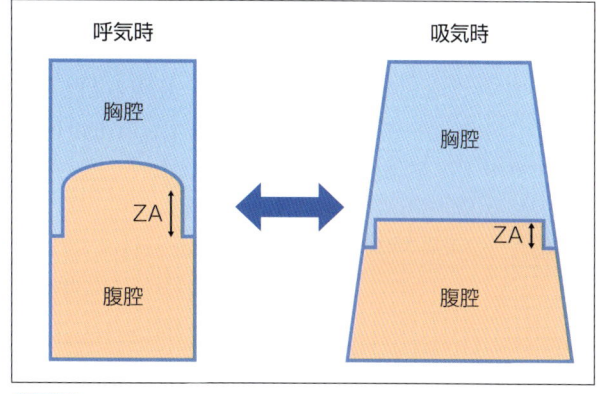

図1 横隔膜の収縮と胸郭の変形 "piston in an expanding cylinder"
横隔膜は，吸気時に zone of apposition（ZA）といわれる胸壁と平行に存在する横隔膜の筋線維部分を収縮させると同時に，円蓋を浅くする．また，胸郭自体も外側に拡張し，より強い陰圧をつくり出す．

胸（barrel chest）は，前後径が大きく横径とほぼ等しくなるなど，構造的に呼吸に不利な形状となっている（図2）．また横隔膜は，その筋線維が最適な弛緩長にあるときに，最も効率的に収縮する特性がある．しかし，COPDなどの残気量の増加する病態では，横隔膜のドームが浅くなり筋線維の長さ自体も短くなり発生収縮力も減少する．このような状態での呼吸は効率が悪く，より多くの酸素・エネルギーを必要とし，容易にエネルギーの需給バランスはマイナスとなり，疲労しやすい原因となる．

- また，気管支痙攣，喉頭浮腫，粘液塞栓などによる気道抵抗の増加時も，横隔膜のエネルギーの需給バランスがマイナスとなりやすく，横隔膜は疲労しやすい．

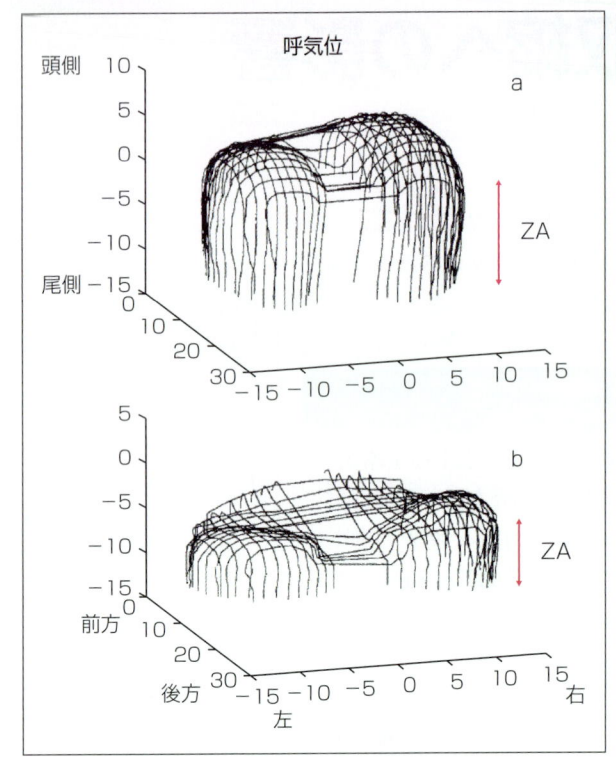

図2 健常者とCOPD患者の横隔膜3Dイメージ
健常者（a）の横隔膜は，zone of apposition（ZA）といわれる胸壁と平行に存在する横隔膜の筋線維部分や円蓋が，COPD患者（b）よりも長く深い（機能的残気量の呼気位）．
(Cassart M, et al. Am J Respir Crit Care Med 1997; 156: 504-8[2])よりZAを矢印で示して掲載）

> COPD患者は，解剖学的な変形により，呼吸負荷で疲労しやすい

2 呼吸筋疲労

- 呼吸筋疲労とは，呼吸仕事量の増加のため呼吸筋の筋力が低下した状態を意味し，1回換気量や分時換気量が減少する．また，代償性に頻呼吸となるが，十分な換気が保てなくなると，呼吸困難，起座呼吸，低酸素血症，高二酸化炭素血症，呼吸不全となり人工呼吸管理による介入が必要となる．

- 人工呼吸を必要とする周術期・集中治療領域では，呼吸筋筋力低下は頻繁にみられる．原因としては，筋弛緩薬，重症疾患多発ニューロパチー（critical illness polyneuropathy），重症疾患多発ミオパチー（critical illness polymyopathy），病的状態による肺過膨張，ショック，敗血症，高血糖，低栄養，電解質異常，人工呼吸誘発性横隔膜萎縮（ventilator-induced diaphragmatic dysfunction：VIDD）などがある．臨床の現場では，これらが複雑に関与しており，人工呼吸からの離脱困難の原因は横隔膜疲労のみではない．

- このVIDD発生のメカニズムは依然詳細は不明であるが，薬理学的な治療の可能性として，Ochalaらはブタを用いた実験で，EMD57033というカルシウム感受性増強薬がVIDDによる筋力低下を部分的に改善させることを報告した[9]．そのメカニズムに横隔膜のCa^{2+}への感受性の低下が関与していることを示唆し，カルシウム感受性増強薬の臨床応用への可能性を示している．また，抗酸化剤であるN-acetylcysteineも動物実験的には有意に横隔膜の筋障害を抑制したとの報告もあり，今後の治療薬としての可能性が示唆さ

> ▶Topics「人工呼吸誘発性横隔膜萎縮（VIDD）」（p.249）参照
>
> ▶Column「横隔膜疲労と人工呼吸からの離脱困難」（p.250）参照
>
> VIDDという新しい概念と病態の治療に注目すべき

Topics 人工呼吸誘発性横隔膜萎縮（VIDD）

呼吸仕事量が増加した患者に対して，人工呼吸を導入して横隔膜収縮を完全に抑制し呼吸筋を休めることが，呼吸筋疲労を回復させると信じられていた．しかし近年では，完全な調節呼吸が横隔膜の構造や機能に影響することがわかってきている．その影響は，ventilator-induced diaphragmatic dysfunction（VIDD）とよばれ，Anzuetoらがヒヒを用いた実験で1997年に最初に報告した[3]．

現在では，数時間あるいは数日の強制換気は横隔膜の収縮能低下や萎縮を誘発することが，動物実験だけでなく，脳死患者や臨床患者でも確認されている[4,5]（図3）．VIDDでは，横隔膜の筋線維の萎縮，筋原線維のリモデリングや錯綜配列，酸化的ストレス，自家融解などが誘発されている．また，遺伝子学的にはストレス反応性の遺伝子発現やタンパク分解性の遺伝子が発現し，構造や代謝にかかわる遺伝子の発現は逆に抑制され，タンパク分解とタンパク生成のインバランスが生じVIDDを発生していると考えられている[6]．

PSVやCPAPがVIDDの発生を抑制するという動物実験も存在し，完全な調節呼吸ではなく自発呼吸を意識した呼吸管理が求められている．適切な横隔膜の仕事量の検討など，今後のさらなる研究が期待される[4,7,8]．

▶PSV：
pressure support ventilation

▶CPAP：
continuous positive airway pressure（持続気道陽圧呼吸）

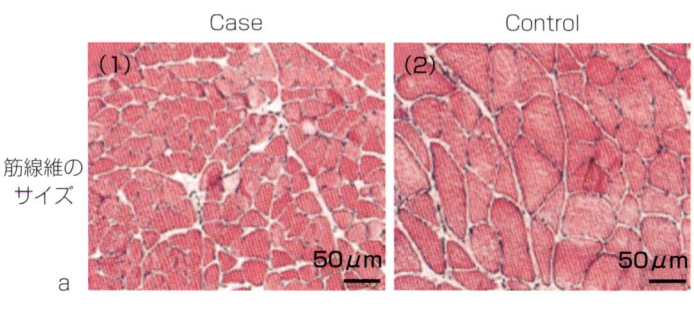

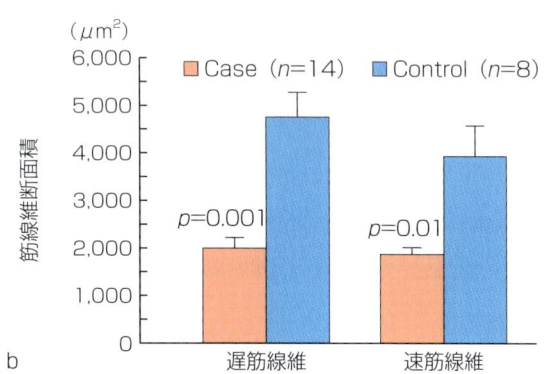

図3　調節呼吸の長短による横隔膜筋線維の比較
a：横隔膜筋線維の組織標本の例
　（1）18〜69時間以上調節呼吸をした脳死患者の横隔膜筋線維．
　（2）3時間以内の調節呼吸下に採取した肺手術患者の横隔膜筋線維．
　長時間の調節呼吸により，筋線維の萎縮が認められる．
b：遅筋線維（slow-twitch fiber）と速筋線維（fast-twitch fiber）間での横隔膜筋線維の群間比較．
slowとfastにかかわらず，長時間の調節呼吸により，横隔膜筋線維の断面積の減少が有意に認められる．
Case: 脳死患者の横隔膜筋線維，Control：肺手術患者の横隔膜筋線維．
（Levine S, et al. N Engl J Med 2008; 358: 1327–35[5]より一部を組み合わせて掲載）

> **Column** 横隔膜疲労と人工呼吸からの離脱困難
>
> Laghiらは，人工呼吸からの離脱に失敗した11人の患者と離脱に成功した8人の患者における検討で，前者では著明な横隔膜の収縮力の低下が認められたが，明らかな横隔膜疲労は指摘できなかったという[11]．約1時間という短時間の自発呼吸試験での検討で，長時間の試験では横隔膜疲労が生じた可能性も否定できない．しかし，臨床の現場での人工呼吸からの離脱失敗の原因は，必ずしも横隔膜疲労のみでは説明がつかない．

れている[10]．

❸ 横隔膜疲労の治療

- 横隔膜疲労に対する治療法は，横隔膜のエネルギー消費を抑え，エネルギー供給を増加させることである．すなわち，横隔膜の仕事量を増加させている因子を改善し，人工呼吸などによる呼吸筋の補助（呼吸仕事量の軽減）をし，そして，適切な血液の酸素化と心拍出量の維持が求められる．また，この原則に従う薬理学的な補助も考慮される．

a. 呼吸仕事量の軽減

- 気道閉塞，気管支痙攣，気道分泌物の増加などによる呼吸仕事量の増加があれば，まずその治療を行う．
- しかし，すぐに改善できない病態による過剰な呼吸仕事量増加には，人工呼吸の導入により呼吸筋を休ませ，呼吸不全への増悪を防止する必要がある．時には，鎮静，筋弛緩薬の投与下に調節呼吸を行い完全に呼吸筋を休ませることもある．
- ただし，これらの使用は必要最低限にしなければならない．とくに筋弛緩薬は横隔膜萎縮をより発生させやすいとする報告もある[3]．しかし，どのくらい呼吸筋を休ませればいいのかは不明である．

▶Topics「人工呼吸誘発性横隔膜萎縮（VIDD）」(p.249) 参照

b. 薬理学的な治療薬

- 直接的に収縮力の上昇を期待するものと，横隔膜への血流を上昇させて二次的に収縮力を改善する方法がある．

❹ 周術期関連薬の横隔膜機能・疲労への影響

a. 吸入麻酔薬

▶MAC：
minimum alveolar concentration（最小肺胞濃度）

- ハロタン，セボフルランはラットの横隔膜を使った *in vitro* の研究では，1 MACではその変力作用，拡張能に影響を与えず，2 MACでわずかに最大張力を減少させたという報告がある[12]．また，これらの吸入麻酔薬はアクチン−ミオシンの連結橋レベルでも影響を与えないとの報告もある[13]．
- しかし，横隔膜疲労を誘発した状態のハムスターの *iv vitro* の実験では，1〜3 MAC程度の両吸入麻酔薬は最大張力へは影響しないが，最大張力に達するまでの時間，50%弛緩するまでの時間を延長するとの報告があり，横隔膜疲労時には影響があることが示唆された[14]．
- ラットの横隔膜標本を用いた検討では，イソフルランは横隔膜疲労の有無に

関係なく横隔膜機能に影響を及ぼすことがないが，エンフルランは2〜3 MACで横隔膜疲労を助長したり，横隔膜疲労下の機能をさらに増悪する作用が認められたという[15]．

- すなわち，吸入麻酔薬による差も多少あるようであるが，高濃度では疲労した横隔膜収縮への影響があることが示唆されている．

吸入麻酔薬は高濃度では横隔膜収縮への影響がある

b. 静脈麻酔薬

- Nishinaらは，ラットの横隔膜標本を用いた検討で，プロポフォール，ミダゾラム，ケタミン，チオペンタールは横隔膜疲労の有無に関係なく横隔膜機能に影響を及ぼすことがなかったと報告している[15]．
- またMikawaらは，プロポフォールの前投与が，ラットの敗血症性横隔膜機能不全（収縮力低下，横隔膜疲労）を用量依存性に軽減し，このメカニズムとして脂質の過酸化抑制NO産生抑制によるものが考えられると報告している[16]．
- 動物実験的には，静脈麻酔薬の横隔膜収縮への作用は限定的で，プロポフォールなどは好ましい作用も示唆されているが，臨床的な評価はいまだ不明である．

▶NO：
nitric oxide（一酸化窒素）

c. オピオイド

- ほとんど報告がないが，Wankeらは健康成人の呼吸負荷状態のときに，0.2 mg/kgあるいは30 mgのモルヒネを投与したところ，モルヒネの横隔膜を含む呼吸筋機能への影響は指摘できなかったと報告している[17]．当然，オピオイドには，中枢性の呼吸抑制や呼吸筋の鉛管現象を引き起こす作用がある[18]が，局所の横隔膜収縮への影響は軽微なものと思われる．

d. 筋弛緩薬

- Papazianらは，ARDSの初期48時間にシスアトラクリウムを使用したほうが，明らかな筋力の減弱を伴わずに修正した90日後の予後を改善し，人工呼吸非使用日数，ICU滞在日数を軽減すると報告している[19]．
- しかし，TestelmansらはFVIDDを増悪させることを，ラットを用いた研究で報告している[20]．さらに，Testelmansらはロクロニウム（アミノステロイド系筋弛緩薬）とシスアトラクリウム（ベンジルイソキノリン系筋弛緩薬）のVIDDに対する違いを検討し，ステロイド骨格をもつロクロニウムのほうが，よりVIDDを増悪させたと報告している[21]．
- 筋弛緩薬の投与は，重症呼吸不全の患者には必要最小限に限るべきで，使用する筋弛緩薬も非ステロイド骨格のものが有利な可能性が示唆されている．

▶ARDS：
acute respiratory distress syndrome（急性呼吸窮迫症候群）

e. 局所麻酔薬

■ リドカイン（キシロカイン®）

- リドカインはハムスターを用いた実験で，高濃度酸素曝露あるいは，敗血症

により誘発した横隔膜機能障害，横隔膜疲労増悪作用を軽減した．その作用機序として，リドカインのフリーラジカルスカベンジング効果による脂質の過酸化抑制が示唆されている[22, 23]．

f. 循環作動薬

◼ ノルアドレナリン

- イヌを用いた *in vivo* の検討で，ノルアドレナリンは横隔膜血流を上昇させることで，疲労させた横隔膜筋収縮を改善させたという報告がある[24]．

◼ β受容体刺激薬

- イソプロテレノールはラット敗血症モデルにおける横隔膜収縮力低下の改善，誘発横隔膜疲労からの回復の促進を横隔膜内の cAMP を増加させることにより引き起こすとの報告がある[25]．
- プロカテロール，テルブタリン（気管支拡張薬，β_2 受容体刺激薬）は，ラット敗血症モデルにおける横隔膜収縮力低下の改善，誘発横隔膜疲労からの回復の促進を横隔膜内の cAMP を増加させることにより引き起こすとの報告がある[26, 27]．
- ドブタミンはラットの研究で，呼吸負荷による横隔膜疲労を誘発したときに，横隔膜への血流を増加させ，その収縮力を回復させる可能性が示唆されている．しかし，この作用は，β_2 受容体拮抗薬を用いることにより減弱することも同時に示された[28]．また，Uzuki らは，ドブタミンにはラット敗血症モデルにおける横隔膜疲労からの回復作用は認めず，β_2 受容体刺激薬であるテルブタリンに回復作用を認めることから，横隔膜疲労からの回復には β_2 受容体が重要であることを示唆した[27]．

> β_2 受容体刺激薬は，横隔膜への血流増加と陽性変力作用が示唆されている

◼ ドパミン

- ラット横隔膜疲労モデルにおいて，ドパミンを前投与あるいは横隔膜疲労時に投与することで，横隔膜への血流を増加させ，収縮力を改善させるとされる[29]．

◼ ニトロプルシド

- 血管拡張薬であるニトロプルシドはイヌの実験で心拍出量や非疲労横隔膜の血流を増加させるが，横隔膜疲労を誘発した横隔膜への血流は増加させなかった．これは，横隔膜疲労時には，血管は最大限に拡張していることを示唆していると思われた．また，疲労の有無にかかわらず横隔膜収縮には影響を与えなかった[30]．血流だけではなく，横隔膜の灌流圧の上昇も重要な因子と考えられる．

g. その他の周術期関連薬

◼ メチルキサンチン

- 1981 年に Aubier らにより横隔膜疲労時の収縮力を改善させると報告され

た[31]が，その後の研究でアミノフィリンの横隔膜に対する収縮改善効果に関しては議論のあるところとなった．しかし，ヒトを対象とし，アミノフィリンの効果を肺容量（横隔膜筋線維の長さ）を変化させた状態で評価すると，横隔膜筋線維が短いとき（すなわち肺容量が大きいとき）に疲労状態でも疲労がない状態でも，横隔膜収縮を改善するという結果が示された[32]．このことは，アミノフィリンの効果は，COPDなどの病的な肺容量が増加した状態のときに効果がある可能性を示唆している．

■ ホスホジエステラーゼ（PDE）3阻害薬

- オルプリノン（コアテック®）は3 MACセボフルランによる誘発横隔膜疲労時の筋収縮の抑制を改善したとのラットにおける *in vitro* の研究がある[33]．
- さらに，オルプリノン前投与は，ラットの敗血症誘発横隔膜機能障害や横隔膜疲労増悪効果を抑制し，その機序としてミエロペルオキシダーゼ（myeloperoxidase：MPO）活性を抑制していたことから，好中球の横隔膜での活性抑制によることが示唆されている[34]．
- 同様にミルリノン（ミルリーラ®）もラットの横隔膜の収縮力を上昇させ，横隔膜疲労を遅らせ，収縮力の回復に寄与するとの報告がある[35]．

> PDE阻害薬が横隔膜機能低下による呼吸不全に有効かは今後に期待

■ ジメチルスルホキシド

- ヒドロキシラジカルスカベンジャーがイヌの横隔膜の虚血再灌流による障害を抑制したという報告がある[36]．

■ ビタミンE（vitamin E：VitE）

- 自然の抗酸化物質であるVit Eの欠乏が，ラットの横隔膜疲労を増悪させ，そのメカニズムにフリーラジカル産生が関与しているという報告がある[37]．

❺ おわりに

- 横隔膜は，その筋線維が最適な弛緩長にあるときに，最も効率的に収縮する特性がある．しかし，COPDなどの残気量の増加する病態は，横隔膜のドームが浅く筋線維の長さも短くなるため発生収縮力が減少し，呼吸負荷で疲労しやすい状態である．
- 呼吸筋筋力低下による呼吸不全は，さまざまな原因が複数重なり合っている可能性がある．なかでも人工呼吸誘発性横隔膜萎縮（VIDD）という比較的新しい概念と病態の治療には，今後注目する必要がある．
- 横隔膜疲労に対する治療は，横隔膜のエネルギー消費を抑え，エネルギー供給を増加させることである．
- 薬理学的な治療薬としては，直接的に収縮力の上昇を期待するものと，横隔膜への血流を上昇させて二次的に収縮力を改善する方法がある．
- 横隔膜収縮に対する吸入麻酔薬の影響は，高濃度では抑制的と考えられるが，鎮痛薬の併用などで濃度を下げて使用することで臨床的には問題とはな

らない．また，静脈麻酔薬の影響は少ないと考えられる．
● 横隔膜の収縮力を上昇させるPDE阻害薬などの薬剤が，横隔膜の機能低下による呼吸不全に有効かどうかは今後の研究の成果を期待しなければならない．

(橋場英二)

文献

1) Lumb AB. Pulmonary ventilation. In: Lumb AB, ed. Nunn's Applied Respiratory Physiology. 6th ed. Philadelphia: Elsevier, Butterworth Heinemann; 2005. p. 76-9.
2) Cassart M, et al. Effect of chronic hyperinflation on diaphragm length and surface area. Am J Respir Crit Care Med 1997; 156: 504-8.
3) Anzueto A, et al. Effects of prolonged controlled mechanical ventilation on diaphragmatic function in healthy adult baboons. Crit Care Med 1997; 25: 1187-90.
4) Jaber S, et al. Clinical review: Ventilator-induced diaphragmatic dysfunction--Human studies comfirm animal model findings! Crit Care 2011; 15: 206.
5) Levine S, et al. Rapid disuse atrophy of diaphragm fibers in mechanically ventilated humans. N Engl J Med 2008; 358: 1327-35.
6) Powers SK, et al. Prolonged mechanical ventilation alters diaphragmatic structure and function. Crit Care Med 2009; 37: S347-53.
7) Futier E, et al. Pressure support ventilation attenuates ventilator-induced protein modifications in the diaphragm. Crit Care 2008; 12: R116.
8) Mrozek S, et al. Rapid onset of specific diaphragm weakness in a healthy murine model of ventilator-induced diaphragmatic dysfunction. Anesthesiology 2012; 117: 560-7.
9) Ochala J, et al. EMD 57033 partially reverses ventilator-induced diaphragm muscle fibre calcium desensitisation. Pflugers Arch 2010; 459: 475-83.
10) Agten A, et al. N-Acetylcysteine protects the rat diaphragm from the decreased contractility associated with controlled mechanical ventilation. Crit Care Med 2011; 39: 777-82.
11) Laghi F, et al. Is weaning failure caused by low-frequency fatigue of the diaphragm? Am J Respir Crit Care Med 2003; 167: 120-7.
12) Bouhemad B, et al. Effects of halothane and isoflurane on the contraction, relaxation and energetics of rat diaphragmatic muscle. Br J Anaesth 2002; 89: 479-85.
13) Langeron O, et al. Effects of halogenated anaesthetics on diaphragmatic actin-myosin cross-bridge kinetics. Br J Anaesth 2003; 90: 759-65.
14) Kagawa T, et al. The effect of halothane and sevoflurane on fatigue-induced changes in hamster diaphragmatic contractility. Anesth Analg 1998; 86: 392-7.
15) Nishina K, et al. The effects of enflurane, isoflurane, and intravenous anesthetics on rat diaphragmatic function and fatigability. Anesth Analg 2003; 96: 1674-8.
16) Mikawa K, et al. Propofol attenuates diaphragmatic dysfunction induced by septic peritonitis in hamsters. Anesthesiology 2001; 94: 652-60.
17) Wanke T, et al. The effect of opioids on inspiratory muscle fatigue during inspiratory resistive loading. Clin Physiol 1993; 13: 349-60.
18) Campbell C, et al. Alterations in diaphragm EMG activity during opiate-induced respiratory depression. Respir Physiol 1995; 100: 107-17.
19) Papazian L, et al. Neuromuscular blockers in early acute respiratory distress syndrome. N Engl J Med 2010; 363: 1107-16.
20) Testelmans D, et al. Rocuronium exacerbates mechanical ventilation-induced diaphragm dysfunction in rats. Crit Care Med 2006; 34: 3018-23.
21) Testelmans D, et al. Infusions of rocuronium and cisatracurium exert different effects on rat diaphragm function. Intensive Care Med 2007; 33: 872-9.

22) Nishina K, et al. Attenuation of hyperoxia-induced diaphragmatic dysfunction with lidocaine in hamsters. Crit Care Med 2000; 28: 1973-8.
23) Kodama S, et al. Lidocaine attenuates sepsis-induced diaphragmatic dysfunction in hamsters. Crit Care Med 2000; 28: 2475-9.
24) Supinski GS, et al. Effect of norepinephrine on diaphragm contractility and blood flow. J Appl Physiol 1990; 69: 2019-28.
25) Fujimura N, et al. Effects of isoproterenol on diaphragmatic contractility in septic peritonitis. Am J Respir Crit Care Med 2000; 161: 440-6.
26) Uzuki M, et al. Preferable inotropic action of procaterol, a potent bronchodilator, on impaired diaphragmatic contractility in an intraabdominal septic model. J Anesth 2006; 20: 145-8.
27) Uzuki M, et al. Direct inotropic effect of the beta-2 receptor agonist terbutaline on impaired diaphragmatic contractility in septic rats. Heart Lung 2007; 36: 140-7.
28) Smith-Blair NJ, et al. The effect of dobutamine infusion on fractional diaphragm thickening and diaphragm blood flow during fatigue. Heart Lung 2003; 32: 111-20.
29) Pierce JD, et al. Treatment and prevention of diaphragm fatigue using low-dose dopamine. Biol Res Nurs 2002; 3: 140-9.
30) Supinski GS, et al. Failure of vasodilator administration to increase blood flow to the fatiguing diaphragm. J Appl Physiol 1993; 74: 1178-85.
31) Aubier M, et al. Aminophylline improves diaphragmatic contractility. N Engl J Med 1981; 305: 249-52.
32) Gauthier AP, et al. Effects of fatigue, fiber length, and aminophylline on human diaphragm contractility. Am J Respir Crit Care Med 1995; 152: 204-10.
33) Uesugi T, et al. Effects of phosphodiesterase-III inhibitors on sevoflurane-induced impairment of rat diaphragmatic function. Acta Anaesthesiol Scand 2005; 49: 819-26.
34) Miyakawa H, et al. Olprinone improves diaphragmatic contractility and fatigability during abdominal sepsis in a rat model. Acta Anaesthesiol Scand 2004; 48: 637-41.
35) Rossing TH, et al. Effects of milrinone on contractility of the rat diaphragm in vitro. Am Rev Respir Dis 1987; 136: 841-4.
36) Supinski G, et al. Effect of ischemia-reperfusion on diaphragm strength and fatigability. J Appl Physiol 1993; 75: 2180-7.
37) Anzueto A, et al. Diaphragmatic function after resistive breathing in vitamin E-deficient rats. J Appl Physiol 1993; 74: 267-71.

6-3 肺血流への影響

- 肺血流への影響は，そのまま換気血流比に影響を及ぼす．したがって，何気なく周術期管理薬を用いると，呼吸管理に大きな影響を及ぼすことになるので注意が必要である．

① 肺循環の特徴

- 肺循環には体循環と同等の血液循環があり，その循環速度は安静時の6 L/分から激しい運動時の25 L/分までダイナミックに変動する．しかし，健常な肺の肺動脈圧は，このようなダイナミックな変化に適応し，あまり変化しない．
- この主な機構は，肺毛細血管床の面積の増減による．肺毛細血管床の増加は，主に受動的なその拡張により生じ，一部では虚脱していた毛細血管床がリクルートされることによる．肺血管床のリクルートには，換気よりも相対的に血流の少ない肺上部が最もこの作用に関与していると考えられている．
- 肺の血管抵抗は，肺動脈，肺毛細血管，肺静脈の3つで成り立っているが，アクティブな血管収縮に関係しない後二者が，その全体の抵抗を決定する大きな要因であるとされる[1]．
- 一方で肺胞外にある肺動脈，肺小動脈は平滑筋性の壁をもち，収縮と拡張が神経性（nervous），体液性（humoral），あるいはガス性（gaseous）によりアクティブにコントロールされている．

> 肺の血管抵抗は，主に肺毛細血管，肺静脈の2つから決まる

a. 神経性コントロール

- 気道の収縮をつかさどるのと同様の自律神経系のコントロールが，肺血管に対しても存在する．ただ，肺循環における影響は体循環ほどではない．

■ 交感神経系（adrenergic nerves）

- 肺動脈や60 μm程度の肺小動脈の血管平滑筋には交感神経支配がある．$α_1$受容体刺激は血管収縮を引き起こし，$β_2$受容体刺激は血管拡張を引き起こす．
- また，肺動脈に存在する$α_2$受容体はシナプス前性に作用するとノルアドレナリンの放出を抑制し，また，シナプス後性に血管内皮細胞に作用すると一酸化窒素（nitric oxide：NO）の産生を増加させ，血管拡張に作用する．

■ 副交感神経系（cholinergic nerves）

- 迷走神経から放出されたアセチルコリン（Ach）はムスカリン受容体3（M_3受容体）を介して，肺血管を拡張させる．Achは血管内皮細胞に作用し，

NOを産生させると考えられている.

non-adrenergic non-cholinergic（NANC）神経

- 交感神経系や副交感神経系と異なる神経伝達物質を放出するNANC神経系が肺血管系にあり，NOの放出を促し肺血管拡張に働くとされる[2]．詳細はいまだ不明である．

b. 液性コントロール

- 肺血管内皮細胞は，循環している生理活性物質の代謝に関与し，いくつかの物質は血管の張力に関係している．基本的なコントロールのメカニズムは血管平滑筋をその活動の場とし，血管内皮細胞がその反応の調節役として働くと考えられている．
- 肺血管内皮細胞や血管平滑筋にはさまざまな受容体が存在し，その作動薬も多数判明している[1]（表1）．しかし，同一の作動薬でも作用する受容体のサブタイプが異なるとまったく逆の作用を示すこともあり，生体での効果は複雑である．
- ただ，これらの受容体刺激は，血管平滑筋細胞内では，同様のセカンドメッセンジャーを介して筋弛緩作用，あるいは筋収縮作用を示すことがわかっている．

▶Column「血管内皮細胞と一酸化窒素（NO）」参照

▶Column「血管平滑筋内のセカンドメッセンジャー」（p.258）参照

▶EDRF：endothelium-derived relaxing factor
▶NOS：nitric oxide synthase
▶cNOS：constitutive NOS
▶iNOS：inducible NOS
▶L-NAME：N^G-nitro-L-arginine methyl ester（NG-ニトロアルギニンメチルエステル）
▶L-NIL：L-N^6-(1-iminoethyl) lysine

> **Column　血管内皮細胞と一酸化窒素（NO）**
>
> 　FurchgottとZawadzkiは1980年に，アセチルコリン（Ach）の摘出大動脈標本の弛緩作用に血管内皮が必要であることを示した[3]（血管内皮がないと，Achは血管を収縮させる）．この血管内皮由来の血管拡張物質は，血管内皮由来血管拡張物質（EDRF）と名づけられ，NOが主なものであることが判明した．NOは一酸化窒素合成酵素（NOS）の作用によりL-アルギニンがL-シトルリンに変換される過程で産生される．NOSには，構成性NOS（cNOS）と誘発性NOS（iNOS）の2つが知られている．
>
> 　iNOSは，さまざまな細胞内で炎症性メディエーターや他のサイトカイン刺激にのみ反応して産生され，いったん産生されると大量のNOを長期間にわたって産生する．一方，cNOSは，血管内皮細胞を含む，限られた細胞のみに恒久的に存在し，カルシウムとカルモジュリンレベルの変化に反応して，低レベルのNOを短期間にわたって産生する．
>
> 　また敗血症時には，低酸素性肺血管収縮（HPV）が抑制されていることが知られている．Spöhrら[4]は，敗血症性HPV抑制にiNOSによる過剰なNO産生が関与しているのではないかと仮説を立て，非特異的なNOS抑制（L-NAME投与）とiNOS特異的な抑制（L-NIL投与），そして，iNOS欠損マウスを用いてエンドトキシンによるHPV抑制に対する反応を摘出肺で検討した．すると非特異的なNOS抑制とiNOS特異的な抑制は部分的に，iNOS欠損マウスにおいては完全に敗血症によるHPV抑制を改善したという．iNOSによるNO産生が敗血症時のHPV抑制に重要な働きをしていることを示唆した．

表1 肺血管抵抗に作用する受容体とその作動薬

受容体	サブタイプ	作動薬	肺血管の反応	血管内皮依存性
アドレナリン作動性	α_1	ノルアドレナリン	収縮	−
	α_2	ノルアドレナリン	拡張	＋
	β_2	アドレナリン	拡張	＋
コリン作動性	M_3	アセチルコリン	拡張	＋
アミン	H_1	ヒスタミン	拡張 or 収縮	＋
	H_2	ヒスタミン	拡張	−
	$5HT_1$	セロトニン	拡張 or 収縮	±
プリン	P_{2x}	ATP	収縮	−
	P_{2y}	ATP	拡張	＋
	A_1	アデノシン	収縮	−
	A_2	アデノシン	拡張	−
エイコサノイド	TP	トロンボキサン A_2	収縮	−
	?	PGI_2	拡張	?
ペプチド	NK_1	サブスタンス P	拡張	＋
	NK_2	ニューロキニン A	収縮	−
	?	VIP	拡張	±
	AT	アンギオテンシン	収縮	−
	ANP	ANP	拡張	−
	B_2	ブラジキニン	拡張	＋
	ET_A	エンドセリン	収縮	−
	ET_B	エンドセリン	拡張	＋
	?	アドレノメジュリン	拡張	?
	V_1	バソプレシン	拡張	＋

ATP：アデノシン三リン酸，PGI_2：プロスタサイクリン I_2，VIP：血管活性腸管ペプチド，ANP：心房性ナトリウム利尿ペプチド．
(Lumb AB. Nunn's Applied Respiratory Physiology. 6th ed. Elsevier, Butterworth Heinemann; 2005. p. 99[1]より抜粋)

> **Column** 血管平滑筋内のセカンドメッセンジャー
>
> **サイクリックアデノシン 3', 5'−一リン酸（cAMP）**：肺血管拡張薬であるプロスタグランジンや血管活性腸管ペプチド（vasoactive intestinal peptide：VIP），β_2 作動薬などは，アデニル酸シクラーゼを活性化させ，サイクリックアデノシン 3', 5'−一リン酸（cyclic adenosine 3', 5'-monophosphate：cAMP）をセカンドメッセンジャーとして産生し，cAMP は血管平滑筋細胞内でプロテインキナーゼを活性化させ，ミオシンの脱リン酸化と細胞内カルシウム濃度を減少させ筋弛緩作用をもたらす．
>
> **イノシトール 1, 4, 5−三リン酸（inositol 1, 4, 5-triphosphate：IP_3）**：肺血管を収縮させる受容体の多くは，G蛋白共役型受容体で，その活性化は血管平滑筋内の IP_3 濃度を上昇させ，細胞内小胞体からカルシウムを放出させ，ミオシンのリン酸化を促し，血管収縮を引き起こす．
>
> **サイクリックグアノシン 3', 5'−一リン酸（cGMP）**：血管内皮細胞で産生された肺血管拡張薬である一酸化窒素は，血管平滑筋に作用し，その細胞内でグアニル酸シクラーゼを活性化させ，サイクリックグアノシン 3', 5'−一リン酸（cyclic guanosine 3', 5'-monophosphate：cGMP）をセカンドメッセンジャーとして産生する．cGMP は血管平滑筋細胞内でプロテインキナーゼを活性化させ，ミオシンの脱リン酸化と細胞内カルシウム濃度を減少させ，筋弛緩作用をもたらす．

c. ガス性コントロール：低酸素性肺血管収縮（HPV）

- 肺血管は体血管と違い，低酸素に反応して収縮する．このことを低酸素性肺血管収縮（hypoxic pulmonary vasoconstriction：HPV）とよぶ．HPVは，肺胞の酸素分圧と混合静脈血（肺動脈血）の酸素分圧とに反応して生じるが，肺胞の酸素分圧の影響が大きい[5]．
- HPVは，肺血流を酸素分圧の低い部位から高い部位へ再分配し，不均衡な換気血流比を改善し酸素化を改善するのに有益である．しかし，慢性的な，あるいは間欠的なHPVは肺高血圧症の原因となる．
- *in vitro* の動物実験的には，遷延する低酸素に対するHPVは二相性であり，第1相は5～10分で最大収縮に至り血管内皮依存性である．第2相は，40分程度かかるゆっくりとした反応で収縮が維持され，血管内皮非依存性である[6]．
- また，HPVは肺動脈や肺小動脈のみならず，肺静脈にも存在し，肺血管抵抗全体に寄与している可能性も示唆されている[7]．
- HPVのメカニズムはさまざまな因子が複合的に作用した結果と考えられているが，依然としてはっきりとはわかっていない．しかし，以下のようなメカニズムが考えられている．①内皮細胞からのNOの産生抑制，②シクロオキシゲナーゼの活性抑制，③エンドセリンなどの血管収縮薬の産生，④電位依存性カリウムチャネルの膜電位の変化，などである[1]．

> 肺血管には低酸素に反応して収縮するHPVという特性がある

d. 他の肺血管抵抗に影響する因子

高二酸化炭素血症，アシドーシス
- 肺血管収縮作用あり，HPVを増強させる．

低二酸化炭素血症，アルカローシス
- 肺血管拡張作用あり，HPVの抑制あり．

❷ 周術期関連薬の肺循環（とくにHPV）に対する影響

a. 吸入麻酔薬

- 初期の摘出肺動物実験では，吸入麻酔薬は血管への直接作用として低酸素性肺血管収縮（HPV）を抑制すると報告されたが，その後の *in vivo* の研究では必ずしも抑制しなかった．HPVに影響する因子には，肺胞の酸素分圧だけでなく，肺動脈に流れ込む混合静脈血の酸素分圧もある[5]．したがって，心拍出量が低下し，生体の酸素消費量が変化しなければ，混合静脈血の酸素分圧は低下しHPVを増強することになる[1]．すなわち吸入麻酔薬により心拍出量の低下が起これば，このような機序でHPVが増強されることに繋がり，HPVを抑制しないという結果になったと考えられている．
- 心拍出量などの条件を調整した状態では，吸入麻酔薬によるHPVの抑制は典型的なシグモイド型用量反応曲線に従う．約2MACで約50%抑制

▶MAC：
minimum alveolar concentration（最小肺胞濃度）

図1 吸入麻酔薬によるHPVの抑制効果

異なる吸入麻酔薬でも，1 MACの濃度では約20〜30％のHPVを抑制する．より高濃度であればさらにHPVは抑制される．
HPV：低酸素性肺血管収縮．
(Marshall BE. Acta Anaesthesiol Scand Suppl 1990; 94: 37-41[8])より)

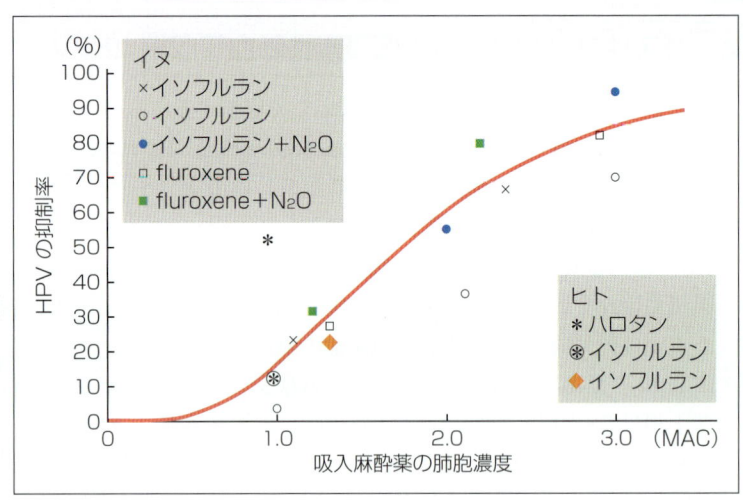

▶ ED_{50}：
50 % median effective dose（50%有効量）

▶ CPAP：
continuous positive airway pressure（持続気道陽圧呼吸）

吸入麻酔薬は濃度依存性にHPVを抑制するので，使用濃度を下げる工夫が必要

(ED_{50})，3 MACで90％抑制（ED_{90}）とされる[8]（図1）．すなわち，臨床的な1.3 MAC程度であれば，約30％程度の抑制となる．吸入麻酔薬間の違いは少ない．

- 臨床的な検討として，Benumofらは，ヒトの一側肺換気において，1 MACのハロタンとイソフルランのHPVに対する効果を静脈麻酔下の場合と比較検討し，軽度の両吸入麻酔薬のHPV抑制が認められたが，臨床的にはnon-dependent lung（術側肺）にCPAPを用いたりすることで安全に使用できる[9]．

- また，Lesitskyらは，基礎肺血流を配慮したイヌの *in vivo* の実験で，セボフルラン（〜3.5％）とデスフルラン（〜10.5％）はHPVに影響を与えないとの結果を報告している[10]．

- すなわち，臨床で吸入麻酔薬を使用する場合は，高濃度にならないように他の鎮痛法などを併用し，使用することが重要であると考えられる．

b. 静脈麻酔薬

- 静脈麻酔薬は，多くの研究でHPVにあまり影響を与えないとされることが多い．

- Nakayamaらは，イヌを用いた *in vivo* の実験で，ケタミンはHPVに影響を与えず，プロポフォールはHPVをむしろ増強したと報告している．また，そのプロポフォールのHPV増強作用には，プロポフォールのATP感受性K^+チャネルを介した血管拡張作用の抑制が関与していることを示唆した[11]．

- Karzaiらはブタの一側肺換気モデルにおいて，デスフルラン（1 MAC）とプロポフォール（200 µg/kg/分）の酸素化への影響を検討し，プロポフォールのほうがより酸素化が良かったことを報告している[12]．

- また敗血症時には，HPVが障害されることが知られているが，Buschらは，エンドトキシンを腹腔内投与しておいたマウスと何もしないマウスの摘出肺を用いてケタミンのHPVへの効果を検討した．するとケタミンは用量依存

性にコントロール群，エンドトキシン群でHPVを抑制した．しかし，ケタミンはエンドトキシンによるHPV障害を部分的に改善していることも示唆された[13]．

- 肺酸素化能が低下した患者に対する麻酔，鎮静に静脈麻酔薬を用いることは，理論的に有用であると考えられるが，上記のケタミンのように，プラスαの作用を期待できるのかは今後の研究が必要である．

■ デクスメデトミジン（プレセデックス®）

- Kernanらは，デスフルラン麻酔下の一側肺換気時にデクスメデトミジンを併用投与し，そのHPVへの効果を検討した．その結果，デクスメデトミジンは酸素化を増悪せず，むしろ改善させる傾向がみられたと報告している．これは，デクスメデトミジンの併用でデスフルランの投与量が下がり，デスフルランのHPV抑制効果が低下したためではないかと考察されている[14]．

c. 循環作動薬

■ アドレナリン

- 肺循環の液性コントロールの節でも述べたが，同一の作動薬でも作用する受容体のサブタイプが異なるとまったく逆の作用を示すこともある．アドレナリンの受容体は，α_1刺激で肺血管収縮，α_2刺激は血管内皮機能を介して血管拡張，β_2刺激は血管拡張とされている．

- Piercyらは，ラットの摘出肺動脈標本を用いて，アドレナリン（ボスミン®）とイソプロテレノール（$\beta_{1,2}$受容体作動薬，プロタノール®）のHPVに対する効果を検討し，30 ng以上の高濃度のアドレナリンと1 ng以上のイソプロテレノールは低酸素により収縮した肺動脈を拡張させ，この作用はβ刺激作用によるとしている．しかし，30 ng以下の低濃度のアドレナリンでは，その作用はα刺激作用とのバランスによるとしている．すなわちα作用が強く出れば，HPVを増強する可能性も示唆されている[15]．

▶本項「① b. 液性コントロール」(p.257) 参照

アドレナリンのα刺激作用が強く出るとHPVを増強する

■ ドブタミン（ドブタミン®）

- Furmanらは，ブタ摘出肺標本を用いて，ドブタミン，ドパミン，イソプロテレノールのHPVに対する効果を検討し，ドブタミンとイソプロテレノールはHPVを抑制したが，ドパミンは作用しなかったと報告している[16]．

- Lejeuneらは，ドブタミン，ドパミンの高濃度酸素と低酸素に曝露し換気したイヌの*in vivo*実験で，10 μg/kg/分のドブタミン，ドパミンではHPVに対する効果はないが，20 μg/kg/分の高濃度になるとHPVを抑制し，肺動脈圧を減少させ，酸素化も低下させたと報告している[17]．

- すなわち，アドレナリン作動薬は高濃度使用でHPVを抑制するが，低濃度ではα作動刺激作用とのバランスでその効果が決定され，予測は難しいと考えられた．

アドレナリン作動薬は高用量でHPVを抑制する．低用量ではα刺激作用とのバランスでその効果が決定される

▶ ANP:
atrial natriuretic peptide

■ 心房性ナトリウム利尿ペプチド（ANP，カルペリチド〈ハンプ®〉）

- Höhne らは，イヌの HPV モデルにおいて，ANP の効果を検討し，少量 ANP（50 ng/kg/分）は，HPV による肺高血圧を軽減し，体血圧には影響を与えなかったと報告している．また，大量 ANP（1,000 ng/kg/分）でも，肺高血圧の軽減効果は変化せず，むしろ体血圧の低下を引き起こしたという[18]．

★1
2013 年現在本邦未承認．

■ levosimendan（レボシメンダン★1）

- 細胞内のカルシウム濃度を増強させることなく筋細胞のカルシウム感受性を増強させる薬剤である．心筋においては，収縮力増強をもたらし，血管平滑筋においては，ATP 感受性 K^+ チャネルを解放し，筋弛緩作用を呈するとされる．
- Wiklund らは，ブタ HPV モデルにおいて，レボシメンダンが HPV を減弱させたと報告している[19]．

■ PDE 阻害薬

- Kamamoto はウサギ肺摘出標本において，PDE3 阻害薬であるオルプリノン（コアテック®）とミルリノン（ミルリーラ®），平滑筋細胞内アデニル酸シクラーゼを直接刺激して細胞内 cAMP を増加するコルホルシンダロパートの HPV に対する効果を検討し，高濃度のオルプリノン（200 μg）とミルリノン（1,000 μg），コルホルシンダロパート（1,000 μg）は，HPV を抑制すると報告をした[20]．
- Bardou らもラットの摘出肺動脈標本を用いてテオフィリン（非選択的 PDE 阻害薬），siguazodan（シグアゾダン，PDE3 阻害薬）★1，rolipram（ロリプラム，PDE4 阻害薬）★1，zaprinast（ザプリナスト，PDE5 阻害薬）★1 の HPV に対する効果を検討している．PDE 阻害薬はいずれも，HPV により収縮した肺動脈を拡張した．また，siguazodan は rolipram，zaprinast よりも HPV の抑制効果が強かったという[21]．
- Blanco らは，シルデナフィル（PDE5 阻害薬，レバチオ®）が肺高血圧症を合併した COPD 患者 20 人において，安静時と運動時の肺循環を改善するが，HPV の抑制により安静時の酸素化を障害したと報告している[22]．

PDE 阻害薬は HPV を抑制する可能性があり，肺酸素化については注意が必要

- PDE 阻害薬はサブタイプの違いで，効果発現部位とその発現作用が異なり，心不全や喘息から肺高血圧症までさまざまな治療薬として適応が認められている．HPV に対する作用もサブタイプにより異なるが，HPV を抑制する可能性があり，酸素化については注意が必要と考えられた．

■ カルシウム拮抗薬

- 用量依存性に肺高血圧を下げる．しかし，副作用として HPV の抑制による酸素化の増悪，陰性変力作用などがある．

d. その他

吸入薬
- 吸入 NO は，重症肺疾患患者において，選択的な肺血管拡張薬として働き，ヘモグロビンにより急速に不活化されてしまうため体血管には作用しない．
- NO はよく換気されている領域の肺血流を増やすため，換気／血流比を改善し酸素化を改善する[23]．NO は，その他，白血球の粘着や活性を抑制する免疫調節作用も報告されている[24]．

炭酸脱水酵素阻害薬（アセタゾラミド〈ダイアモックス®〉）
- アセタゾラミドは高山病の肺水腫予防薬として使用されているが，その効果として HPV の抑制が考えられていた．
- Höhne らは，炭酸脱水酵素阻害薬であるアセタゾラミドが無麻酔のイヌを低酸素にさらし，HPV モデルを作成しアセタゾラミドの効果を検討した．その結果，アセタゾラミドはその呼吸刺激効果で過換気（hyperventilation）を誘発し，酸素分圧を上昇させ HPV を抑制する．また，この酸素分圧の上昇を打ち消すように吸入酸素濃度をさらに減少させても HPV の抑制効果があり，別の機序がある可能性もある[25]．

> アセタゾラミドは過換気を誘発し酸素分圧を上昇させて HPV を抑制する

almitrine bismesylate（アルミトリンジメシラート[★1]）
- アルミトリンには頸動脈小体の化学受容体を刺激し呼吸刺激作用がある．また，その他の作用として HPV を増強させ，ARDS 患者の酸素化を改善したとの報告もある．Prost らは，10 人の ARDS 患者に対して，アルミトリンと 10 cmH$_2$O PEEP の酸素化と循環動態への影響を検討し，アルミトリンは PEEP でみられた血圧の低下を伴わず，同程度の酸素化の改善をもたらしたと報告している[26]．
- Papazian らは，16 人の ARDS 患者に NO の吸入とともにノルアドレナリンとアルミトリンを併用することで，酸素化や循環動態への影響がどうなるかを検討した．その結果，ノルアドレナリンは酸素化には変化を与えず，アルミトリンは肺動脈圧を上昇させ，吸入 NO の酸素化改善効果を増強させたと報告している[27]．

> ▶ARDS：
> acute respiratory distress syndrome（急性呼吸促迫症候群）
>
> ▶PEEP：
> positive end-expiratory pressure（呼気終末陽圧）

3 おわりに

- 肺の血管抵抗は，肺動脈，肺毛細血管，肺静脈の3つで成り立ち，後二者がその全体の抵抗を決定する大きな要因である．
- 肺動脈，肺小動脈は平滑筋性の壁をもち，アクティブに収縮と拡張が神経性，体液性，あるいはガス性にコントロールされている．
- 肺血管は体血管と違い，低酸素に反応して収縮する低酸素性肺血管収縮（HPV）という特性をもち，換気血流比の不均衡を改善し肺酸素化能を改善する．

- 吸入麻酔薬は，一般的に濃度依存性にHPVを抑制するが，鎮痛薬などの併用で使用濃度を下げることで，臨床的に一側肺換気などでも安全に使用できる．一方，静脈麻酔薬はHPVをあまり抑制しないと考えられている．
- 肺高血圧症に対する使用薬は肺血管を拡張させるため，HPVを抑制する可能性があり，肺酸素化能の増悪には注意が必要である．

（橋場英二）

文献

1) Lumb AB. Chapter 7 The pulmonary circulation. Nunn's Applied Respiratory Physiology. 6th ed. Philadelphia: Elsevier, Butterworth Heinemann; 2005. p.92–109.
2) Barnes PJ, Liu SF. Regulation of pulmonary vascular tone. Pharmacol Rev 1995; 47: 87–131.
3) Furchgott RF, Zawadzki JV. The obligatory role of endothelial cells in the relaxation of arterial smooth muscle by acetylcholine. Nature 1980; 288: 373–6.
4) Spöhr F, et al. Role of endogenous nitric oxide in endotoxin-induced alteration of hypoxic pulmonary vasoconstriction in mice. Am J Physiol Heart Circ Physiol 2005; 289: H823–31.
5) Benumof JL, et al. Interaction of PVO2 with PAO2 on hypoxic pulmonary vasoconstriction. J Appl Physiol 1981; 51: 871–4.
6) Bennie RE, et al. Biphasic contractile response of pulmonary artery to hypoxia. Am J Physiol 1991; 261: L156–63.
7) Zhao Y, et al. Pulmonary vein contracts in response to hypoxia. Am J Physiol 1993; 265: L87–92.
8) Marshall BE. Hypoxic pulmonary vasoconstriction. Acta Anaesthesiol Scand Suppl 1990; 94: 37–41.
9) Benumof JL, et al. Halothane and isoflurane only slightly impair arterial oxygenation during one-lung ventilation in patients undergoing thoracotomy. Anesthesiology 1987; 67: 910–5.
10) Lesitsky MA, et al. Preservation of hypoxic pulmonary vasoconstriction during sevoflurane and desflurane anesthesia compared to the conscious state in chronically instrumented dogs. Anesthesiology 1998; 89: 1501–8.
11) Nakayama M, Murray PA. Ketamine preserves and propofol potentiates hypoxic pulmonary vasoconstriction compared with the conscious state in chronically instrumented dogs. Anesthesiology 1999; 91: 760–71.
12) Karzai W, et al. Effects of desflurane and propofol on arterial oxygenation during one-lung ventilation in the pig. Acta Anaesthesiol Scand 1998; 42: 648–52.
13) Busch CJ, et al. Effects of ketamine on hypoxic pulmonary vasoconstriction in the isolated perfused lungs of endotoxaemic mice. Eur J Anaesthesiol 2010; 27: 61–6.
14) Kernan S, et al. Effects of dexmedetomidine on oxygenation during one-lung ventilation for thoracic surgery in adults. J Minim Access Surg 2011; 7: 227–31.
15) Piercy V, et al. Effects of isoprenaline, adrenaline and selective alpha 1- and alpha 2-adrenoceptor stimulation on hypoxic pulmonary vasoconstriction in rat isolated perfused lungs. Pulm Pharmacol 1990; 3: 59–63.
16) Furman WR, et al. Comparison of the effects of dobutamine, dopamine, and isoproterenol on hypoxic pulmonary vasoconstriction in the pig. Crit Care Med 1982; 10: 371–4.
17) Lejeune P, et al. Effects of dopamine and dobutamine on hyperoxic and hypoxic pulmonary vascular tone in dogs. Am Rev Respir Dis 1987; 136: 29–35.
18) Höhne C, et al. Atrial natriuretic peptide ameliorates hypoxic pulmonary vasoconstriction without influencing systemic circulation. J Physiol Pharmacol 2003; 54: 497–

510.
19) Wiklund A, et al. Levosimendan attenuates hypoxia-induced pulmonary hypertension in a porcine model. J Cardiovasc Pharmacol 2012; 59: 441-9.
20) Kamamoto H. The effect of PDEIII inhibitors and colforsin daropate on hypoxic pulmonary vasoconstriction in rabbit lungs. Masui 2008; 57: 1398-407.
21) Bardou M, et al. Hypoxic vasoconstriction of rat main pulmonary artery: Role of endogenous nitric oxide, potassium channels, and phosphodiesterase inhibition. J Cardiovasc Pharmacol 2001; 38: 325-34.
22) Blanco I, et al. Hemodynamic and gas exchange effects of sildenafil in patients with chronic obstructive pulmonary disease and pulmonary hypertension. Am J Respir Crit Care Med 2010; 181: 270-8.
23) Bigatello LM, et al. Use of inhaled nitric oxide for ARDS. Respir Care Clin N Am 1997; 3: 437-58.
24) Kavanagh BP, et al. Effects of inhaled NO and inhibition of endogenous NO synthesis in oxidant-induced acute lung injury. J Appl Physiol 1994; 76: 1324-9.
25) Höhne C, et al. Acetazolamide prevents hypoxic pulmonary vasoconstriction in conscious dogs. J Appl Physiol 2004; 97: 515-21.
26) Prost JF, et al. Comparison of the effects of intravenous almitrine and positive end-expiratory pressure on pulmonary gas exchange in adult respiratory distress syndrome. Eur Respir J 1991; 4: 683-7.
27) Papazian L, et al. Inhaled nitric oxide and vasoconstrictors in acute respiratory distress syndrome. Am J Respir Crit Care Med 1999; 160: 473-9.

付録

1. 本書で紹介している気道確保のための器具
2. 現在使われている主な人工呼吸器
3. 現在ECMOに使われている装置

付録

1. 本書で紹介している気道確保のための器具

（浅井　隆）

	器具		特徴	掲載頁
フェイスマスク		ハドソンマスク	●病棟用フェイスマスク． ●酸素を供給するために用いる．	20
		バッグ・バルブ・マスク	●心肺蘇生時のフェイスマスクは陽圧換気を可能にする． ●マスク部は，全身麻酔用のフェイスマスクとほぼ同じ規格．	21
		フェイスマスク	●全身麻酔用フェイスマスク． ●心肺蘇生用マスクと同様，マスクを顔に密着させることにより，陽圧換気が可能となる．	21
		経口エアウェイ	●舌根沈下を物理的にバイパスして気道を開通させる．	23
		経鼻エアウェイ	●軟口蓋による上気道閉塞を解除して気道を開通させる．	23
喉頭鏡		Jackson 直達喉頭鏡	●声門を直視下に確認して気管挿管できる． ●耳鼻科医は今でも気道異物の除去に用いている．	28

1. 本書で紹介している気道確保のための器具

	器具	特徴	掲載頁
喉頭鏡	マギルチューブ	● マギル医師によるオリジナルのゴム製気管チューブ．	29
	マッキントッシュ喉頭鏡	● 成人での気管挿管に最もよく使用されている．	31
	マッキントッシュ標準型（A型）ブレード	● アメリカ型（American type）の略．	35
	マッキントッシュE型ブレード	● イギリス型（English type）の略．	35
	ミラー喉頭鏡	● 小児，乳幼児の気管挿管によく用いられる．	31
	マッコイ喉頭鏡	● レバーを操作してブレード先端を曲げることができる． ● 不安定頚椎は良い適応．	39
	サイカー喉頭鏡	● 最初の間接型光学喉頭鏡． ● ブレード中央部がみがかれ，声門の鏡面像が得られる．	40

付録

器具		特徴	掲載頁
喉頭鏡	ブラード喉頭鏡	●本体（下）と内蔵している気管チューブ誘導スタイレット（上）． ●ブレードは扁平で，解剖学的形状になっている． ●直視下に声門を確認できない．	40
	ラリンゴビュー	●第1世代のビデオ喉頭鏡． ●ファインダは270°回転可能である． ●従来のマッキントッシュ喉頭鏡ハンドルに接続することができる．	43
	グライドスコープ	●第2世代のビデオ喉頭鏡． ●ハンドルとブレードが一体化している． ●ブレードは強い弯曲（水平面に対して約60°）をなしている．	44
	McGrath MAC 喉頭鏡	●第2世代のビデオ喉頭鏡． ●本体とビデオ画面とが一体化した構造で内蔵バッテリーで作動している． ●小型で，約200gと最も軽量．	45
	エアウェイスコープ	●第3世代のビデオ喉頭鏡． ●声門をほぼ100%確認できる． ●画面上にチューブ先端が進む方向が示される． ●防水機能付き．	46
	エアトラック	●間接的光学喉頭鏡であるが，デジタルカメラを接続してビデオ喉頭鏡のように使用できる．	47

1. 本書で紹介している気道確保のための器具

	器具	特徴	掲載頁
喉頭鏡による気管挿管の補助具	気管チューブ挿入イントロデューサー（ブジー）	● ブジーの先端を喉頭蓋の後面に這わせて気管に挿入し，挿入したブジーをガイドにチューブを進める．	49
	Eschmann 気管チューブ挿入イントロデューサー（ブジー）	● 先端 2 cm 部に曲がりが付いている．	50
	マギル鉗子	● マギル医師によるオリジナル鉗子．	51
喉頭鏡以外の挿管器具	気管支ファイバースコープ	● 挿管困難な場合，最も有用性が高い．	58
	オバサピアンエアウェイ	● ファイバースコープの挿入を容易にする． ● 縦軸中央に線を引くことにより，正中線を確認しながらファイバースコープを挿入することができる．	63
	パーカーチューブ（気管支ファイバースコープが挿入されている）	● 先端が丸められているため，気管支ファイバースコープとチューブ先端との隙間がほとんどない． ● 気管に円滑に挿入できる確率が高い．	65
	挿管用ラリンジアルマスク用気管チューブ（気管支ファイバースコープが挿入されている）	● 柔らかいシリコン製のレインフォースドチューブ． ● 先端はより柔らかい素材で作られている． ● 容易に気管挿管が可能．	65
	スタイレットスコープ	● 硬性ファイバースコープ． ● ファイバースコープ機能を有したスタイレット状の器具． ● ハンドルのレバー操作によりスコープ部の先端の弯曲を調節できる．	66

付録

器具		特徴	掲載頁
気管チューブ	通常気管チューブ	●最も一般的に使用されている単純なチューブ. ●一腔性チューブ，シングルルーメンチューブ，PVCチューブともよばれる. ●カフが付いたものと付いてないものがある.	73
	パーカーチューブ	●パーカーチューブの最先端は内側に丸められている.	73
	レインフォースドチューブ	●チューブ壁内にステンレスの線がらせん状に埋め込まれ補強されている. ●折れ曲がったりねじれたりしにくいため，チューブの閉塞が起こりにくい.	74
	ノースポーラーチューブ	●形状変形型チューブ. ●チューブの近位端が額に向かっている. ●顎間固定などの手術中に，チューブを頭側に走らせたいときに有用.	75
	サウスポーラーチューブ（RAEチューブ）	●形状変形型チューブ. ●チューブの近位端が下顎に向くチューブ. ●扁桃アデノイド摘出のために開口器を設置するときに有用. ●眼科手術の際，術野を妨げない.	75

1. 本書で紹介している気道確保のための器具

	器具	特徴	掲載頁
気管チューブ	レーザー手術用チューブ	● レーザー光線によるチューブの穿孔あるいは炎上を防ぐため，不燃性の特殊素材でできている．	75
	エアウェイチェッカー	● 食道挿管検知器． ● チューブが正しく気管に挿入されていれば，カフは容易に膨らむ．	81
	ダブルルーメンチューブ	● 二腔性気管チューブ． ● 2本のチューブを接合した構造になっている． ● 右用と左用がある． ● 分離肺換気を行う際に使用する特殊なチューブ．	83
	気管切開口用ダブルルーメンチューブ	● 気管切開口から挿入する二腔性気管チューブ．	83
	気管支ブロッカー（通常気管チューブに挿入中）	● ブロッカーチューブ先端のカフを膨らませて，一側の気管支をブロックする．	84
	ユニベントチューブ	● 気管支ブロッカーを内蔵した気管チューブ． ● 気管支ファイバースコープガイド下に挿入すべきである．	86

273

付録

	器具		特徴	掲載頁
声門上器具		コブラエアウェイ	・咽頭プラグ式エアウェイ． ・ポリ塩化ビニル製で，単回使用品． ・ラリンジアルマスクより挿入が困難．	91
		ラリンジアルマスク	・クラシック． ・喉頭マスク． ・マスクが喉頭を包み込むことにより換気を可能にする．	91
		ラリンジアルマスク	・プロシール．	92
		ラリンジアルマスク	・ユニーク．	92
		ラリンジアルマスク	・スプリーム．	92
		ラリンジアルマスク	・フレキシブルSU（シングルユース）．	92

274

1. 本書で紹介している気道確保のための器具

器具		特徴	掲載頁
声門上器具	ラリンジアルマスク	● ファーストラック SU（シングルユース）.	92
	i-gel	● 喉頭マスクのカテゴリーに入る. ● 喉頭の形に基づいて作られている. ● カフ構造を使わずに有効な換気を行うことが可能.	93
	SLIPA	● 喉頭マスク. ● 内部が空洞のプラスチック製. ● 咽頭が膨らんだときの形状をなしている. ● カフ構造はないため，挿入後すぐに換気が可能.	93
	コンビチューブ	● 食道閉鎖式エアウェイ. ● 長短 2 本のチューブで構成されている. ● 通常，盲目的に挿入する. ● 多くの場合，長いチューブを食道に挿入し，短いチューブで換気を行う.	94
	ラリンジアルチューブ	● 食道閉鎖式エアウェイ. ● 換気チューブは 1 本のみ. ● カフは柔らかい素材を用いている. ● 2 つのカフは 1 本のパイロットチューブにより膨らませることが可能.	95
	air-Q	● 単回使用の器具. ● 換気チューブは解剖学的形状に合わせて弯曲しており，内径も比較的太い. ● 経 air-Q 気管挿管の後，器具を抜去しやすい.	100

付録

	器具		特徴	掲載頁
声門上器具		Ambu Aura-i	●単回使用のラリンジアルマスク． ●換気チューブは解剖学的形状にフィットするようカーブしている． ●カフは柔らかい素材が使用され，咽頭への負担を軽減している．	101
頸部観血的挿管器具		チャリアブルーライノ経皮的気管切開用ダイレーターセット	●気管切開チューブを経皮的に気管内に挿入する器具．	107
		クイックトラック	●輪状甲状間膜穿刺キット． ●注射器付きのカニューレ針． ●すべてのパーツがすでに組み立ててあるため，緊急時にパッケージを開けるとすぐに使える．	109
		メルカー緊急用輪状甲状膜切開用キット	●輪状甲状間膜切開キット．	109
		ミニトラックⅡ	●経皮的輪状甲状間膜切開キット． ●内径4mmのチューブ，メスと吸引チューブで構成されている．	110
		トラヘルパー	●経皮的輪状甲状間膜切開キット． ●テフロン製のカニューレに金属製の内針を通し，経皮的に気管に挿入する．	111

2. 現在使われている主な人工呼吸器

（鈴木健一，竹田晋浩）

機器		特徴	販売メーカー
	ピューリタンベネット 840	・応答性と快適性に優れ，新生児から成人までの重症患者において高感度で正確な換気を実現 ・PCV，PSV の立ち上がり流量を可変することにより，理想的な圧波形を保ち調和性を向上 ・日本語化されたデュアルタッチスクリーンのカラーディスプレイを採用し，優れた視認性と操作性を実現 ・PAV＋を採用し患者の自発呼吸と人工呼吸器の同調性を大幅に高め，気道抵抗とコンプライアンスを自動測定 ・リークを自動で補正し，リーク下での患者と人工呼吸器の同調性を保ち快適性を維持 ・トレンド機能により 72 時間 57 項目のベンチレータ設定や患者データを表示し，治療法の評価，治療方針の決定に有用	コヴィディエンジャパン（株）
	ピューリタンベネット 760	・すべての項目が日本語表記され誰でも簡単に操作可能 ・ピストンがシリンダ内に一切触れないフリクションレスピストンを採用しメンテナンスコストを軽減 ・フリクションレスピストンを採用することで，最大 300 L/min の流量を供給でき自発呼吸をサポート ・バッテリーで 2.5 時間動作でき，停電時および院内搬送時に対応 ・PC-A/C，PC-SIMV を標準で備えており，患者の快適性を向上 ・静的コンプライアンス，静的レジスタンス AUTOPEEP の測定ができ患者の状態を把握することが可能 ・PCV，PSV の立ち上がり流量を可変することにより，理想的な圧波形を保ち調和性を向上	
	ピューリタンベネット 740	・すべての項目が日本語表記され誰でも簡単に操作可能 ・ピストンがシリンダ内に一切触れないフリクションレスピストンを採用しメンテナンスコストを軽減 ・フリクションレスピストンを採用することで，最大 300 L/min の流量を供給でき自発呼吸をサポート ・バッテリーで 2.5 時間動作でき，停電時および院内搬送時に対応	

付録

機器	特徴	販売メーカー
ピューリタンベネット 560	・小児から成人まで，マスクもしくは気管切開の幅広い患者に使用可能 ・VC および PC で使用可能で患者の快適性を向上 ・院内から在宅まで幅広い環境で使用可能 ・最大で 11 時間駆動可能な内部バッテリーを搭載しており，外出時および停電時に対応 ・外部バッテリーを使用するとさらに最大で 11 時間バッテリー動作時間が延長 ・USB メモリ経由で 12 か月分のトレンドデータと 2 日分の詳細波形データで患者データを解析が可能 ・FiO_2 測定キットを使用すると実測の酸素濃度を本体に表示させることが可能	コヴィディエンジャパン（株）
ニューポート e360	・洗練されたシンプルな操作性 ・自動化機構により最適な呼吸管理が可能 ・NICU，ICU，救急での急性期はもちろん病棟などあらゆる場面で使用可能 ・新生児〜成人まで対応 ・本体，メンテナンス費用も安価 ・アラームなどのイベント履歴最大 100 件 ・レンタル運用も可	（株）東機貿
ニューポート HT70	・HT70 プラス（波形表示可）と HT70 ベーシックの 2 種類 ・在宅，搬送，病棟の用途に合わせたモードを搭載 ・コンプレッサー内臓，空気配管がない場所で使用可能 ・5 Kg 以上の患者に適応 ・メインバッテリー（最長 10 時間），バックアップバッテリー（最低 30 分）	（株）東機貿
新生児呼吸器 SLE1000	・ネーザル・DPAP 専用機 ・圧を設定し，フローはリーク量に合わせて自動で制御．安定した CPAP が可能 ・操作は本体コントローラノブのみのシンプルな設計	（株）東機貿

2. 現在使われている主な人工呼吸器

機器	特徴	販売メーカー
新生児用呼吸器 SLE5000	● バブルシステムにより呼気抵抗を最小限に ● 大型カラースクリーンで高い視認性とタッチパネルを採用した容易な操作性 ● パワフルな HFO 機能搭載で超低出生体重児～20 Kg まで使用可能 ● 新生児における呼吸管理に必要な機能，情報を備えたモデル	（株）東機貿
V60	● 自発呼吸下での機械換気を必要とする呼吸器不全，慢性的な呼吸機能不全，または閉塞性睡眠時無呼吸症の患者に病院またはその他の施設環境において使用が可能 ● 体重が 20 kg 以上の小児患者から，成人患者までをサポート ● 非侵襲用途と同じ選択条件を満たす挿管患者への使用にも対応 ● モードは BiPAP Vision にくらべ PCV，AVAPS，C-FLex が追加 ● オートトラックの精度が向上し適応患者の範囲が拡大	フィリップス・レスピロニクス（同）
Servo-i	● 新生児の小さな換気量から成人の換気まで幅広く対応できる換気制御機構 ● 横隔膜活動電位による自発呼吸サポートモード"NAVA"を搭載可能 ● リクルートメント療法をサポートするオープンラングツール機能を搭載可能 ● 視認性の良い 12 インチ液晶画面に，最大 5 つの呼吸波形を表示 ● ウィーニングの指標となる T_i/T_{tot}，SBI，$P_{0.1}$ などの測定機能を標準搭載	フクダ電子（株）
Servo-s	● シンプルな設計で，小児から成人の呼吸療法に対応 ● タッチキーとダイレクトアクセスキーによる簡便で，直観的な操作が可能 ● 基本的な換気モードに加え，PRVC，Bi-Vent，NIV（非侵襲的換気），ラングメカニクス機能を追加搭載可能 ● 呼気システムは分解・組立不要なカセットシステムを採用．始業点検機能を備え，日常のメンテナンスを容易にする	

付録

機器	特徴	販売メーカー
VELA	●6時間の稼働可能な内臓バッテリー搭載 ●アナログ3波形を同時に表示 ●高性能タービン内蔵で空気配管不要 ●高圧（配管）と低圧（ボンベ）からの酸素入力が可能 ●11種類の豊富な換気モード搭載でAPRVも可能 ●マスク換気（NPPV）が可能 ●ビデオ出力によるモニタ画面の投影が可能 ●情報豊富なモニタ画面 ●イベントログ記録機能搭載	アイ・エム・アイ（株）
AVEA	●新生児から成人まで呼吸管理が可能 ●アナログ3波形を同時に表示 ●食道内圧計測機能を搭載 ●気管/気道内圧測定機能を搭載 ●VCO_2（炭酸ガス生産量）測定が可能 ●低流量のP/Vカーブ測定が可能 ●新生児用nCPAP/IMV機能を搭載 ●ビデオ出力によるモニタ画面の投影が可能 ●情報豊富なモニタ画面 ●イベントログ記録機能搭載	アイ・エム・アイ（株）
モナール T50	●5時間の稼働可能な内臓バッテリー搭載 ●アナログ2波形を同時に表示 ●成人および小児に使用可能 ●2種類の換気モードを同時に設定可能 ●マスク換気（NPPV）が可能 ●シングルおよびダブル回路の使用が可能 ●自動気圧補正機能を搭載 ●イベントログ記録機能搭載 ●IEC保護特性：IP33に適合	アイ・エム・アイ（株）
Evita V300	●最新の機能を備えた次世代型人工呼吸器 ●面構成のカスタマイズが自由 ●簡単でシンプルな操作性 ●データ抽出機能でデータの管理が可能 ●ID付きの回路や呼気弁で安全性を向上 ●APRVの最新機能 Auto Release	ドレーゲル・メディカルジャパン（株）

2. 現在使われている主な人工呼吸器

機器		特徴	販売メーカー
	Evita Infinity V500	● 最新の機能を備えた次世代型人工呼吸器 ● 大きなスクリーンでかつ記録に合わせて画面構成のカスタマイズが自由に ● データ抽出機能でデータの管理が可能 ● ID付きの回路や呼気弁で安全性を向上 ● 高性能＋高機能で重症患者に高いパフォーマンス ● 優れた臨床機能（APRVのAuto Release，スマートケア，Low Flow PV Loop，肺絵表示など）	ドレーゲル・メディカルジャパン（株）
	Evita XL	● 集中治療人工呼吸器 ● 15インチの見やすい大きなスクリーン ● 環境に合わせて自由に画面をカスタマイズ ● 高性能＋高機能で重症患者に高いパフォーマンス ● ウィーニングを促進するスマートケア	
	Savina 300	● タービン駆動で独立性とパワーを備えた最先端の人工呼吸器 ● シンプルなインターフェイスとパラメーター ● さまざまな患者に対応できる換気モード ● オープンバルブコンセプトでストレスフリーな呼吸 ● 搬送用としても使用可能	

機器		特徴	販売メーカー
	Savina	● タービン駆動で独立性とパワーを備えた人工呼吸器 ● 充実した換気モード ● オープンバルブコンセプトでストレスフリーな呼吸 ● 搬送用としても使用可能 ● 3ステップで簡単な操作	ドレーゲル・メディカルジャパン（株）
	Carina	● 亜急性期用の人工呼吸器 ● ブロワー内臓で配管設備から独立 ● 静かで患者の眠りを妨げない ● 1本回路でシンプル ● マスク換気/挿管換気のどちらにも対応 ● 優れた自動リーク補正機能で非侵襲的換気に最適 ● 5.5 Kgと軽量で搬送にも最適	
	搬送用人工呼吸器 Oxylog 3000 Plus	● 救急・搬送用人工呼吸器 ● パフォーマンスの高い人工呼吸器（VCV, PCV, CPAP, Auto Flow, NIV） ● ダイレクトアクセスとクイックレスポンスで簡単操作 ● 耐振動試験もクリアし航空機搭載も可能 ● あらゆる頑丈さを示す基準をクリア ● 一回換気量 50 mL から対応 ● カプノグラフィー（オプション） ● 内臓バッテリー駆動最長 4 時間	
	搬送用人工呼吸器 Oxylog 2000 Plus	● 救急・搬送用人工呼吸器 ● パフォーマンスの高い人工呼吸（VCV, PCV, CPAP, NIV） ● ダイレクトアクセスとクイックレスポンスで簡単操作 ● 一回換気量 100 mL から対応 ● 内臓バッテリー駆動最長 4 時間	

2. 現在使われている主な人工呼吸器

機器	特徴	販売メーカー
搬送用人工呼吸器 Oxylog 1000	・救急・搬送用人工呼吸器 ・適応体重 7.5 Kg 以上 ・換気モード　IPPV/CMV ・PEEP バルブ（オプション） ・圧縮ガスで駆動するため電源不要 ・頑丈・MIL スペック	ドレーゲル・メディカルジャパン（株）
メトラン社製 成人用 HFOV 人工呼吸器　R100	・HFO（高頻度振動換気）による特殊な換気方法を成人領域でも可能にした人工呼吸器 ・ロータリーバルブを採用し，SV は 350 mL まで設定可能 ・カラーディスプレイ搭載により，波形やループを表示，より正確な状況把握が可能 ・HFOV だけでなく，A/C，SIMV，CPAP も選択可能，ウィーニングまで 1 台で対応可能 ・アラーム設定が難しい HFOV を考慮し，アラームは自動設定．より安全な呼吸管理が可能	日本光電工業（株）
メトラン社製 HFOV 新生児・小児用人工呼吸器 HMX	・HFO（高頻度振動換気）による換気補助を可能にする人工呼吸器 ・ピストン式 HFO で最大 160 mL の SV を可能にし，20 kg までの小児まで対応可能 ・従来品から大幅な騒音抑制を実現．より静かな HFO が可能． ・口元フローセンサを搭載し，より鋭敏な PTV が可能．HFO からウィーニングまで 1 台で対応 ・カラーディスプレイを搭載し，波形やループを表示し，患者の容態把握が容易 ・タッチパネル方式を採用し直感的な操作が可能	
ハミルトン社製 HAMILTON-G5	・15 インチカラータッチパネルディスプレイにより豊富な情報を確認でき，直感的な操作が可能 ・成人から新生児まで対応可能 ・挿管からマスクまで 1 台で対応可能 ・SIMV から APRV まで充実の換気モードと先進的換気モード ASV まで搭載 ・自発呼吸にやさしいオープンバルブ ・P/V_{tool} により複雑な症例での肺の状態を正確に把握し，適切な設定に反映 ・鋭敏なトリガーと正確な測定 ・正確な容態の把握を可能にする先進的なモニタリング	

付録

機器		特徴	販売メーカー
	ハミルトン社製 HAMILTON-C3	●12.1 インチのワイドスクリーンを搭載し，豊富な情報を一度に表示可能 ●静かさとパワフルさを兼ね備えたブロワ駆動 ●挿管からマスクまで対応可能 ●充実の換気モードとクローズドループ換気モードの ASV を搭載 ●自発呼吸にやさしいオープンバルブ ●鋭敏なトリガーと正確な測定 ●正確な容態の把握を可能にする先進的なモニタリング ●直感的な操作と豊富な画面構成 ●緊急時にも安心標準で 3 時間バッテリ駆動	日本光電工業（株）
	ハミルトン社製 HAMILTON-C2	●静かさとパワフルさを兼ね備えたブロワ駆動 ●成人から新生児まで対応可能 ●挿管からマスクまで 1 台で対応可能 ●SIMV から APRV まで充実の換気モードと先進的換気モード ASV まで搭載 ●自発呼吸にやさしいオープンバルブ ●鋭敏なトリガーと正確な測定 ●正確な容態の把握を可能にする先進的なモニタリング ●タッチパネルによる直感的な操作と豊富な画面構成 ●緊急時にも安心な 3 時間動作可能なバッテリを標準搭載	
	ハミルトン社製 HAMILTON-C1	●静かさとパワフルさを兼ね備えたブロワ駆動 ●本体 4.9 kg の小型・軽量化による省スペース化 ●充実の換気モードと先進的機能を搭載 ●オプションの追加により，挿管だけでなくマスクや APRV まで対応可能 ●自発呼吸にやさしいオープンバルブ ●鋭敏なトリガーと正確な測定 ●正確な容態の把握を可能にする先進的なモニタリング ●直感的な操作と豊富な画面構成 ●緊急時にも安心なバッテリ駆動	

2. 現在使われている主な人工呼吸器

機器	特徴	販売メーカー
ハミルトン社製 HAMILTON-T1	● 静かさとパワフルさを兼ね備えたブロワ駆動 ● 本体 6.5 kg の小型・軽量化による省スペース化 ● 緊急時にも安心なホットスワップ式バッテリを搭載（オプションバッテリで長時間対応可能） ● 搬送時に必要なキャリングデバイス多数用意 ● IPX4（水の飛沫に対して保護されている）を取得 ● 充実の換気モードと先進的機能を搭載 ● オプションの追加により，挿管だけでなくマスクや APRV まで対応可能 ● 自発呼吸にやさしいオープンバルブ ● 鋭敏なトリガーと正確な測定 ● 正確な容態の把握を可能にする先進的なモニタリング ● 直感的な操作と豊富な画面構成	日本光電工業（株）
ラングベンチレータ ALV3000	● 停電に対するバッテリバックアップ（内蔵 UPS バッテリで約 1 時間の作動） ● 低騒音エア内蔵コンプレッサーにより空気配管は不要 ● 患者によりスムーズな換気を提供するためのフロートリガー機能の追加 ● 操作パネルを一新し，視認性・操作性を向上 ● 送気酸素濃度のモニター機能搭載および換気量・呼吸回数 ● 呼吸回路のコストパフォーマンスは安価で高機能を実現 ● 分時換気量低下アラームの採用により安全性が向上	エア・ウォーター防災（株）
ARF-900EⅡ	● 小型軽量で，ベローズによる電気駆動を採用，使用場所が限定されず，使用が可能 ● 操作がシンプルで操作性が高い ● 呼吸モード：VCV	アコマ医科工業（株）
ART-21EX	● シンプルな操作性を実現するため，換気条件の設定にダイヤル方式を採用 ● 警報の設定は実測値を基準としたクイック設定が可能 ● ガス駆動であり，専用コンプレッサーが架台に搭載 ● 停電時用バッテリーも搭載 ● 呼吸モード：VCV，PCV，SIMV プレッシャーサポート（ボリュームコントロール），CPAP	

付録

機器	特徴	販売メーカー
モナール T75	●駆動方式にタービン駆動を採用し，病棟，ICU，救急，院内搬送など幅広く使用可能 ●非侵襲的人工呼吸にも対応し，NIV マスクでの換気が可能 ●10.4 インチのタッチパネル式カラースクリーンを採用し，シングルページ構造により設定値，アラーム値などに画面を変えることなく直接アクセスし，設定値の変更が可能 ●呼吸器本体に交換可能な HEPA フィルタを内蔵しており，室内から取り込んだタービンブロワからのガスを浄化 ●停電時用バッテリーも搭載 ●呼吸モード：VCV，PCV，VC-SIMV，PC-SIMV，PSV，PSVNIV，Duo- Levels，CPAP	アコマ医科工業（株）
Puppy-2	●患者回路に連続流を供給 ●連続流循環方式のため，酸素消費量が経済的 ●軽量・コンパクト（本体重量：約 7 Kg） ●3 電源方式 ●航空機内でも使用可能（RTCA/DO-160D 準拠） ●低騒音・低消費電力仕様	オリジン医科工業（株）
Puppy-X	●高精細カラー液晶タッチパネルを搭載 ●酸素モニター標準装備 ●さまざまな画面でユーザーを支援 ●コンパクト（本体重量約 3.8 Kg） ●3 電源方式 ●視認性に優れたアラームランプを装備 ●自動パネルロック機構搭載 ●航空機内でも使用可能（RTCA/DO-160G 準拠）	オリジン医科工業（株）

3. 現在 ECMO に使われている装置

（鈴木健一，竹田晋浩）

機器	特徴	販売メーカー
メラ遠心血液ポンプ装置 HAS-CFP	● JaSECT 勧告「人工心肺における安全装置設置基準（2007）」内容にすべて対応 ● 流量センサに付加された気泡検出機能，オートクランプ装置，シグナルタワー報知などの安全装置が装備 ● プログラマブルなプライミングモードや定流量・定圧モードなどの動作モードを選択可能 ● 小型軽量なので，ポールに可能 ● 流量グラフデータ記録，警報発生履歴などのエビデンスデータ表示機能搭載 ● PCPS，ECMO などで，メラ関連機器との連動性の高いシステムの構築が可能	泉工医科工業（株）
メラ遠心ポンプ HCF-MP23	● 22 mL の低プライミング量 ● 1 点のピボットベアリングをインペラの軸に採用した耐久性の高い構造 ● インペラの台座に開いた穴（ウォッシュアウトホール）と裏羽根により，インペラ裏側の血栓形成を抑制 ● 血液流量は，0〜7 L/min 以上（5,000 rpm 時）と広範囲で使用が可能 ● HCF-MP23H は，HCF-MP23 の血液と接触するすべての表面が，ヘパリンコーティング	
GyroPump	● セラミック・ピボット・ベアリングによるジャイロ機構が，密封構造の中でインペラーのスムーズな回転を実現 ● 耐久性に大きく関係するシール部の血栓形成がないシールレス構造のシャフト ● 凸部にアルミナセラミック，凹部に超高分子量ポリエチレンを採用し，優れた摩擦・摩耗特性を実現 ● インペラーの下面に設けたセカンダリー・ベーンが，底部のよどみと血栓形成を低減 ● 斜めのインレットポートは，頂部ピボットベアリング付近の流れがスムーズで，ウォッシュアウト効果により血栓形成が低減され，エア抜きも容易	

機器		特徴	販売メーカー
	ROTAFLOW コンソールドライブユニット	・ROTAFLOW コンソールは，内蔵バッテリーおよび商用電源による単独運転が可能 ・フル充電（新品時）で 90 分使用可能 ・流量および回転数による警報音を設定することが可能 ・ROTAFLOW ドライブユニットには流量測定センサー（トランジット式超音波流量計）および気泡検知センサーが内蔵されており，チューブの厚さによって精度が影響しない構造	マッケ・ジャパン（株）
	ROTAFLOW 遠心ポンプ	・遠心力の強さが流路の円の半径によって異なる原理を活用した"らせん型ハウジング"は，最適なフローレシオの血流が通過する構造 ・ハウジングおよびローター部の 15°の傾斜角は，余分な面積を省くと同時に効率の良い血流を確保 ・インペラー上下の隙間をなくす（隔絶する）ことにより，せん断力による乱流を防ぎ，効率的で確実なフローを実現 ・構造的に最適な「仰角」のインペラーは，インペラー自体に揚力を持たせることにより，少ない枚数で効率的で安定した回転を得ることが可能 ・人工サファイア製のベアリングボールは硬度が高く，熱にも強い特性があり，ボール型の軸受け（ベアリング）は回転体が安定しやすいのが特徴 ・吹き抜け構造のベアリング部は，流体がベアリング部をウォッシュアウトし温度上昇，制御すると同時に液体が潤滑剤の役割を果たす ・ローター部は下向きの水平方向に磁気で固定されており，ベアリング部の安定性が得られ，同時に負担が軽減される構造	

3. 現在 ECMO に使われている装置

機器	特徴	販売メーカー
560 バイオコンソール	・一般体外循環のバックアップにも使用できる ・メンテナンスの充実 ・大型フルカラー液晶タッチパネルディスプレイの採用により視認性・操作性が格段に向上 ・流量（L/min）とポンプ回転速度（RPM）はカラーバーグラフとデジタル数値の両方で表示 ・2チャンネルの圧力表示により，送血圧に加えて人工肺手前の回路内圧も同時にモニタできる	日本メドトロニック（株）
BIO-PUMP CBBPX80	・血液の粘性を利用し，コーンの回転によって生じる遠心力により血液を駆出する構造 ・送血側に閉塞を生じても破裂する危険が少ない ・空気には粘性がないため遠心力が伝わらず，上部に取り込まれるので，空気送り込みの危険が少ない	
GyroPump	・長期使用型 ・シールレスシャフト構造とセラミックピボットベアリングにより，血栓形成を生じにくく，長時間運転が可能 ・インペラー下面のセカンダリーベーンが，底部の滞留を防ぎ，血栓形成を低減 ・斜めのインレットポートにより，頂部ピボットベアリンング部のウォッシュアウト効果と円滑な血流を実現 ・バイオコンソールに専用の外部モータを用いて使用が可能	

289

付録

機器	特徴	販売メーカー
キャピオックス SP-101S	・人工肺，血液回路のオートプライミング機能により，短時間でプライミング操作を完了 ・専用カートにコントローラー，O_2 ボンベ，心肺キットなどをコンパクトに装着 ・停電時は内蔵バッテリーに自動的に切り替わる ・血液損傷の少ない直線流路構造の遠心ポンプを採用	テルモ（株）
CAPIOX 遠心ポンプ	・6本の直線流路型（クローズドインペラ型）により，血液損傷が少なく，低回転の駆動で送血可能 ・溶血，熱の発生が低く血液ダメージ抑制 ・非生物由来Xコーティング使用	

索引

ページ数の太字は項目の詳述箇所を示す．

和文索引

あ

亜酸化窒素による調節	80
亜酸化窒素の影響	78
圧規定換気	165
圧容量曲線	176
アドレナリン	261
安全な気管挿管方法	**131**
アーント気管支ブロッカー	86
――の挿入法	85
アンブバッグ	21

い

意識下気管挿管	133
一腔性気管チューブ	72
一酸化窒素	257
インダカテロール	216
咽頭腫瘍	231
咽頭プラグ式エアウェイ	90
イントロック	46

う

ウィーニング手段	170

え

エアウェイスコープ	46, 136
エアウェイチェッカー	81
エアウェイの使用	23
エアウェイの挿入	63
エアトラック	47
液性コントロール	257
エピネフリン	241

お

横隔膜収縮への影響	**247**
横隔膜疲労	250
オトガイ下部経皮気管挿管	29
オバサピアンエアウェイ	63
オピオイド	220, 239, 251

か

加圧抜管	149
開口制限の評価	117
下顎下部経皮気管挿管	29
下顎挙上	23, 63
下顎前方移動制限の評価	117
覚醒	203
――の基準	143
覚醒下抜管	**142**
――の基準	143
覚醒前抜管	**142**, 147
覚醒反応の重要性	10
角膜の損傷	26
ガス性コントロール	259
風邪症候群	227
加速度筋弛緩モニター	155
カニュレーション	200
カフ圧変化	78
カフ付口咽頭エアウェイ	90
カプノメーター	138
カフリークテスト	145
カフリークプレッシャーの測定	144
カフ量の調節法	77, 79
カベオラ	238
下変曲点	176
ガムエラスティックブジー	49, 124
カルシウム拮抗薬	262
カーレンスチューブ	83
簡易睡眠時呼吸モニター	120
換気血流比（$\dot{V}_A/\dot{Q}$）	2
換気の評価	138
換気用補強型気管チューブ	74
間欠的強制換気	168
間接的光学喉頭鏡	31, 32, 40

き

気管支腫瘍	231
気管支ファイバースコープ	57, 58
――の円滑な挿入法	61
――のサイズの選択	62
――の挿入長の推定	62
気管支ブロッカーチューブ	84
気管腫瘍	231
気管切開	106
気管挿管	133
――困難の予測	121, 122
――の確認	80
気管挿管法	**28**
気管チューブ	18, **72**
細い――	64
――の種類	72
――の適正位置	81
――の抜去	233
気管チューブ挿入イントロデューサー	49
気管内吸引	142
気管内チューブ交換用カテーテル	145
器具を用いない盲目法	68
気道確保困難の既往	115
気道確保法	**16**
気道管理アルゴリズム	137
気道管理計画	**114**, 126
気道管理困難カート	139
気道収縮の治療	221
気道収縮抑制薬	216
気道腫瘍患者の呼吸管理	**231**
気道の神経支配	217
気道平滑筋緊張度評価法	239
気道平滑筋の弛緩	218
気道平滑筋の収縮	216, 218
気道平滑筋への影響	**236**, 243
気道防御反射	13
機能的残気量	5
揮発性吸入麻酔薬	236
逆行性気管挿管	69
逆行性経鼻挿管	136
逆 Trendelenburg 位	128
吸引確認法	80
吸引孔付きラリンジアルチューブ	97
吸気圧	166
吸気終末休止	163
急性呼吸促迫症候群	165
急性上気道炎患者の呼吸管理	**227**
吸入一酸化窒素（NO）	263
吸入補助具	221
吸入麻酔薬	250, 259
局所麻酔薬	238, 251
禁煙指導	214
――の 5A と 5R	215
筋弛緩の拮抗	142

筋弛緩モニター	154
筋弛緩薬	239, 251

く

クイックトラック	109
グーデルエアウェイ	24
グライドスコープ	44
クリック	50

け

経口エアウェイ	23
経口気管挿管	29
形状変形型チューブ	74
経声門上器具気管挿管	98
頸動脈小体	153
経鼻エアウェイ	23
経鼻気管挿管	29
経皮的気管切開	107
頸部観血的気管挿管	**106**
頸部経皮気管挿管	29
頸部前方圧迫法	37
外科的気道確保	136
ケタミン	237
血管収縮性昇圧薬	241
ゲデルエアウェイ	24
嫌気的代謝	4

こ

好気的代謝	4
抗凝固療法	203
硬性ファイバースコープ	66
――の種類	66
喉頭機能不全	144
喉頭鏡の併用	63, 65
喉頭腫瘍	231
喉頭展開	133
――困難時の対処	37
――の方法	33
――の Isono 説	35
喉頭反射	13
喉頭マスク	91
――の全身麻酔中の使用	96
喉頭レベルでの気道閉塞	13
誤嚥の可能性	25, 126
呼気終末陽圧	173
呼気二酸化炭素濃度の確認	80
呼吸関連筋	247
呼吸器系の構造と機能	7

呼吸筋疲労	248
呼吸効果器への麻酔の影響	12
呼吸恒常性維持	8
呼吸仕事量の軽減	250
呼吸出力	8
――に影響する因子	9
呼吸循環反応	8
呼吸状態の観察	146
呼吸調節系への麻酔の影響	11
呼吸調節のメカニズム	8
呼吸努力	8
呼吸負荷軽減	169
呼吸リハビリテーション	216
古典的間接的光学喉頭鏡	40
コパ	90
コブラエアウェイ	91
コンビチューブ	94
――の心肺蘇生への使用	97

さ

サイカー喉頭鏡	40
サウスポーラー気管チューブ	74
酸素運搬障害	7
酸素運搬のメカニズム	2
酸素備蓄量	5
酸素飽和度低下指数	120
残存筋弛緩	**150**
――の評価方法	150
――のリバース	156
残存筋弛緩薬の危険性	154

し

ジェット式ネブライザー	135
事故抜管	81
持続気道陽圧	179, 189
持続強制換気	162
ジメチルスルホキシド	253
ジャクソン型喉頭鏡	31
斜端	73
視野の確保	135
手術の延期基準	229
術後気道閉塞	233
術前気道評価	**114**
循環作動薬	240, 252, 261
上気道拡大筋	9
上気道機能障害	152
上気道閉塞	144, 154
――の解除法	22

上喉頭神経ブロック	134
上変曲点	176
静脈麻酔薬	236, 251, 260
食道挿管	59
食道挿管検知器	81
食道閉鎖式エアウェイ	94
シングルルーメンチューブ	72
神経性コントロール	256
神経反射の抑制	216
心原性肺水腫に対する PEEP	175
人工呼吸器関連肺傷害	171
人工呼吸器への非同調性	172
人工呼吸器誘発肺傷害	165
人工呼吸誘発性横隔膜萎縮	249
迅速導入・挿管	128, 131
心肺蘇生用マスク	21
心房性ナトリウム利尿ペプチド	262
深麻酔下抜管	147

す

水分バランス	204
睡眠時無呼吸スクリーニング	118
スガマデクス	156, 221
スタイレット	49
スタイレットスコープ	66
ステロイド薬の全身投与	218
ストライダー	13
スニッフィング位	23, 34
スパイラルチューブ	74
スペーサー	221
スリップジョイント	145

せ

成人 ECMO 回路	202
精神的サポート	203
生体内の酸素運搬	3
生体内の酸素備蓄量	5
静的圧容量曲線	176
静的反射	13
声門上器具	17, **90**
――挿入困難の予測	124
――の併用	63, 65
――を用いた気管挿管	98
声門直視の原理	34
声門の確認	135
セカンドメッセンジャー	258
舌の牽引	63
セボフルラン	220, 236

漸減波フローVCV	164
全身麻酔用マスク	21
喘息患者	165
──の呼吸管理	**210**
──のコントロールの評価	213
──の術前管理	214
喘息予防・管理ガイドライン 2012	211
先端先細りチューブの使用	64
前方障害物	123

そ

挿管用ラリンジアルマスク	99
──用気管チューブ	65, 74
挿入時のチューブの固定	62
側方からの喉頭鏡の挿入	38

た

体外式膜型人工肺	196
立ち往生	50
ダブルルーメンチューブ	83
樽状胸	247
炭酸脱水酵素阻害薬	263

ち

チオトロピウム	216
チオペンタール	236
チャリアブルーライノ経皮的気管切開用ダイレーターセット	107
チューブエクスチェンジャー	145, 234
チューブサイズの選択	76
チューブの円滑な挿入法	64
チューブの回転	65
長時間作用性 β_2 刺激薬	216
長時間作用性抗コリン薬	216
直型ブレード	32
直視型喉頭鏡	31
──の種類	32
直達鏡	31
鎮静薬	238
鎮痛薬	239

つ

通常気管チューブ	72, 73

て

低酸素換気応答抑制	153
低酸素血症	154

低酸素性肺血管収縮	2, 259
適切な頭頸位	63
デクスメデトミジン	238, 261
デスフルラン	236
電子内視鏡	239

と

頭位	123
動的反射	13
頭部後屈制限の評価	117
トータル・フェイスマスク	188
ドパミン	252
ドブタミン	261
トラヘルパー	111
トリプル・エアウェイ・マニューバ	23
ドロペリドール	238

な

内因性 PEEP	166

に

二腔性気管チューブ	83
ニトロプルシド	252

ね

ネオスチグミン	156
ネガティブフィードバック機構	8
ネブライザー	134

の

ノースポーラー気管チューブ	74
ノルアドレナリン	252

は

肺血流への影響	**256**
肺に対する PEEP	174
肺胞気酸素分圧（P_AO_2）	2
肺胞気-動脈血酸素分圧較差（A-aDO$_2$）	3
肺野の呼吸音	149
パーカーチューブ	64, 73
抜管	**150**
バッグ・バルブ・マスク	21
ハドソンマスク	20
鼻マスク	22, 188
バーブ法	37, 38
パンクロニウム	154, 239

反射の求心路	13

ひ

非侵襲的陽圧換気	186
非ステロイド性抗炎症薬	240
ビタミン E	253
必要換気量	25
陽圧換気時の──	25
ビデオ喉頭鏡	32, 41
第 1 世代の──	43
第 2 世代の──	43
第 3 世代の──	46
──による気管挿管困難予測	124
──の世代分類	42
病棟用マスク	20

ふ

ファイバー機能を用いた気管挿管	57
ファウラー位	143
ファーストラック	99
フェイスマスク	16, 20, 21
フェンタニル	240
ブジー	49
太いファイバースコープの使用	64
部分筋弛緩	152
ブラード喉頭鏡	40
フルストマック患者	126
──の気道管理計画	128
フル・フェイスマスク	188
プロスタグランジン E_1（PGE$_1$）	241
プロポフォール	220, 237
分離肺換気	84

へ

閉塞性睡眠時無呼吸（OSA）の評価	118
ベクロニウム	154, 239
ベーベル	73
ヘモグロビン酸素解離曲線	4
ベルスコープ喉頭鏡	40
ヘルメット	188
ベロテックエロゾル®	221

ほ

ホスホジエステラーゼ（PDE）3 阻害薬	253
ポリソムノグラフィー	119
ホワイトアウト	59

――の防止 61
ホワイトチューブ 83
ポンプ筋 9

ま

マギル鉗子 51
マギルチューブ 29
マスクフィットの評価 118
麻酔覚醒の基準 143
麻酔記録 115
マスク換気困難 26
　　――の予測 115
マスク換気法 **20**
マッキントッシュ喉頭鏡 31, 35
マッキントッシュ標準型ブレード 35
マッキントッシュA型ブレード 35
マッキントッシュE型ブレード 35
マッコイ喉頭鏡 39
マーフィー孔 73

み

水による調節 79
ミダゾラム 238
ミッキーマウステスト 117
ミニトラックⅡ 111
ミニトラックⅡセルジンガーキット 111
未分画ヘパリン 203
ミラー喉頭鏡 31, 38

む

無呼吸 172
無呼吸耐用能の評価 125

め

メチルキサンチン 252
メルカー緊急用輪状甲状間膜切開用キット 109
　　――の挿入法 110

も

盲目的気管挿管 67
盲目的経鼻挿管 68
盲目的挿管用チューブの使用 68

や

夜間パルスオキシメトリ 120

ゆ

ユニベントチューブ 86
指の挿入 63

よ

用手的挿入法 68

ら

ライト付きスタイレット 67
らせん入りチューブ 74
ラリンゴビュー 43
ラリンジアルチューブ 95
　　――の心肺蘇生への使用 97
ラリンジアルマスク 91
　　――の心肺蘇生への使用 96
　　――の全身麻酔中の使用 96
　　――を用いた気管挿管 99
ラリンジアルマスクファミリー 92

り

リサーキュレーション 201
リドカイン 238, 251
リバース 142
硫酸マグネシウム（MgSO$_4$） 242
量規定換気 163
両手法 37
輪状甲状間膜切開 108
輪状甲状間膜穿刺 108
　　――困難の予測 125
輪状軟骨圧迫 132
　　――を併用した迅速導入・挿管 131
輪状軟骨部の圧迫 65

れ

レイチューブ 75
レインフォースドチューブ 74
　　――の使用 64
レーザー手術用チューブ 75
レッドアウト 59
　　――の防止 61
レミフェンタニル 220

ろ

ロクロニウム 154, 220, 239
ロバートショウチューブ 83

わ

弯曲型ブレード 32

欧文索引

A

α_1 受容体刺激薬	241
above PEEP	166
acceleromyography (AMG)	155
acute respiratory distress syndrome (ARDS)	165
air-Q	100
air-Q ブロッカー	100
Airtraq	47
airway pressure release ventilation (APRV)	165, 179
almitrine bismesylate	263
alveolar oxygen tension (partial pressure) (P_{AO_2})	2
alveolar-arterial oxygen pressure difference (A-aDO_2)	3
Ambu Aura-i	100
ARDS 肺に対する PEEP	176
Arndt 気管支ブロッカー	86
assist control ventilation (ACV)	163
assisted PCV	165
awake tracheal intubation	133

B

β 遮断薬	241
β 受容体刺激薬	252
barrel chest	248
Belscope 喉頭鏡	40
bevel	73
bilevel positive airway pressure (BIPAP)	165, 179
blind nasal intubation	68
BODE index	213
bronchial blocker tube	84
Bullard 喉頭鏡	40
BURP 法	37, 38
BURP maneuver	124
BVM	21

C

C-トラックラリンジアルマスク	99
C-MAC 喉頭鏡	43
Ca 拮抗薬	241
CESAR study	197
Ciaglia Blue Rhino® Percutaneous Tracheostomy Introducer Set	107
click	50
clinical closing pressure (CCP)	177
closed-loop control system	173
CobraPLA	91
Combitube	94
continuous mandatory ventilation (CMV)	162
continuous positive airway pressure (CPAP)	179, 189
COPD 患者	165
——の呼吸管理	**210**
——の術前管理	214
——の病期分類	213
COPD（慢性閉塞性肺疾患）診断と治療のためのガイドライン第3版 (2009)	211
Cormack & Lehane 分類	36, 37
crash induction	128, 131
cricoid pressure	132
cuffed oropharyngeal airway (COPA)	90

D

decremental PEEP trial	177, 178
double-lumen tube	83
driving pressure	166

E

end inspiratory pause (EIP)	163
Eschmann 気管チューブ挿入イントロデューサー	50
esophageal detector device	81
esophageal obturator airway	94
esophageal-tracheal combitube (ETC)	95
extracorporeal membrane oxygenation (ECMO)	**196**
——の導入基準	199

F

Fowler 位	143
functional residual capacity (FRC)	5

G

GlideScope	44
Global Initiative for Asthma (GINA)	210
Global Initiative for Chronic Obstructive Lung Disease (GOLD)	210
gum elastic bougie	49, 124

H

Han の分類	115
hold up	50
Hudson マスク	20
hypoxic pulmonary vasoconstriction (HPV)	2, 259

I

i-gel	92
——の心肺蘇生への使用	97
——を用いた気管挿管	101
indirect optical laryngoscope	32
intermittent mandatory ventilation (IMV)	168
intrinsic PEEP (PEEPi)	166
inverse ratio ventilation (IRV)	165, 179

J

Jackson 直達喉頭鏡	28

K

knowledge-based system	173

L

laryngeal mask airway (LMA)	91
laryngeal tube	95
laryngeal tube suction II	97
levosimendan	262
long-acting β_2-agonist (LABA)	216
long acting muscarinic antagonist (LAMA)	216
lower inflection point (LIP)	176
lung rest 設定	203

M

Magill forceps	51
Mallampati 分類	122, 123
manual-in-line stabilization	117
McCoy 喉頭鏡	39
McGrath MAC 喉頭鏡	45
Melker Emergency Cricothyrotomy Catheter Set	109

Mini Trach II	111	pressure control-SIMV	165	**T**
Mini Trach II Seldinger	111	pressure control ventilation (PCV)		TAM 23
mouth-to-lung airway	94		165	thyromental distance (TMD)
Murphy eye	73	pressure regulated volume control		122, 123
Murray Lung Injury Score (MLIS)			168	TOF-Watch® 155
	198	pressure support ventilation (PSV)		TOKIBO-Ambu ラリンゲルマスク

N

		171	アングルタイプ i 100
		noisy―― 173	T-PEFR 180
neurally adjusted ventilatory assist		pressure-volume curve (PVC) 176	tracheal tube introducer 49
(NAVA)	173	priming principle 132	triple airway maneuver 23, 116
noisy PSV	173	PVC チューブ 72	

noninvasive positive pressure

U

ventilation (NPPV)	**186**	**Q**	unfractionated heparin (UFH) 203
――の有用性	191	QuickTrach 109	Univent tube 86
north polar 気管チューブ	74		upper inflection point (UIP) 176
NSAIDs	240	**R**	upper lip bite test 117

O

		RAE tube 75	**V**
obstacle 理論	121, 123	rapid sequence induction and	venoarterial ECMO (VA ECMO) 196
obstructive sleep apnea (OSA)	118	intubation (RSII) 128, 131	venovenous ECMO (VV ECMO) 200
occlusion pressure	177	recruitment maneuver 177, 178	ventilation-perfusion ratio ($\dot{V}_A/\dot{Q}$) 2
over shoot	167	reinforced tracheal tube 74	ventilator-associated lung injury
oxygen desaturation index (ODI)	120	retrograde intubation 69	(VALI) 171

P

S

ventilator-induced diaphragmatic

		self inflating cuff 81	dysfunction (VIDD) 249
P_{50}	5	self-inflating bag 21	ventilator induced lung injury
Parker tube	73	Sellick maneuver 132	(VILI) 165
PDE サブタイプ 3（PDE3）阻害薬		SIMV サイクル時間 168	video laryngoscope 32
	240	sleep study 119	volume control ventilation (VCV) 163
PDE 阻害薬	262	SLIPA 93	volume-support ventilation 173
PEFR termination (T-PEFR)	181, 182	SmartCare® 173	
Pentax-AWS	46	south polar 気管チューブ 74	**W**
pharyngeal bulb gasway	90	spontaneous breathing trial (SBT)	white out 203
phase variable	162	171	
piston in an expanding cylinder	247	Spontaneous/Timed (S/T) 189	**Z**
positive end-expiratory pressure		STOP-Bang questionnaire 118	zone of apposition (ZA) 247
(PEEP)	173	StyletScope 66	
内因性――	166	synchronized intermittent mandatory	**数字**
above――	166	ventilation (SIMV) 168	3 軸の一直線化説 34

新戦略に基づく麻酔・周術期医学

麻酔科医のための 気道・呼吸管理

2013年9月10日　初版第1刷発行 ©　　〔検印省略〕

専門編集─────廣田和美（ひろた かずよし）

発行者─────平田　直

発行所─────株式会社 中山書店
〒113-8666 東京都文京区白山 1-25-14
TEL 03-3813-1100（代表）　振替 00130-5-196565
http://www.nakayamashoten.co.jp/

装丁─────花本浩一（麒麟三隻館）

印刷・製本──株式会社シナノ

Published by Nakayama Shoten Co.,Ltd.　　Printed in Japan
ISBN 978-4-521-73709-6
落丁・乱丁の場合はお取り替え致します．

・本書の複製権・上映権・譲渡権・公衆送信権（送信可能化権を含む）は株式会社中山書店が保有します．
・JCOPY〈（社）出版者著作権管理機構 委託出版物〉
本書の無断複写は著作権法上での例外を除き禁じられています．複写される場合は，そのつど事前に，（社）出版者著作権管理機構（電話 03-3513-6969, FAX 03-3513-6979, e-mail: info@jcopy.or.jp）の許諾を得てください．

本書をスキャン・デジタルデータ化するなどの複製を無許諾で行う行為は，著作権法上での限られた例外（「私的使用のための複製」など）を除き著作権法違反となります．なお，大学・病院・企業などにおいて，内部的に業務上使用する目的で上記の行為を行うことは，私的使用には該当せず違法です．また私的使用のためであっても，代行業者等の第三者に依頼して使用する本人以外の者が上記の行為を行うことは違法です．

エアウェイマネージメントにおける新たなる進化

LMAの20年にわたる革新と進化の結果です。
挿入を容易にする解剖学的形状、高いシール圧が得られるカフデザイン。
長時間の手術に対応できるドレーンチューブを備えています。

LMA™ Better by Design

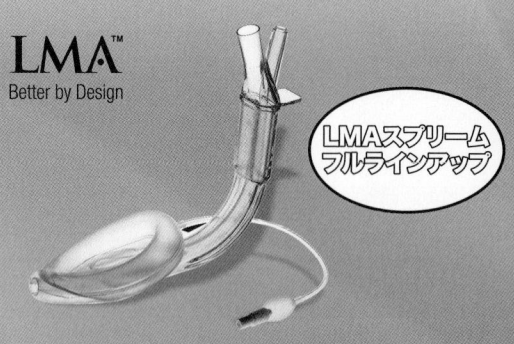

LMAスプリーム フルラインアップ

Dr.Brain LMAスプリーム
●医療機器承認番号：22100BZI00008000　●一般的名称：短期的使用口腔咽頭チューブ　管理クラスⅡ

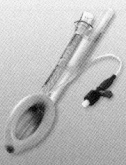

LMAプロシール
●長時間の手術に対応した胃内容物へのアクセスのためのドレーンチューブを備えています。高いシール圧が得られるダブルカフ構造※です。
●臨床研究におけるLMAプロシールの挿入成功率は98-99%に達しています。
※厚さ：1.5-2.5
●医療機器承認番号：22100BZX00311000

LMAユニーク
●カフがよりソフトになりました。
●喉頭蓋の落ち込みによる閉塞を防止する開口バーが備わっています。
●医療機器承認番号：22300BZX00612000

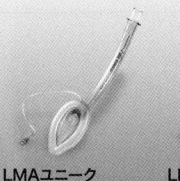

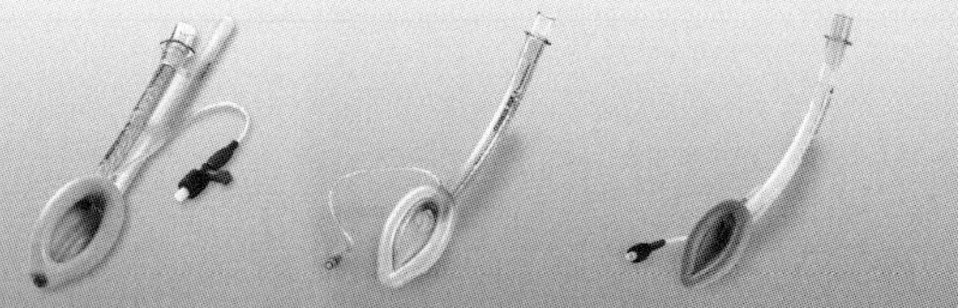

LMAクラシック
●ラリンジアルマスクの歴史はこの製品から始まりました。
●基本的なデザインは多くの臨床実績により裏付けられています。
●医療機器承認番号：22300BZX00312000

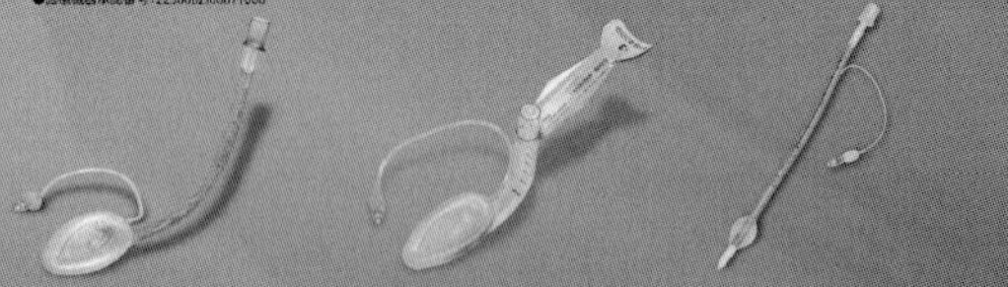

LMAフレキシブル SU
●喉頭蓋の落ち込みによる閉塞を防止する開口バーが備わっています。
●柔軟性のあるエアウェイチューブは耳鼻咽喉科、口腔外科手術に適しています。
●医療機器承認番号：223AD&Z00081000

LMAファーストラック SU
●気道確保困難時に頼れる挿管用ラリンジアルマスクです。
●盲目的挿管を慌てることなく、簡便に行えます。
●医療機器承認番号：223AD&Z00084000

LMAファーストラック ETT SU
●LMAファーストラック SU専用のワイヤ補強型気管チューブです。
●先端部は柔軟性のあるX線不透過なチップです。
●挿管困難に対応した挿入性の良い低容量のカフです。
●医療機器承認番号：223BZX00085000

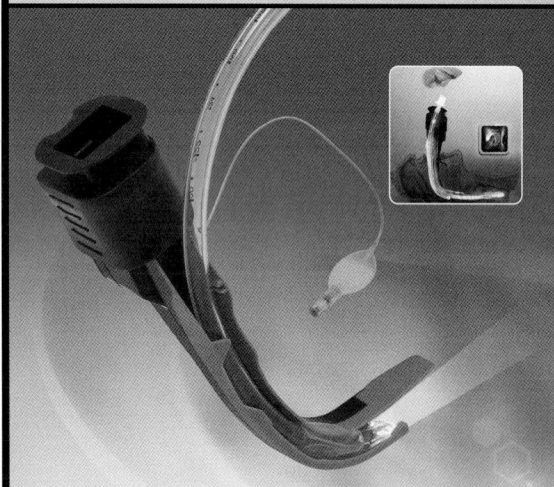

AIRTRAQ®
US Patent No. 6,843,769

〜新たな挿管補助具のスタンダード〜

■エアトラックとは？
「エアトラック」は日常の気管内挿管をはじめ、様々な挿管困難症例に対し「容易な挿管」を目的に開発されました。LED光源及びくもり止めシステムを備えております。単回使用の挿管用喉頭鏡です。

エアトラック

■小児から大人まで対応

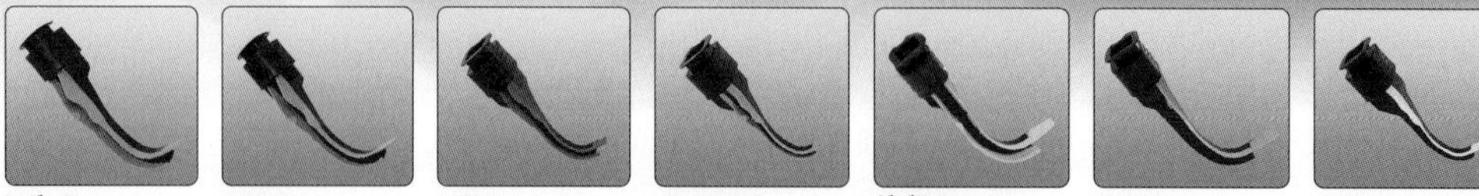

レギュラー	スモール	ペディ	インファント	ダブルルーメン	ガイドレス	ガイドレス ミニ
●気管チューブ ID:7.0〜8.5	●気管チューブ ID:6.0〜7.5	●気管チューブ ID:4.0〜5.5	●気管チューブ ID:2.5〜3.5	●気管支チューブ 35〜41Fr		

製造業者 PRODOL

販売業者
MERA 泉工医科工業株式会社

製造販売業者
泉工医科貿易株式会社　〒113-0034 東京都文京区湯島3-20-12

■問い合わせ先：本社商品企画　TEL.03-3812-3254　FAX.03-3812-4613
■営業拠点：札幌支店・函館・東北支店・青森・盛岡・福島・関東支店・つくば・松本・新潟・東京支店・横浜・中部支店・静岡・金沢・関西支店・中四国支店・岡山・高松・九州支店・鹿児島
■届出番号：13B1X00078070002/13B1X00078080019/13B1X00078080020/13B1X00078080021/13B1X00078090001/13B1X00078090002
●一般的名称：挿管用喉頭鏡 一般クラスⅠ ●常に研究・改良に努めておりますので、仕様の一部を変更する場合があります、あらかじめご了承下さい。　www.mera.co.jp/

臨床医のための医療訴訟を回避するケーススタディ40

【編著】
白崎修一（札幌秀友会病院 副院長・麻酔科医）
澤村 豊（さわむら脳神経クリニック 院長・脳神経外科医）
田端綾子（ラベンダー法律事務所・弁護士）
中村誠也（中村淺松法律事務所・弁護士）

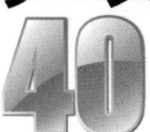

医師のための訴訟リスク対策本の決定版!!

○内科（呼吸器・循環器・消化器）
○小児科
○麻酔科
○放射線科
○皮膚科
○救急
○外科（脳神経・整形・消化器）
○産婦人科
○歯科
○病理 など

医療訴訟が他人事でなくなった昨今，医師は何をどう備えるべきか．本書は，実際に起こった民事訴訟の40事例を医師と弁護士が読み解き，法と医療の関係を解説した，医師のための訴訟リスク対策のテキスト．判例だけではわかりにくい事件前後の経過の要約を当事者目線で綴り，イラストで概略を押さえた．医療者が知っておきたい裁判や医療訴訟の基礎的な知識も弁護士がわかりやすく解説．

本書のポイント
▶ 裁判所の判断を各領域のガイドラインと対比しながら解説
▶ 各ケースの概略がイラストで一目でわかる
▶ 各ケースから訴訟を回避するための教訓を得ることができる

ISBN978-4-521-73704-1
B5判／並製／384頁
定価12,600円（本体12,000円＋税）

中山書店　〒113-8666 東京都文京区白山1-25-14　TEL 03-3813-1100　FAX 03-3816-1015
http://www.nakayamashoten.co.jp/

2013年5月 シリーズ刊行開始!!

新戦略に基づく 麻酔・周術期医学

◎本シリーズの特色

1. 麻酔科臨床の主要局面をとりあげ, 実診療をサポートする最新情報を満載.
2. 高度な専門知識と診療実践のスキルを簡潔にわかりやすく解説.
3. 関連する診療ガイドラインの動向をふまえた内容.
4. 新しいエビデンスを提供するとともに, 先進的な取り組みを重視.
5. 写真, イラスト, フローチャート, 表を多用. 視覚的にも理解しやすい構成.
6. 「Advice」「Topics」「Column」欄を設け, 経験豊富な専門医からのアドバイスや最新動向に関する情報などを適宜収載.
7. ポイントや補足情報など, 随所に加えたサイドノートも充実.

◎シリーズの構成と専門編集 (カッコ内は刊行予定)

① 麻酔科医のための **循環管理の実際** 定価(本体12,000円+税)
  専門編集:横山正尚(高知大学)

② 麻酔科医のための **気道・呼吸管理** 定価(本体12,000円+税) 最新刊!!
  専門編集:廣田和美(弘前大学)

③ 麻酔科医のための **周術期の疼痛管理**
  専門編集:川真田樹人(信州大学) (2013年11月)

④ 麻酔科医のための **体液・代謝・体温管理**
  専門編集:廣田和美(弘前大学) (2014年)

⑤ 麻酔科医のための **周術期の薬物使用法**
  専門編集:川真田樹人(信州大学) (2014年)

[以下続刊] ※タイトル, 刊行予定は諸事情により変更する場合がございます.

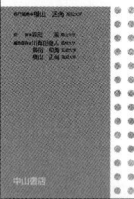

- B5判/並製
- 各巻250~320頁
- 本体予価10,000~12,000円

● 監修
森田 潔 (岡山大学)
● 編集
川真田樹人 (信州大学)
廣田和美 (弘前大学)
横山正尚 (高知大学)

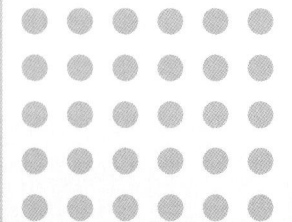

中山書店 〒113-8666 東京都文京区白山1-25-14 TEL 03-3813-1100 FAX 03-3816-1015
http://www.nakayamashoten.co.jp/